健康 Smile 43

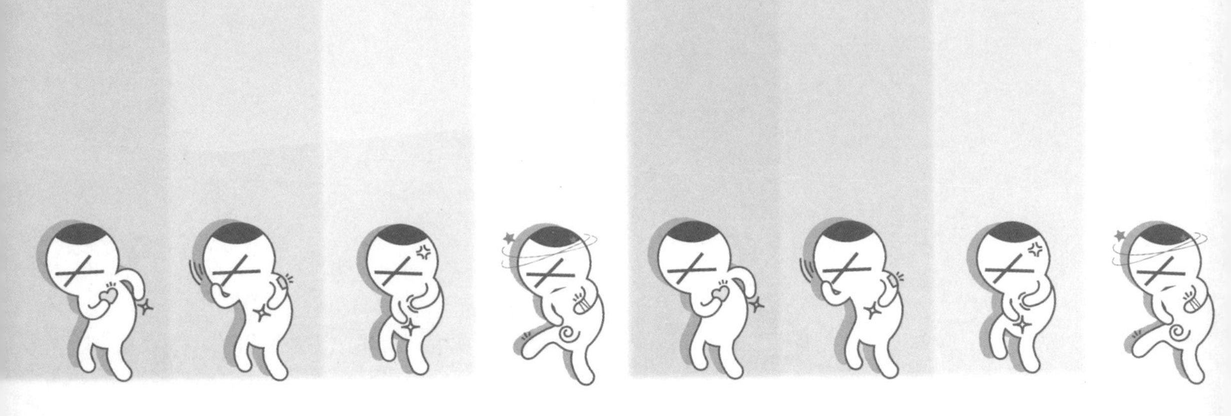

健康Smile 43

這樣吃全身疼痛都消失

FOODS THAT FIGHT PAIN

暢通氣血、平衡賀爾蒙、改善代謝、抗發炎；
三周吃出抗痛力！

尼爾・柏納德（Neal D Barnard）◎著　洪淑芬◎譯

健康smile.43 這樣吃，全身疼痛都消失

原書書名 Foods That Fight Pain
作　　者 尼爾．柏納德（Neal D. Barnard）
翻　　譯 洪淑芬
美　　編 吳佩真
文　　編 謝孟希
副 主 編 高煜婷
總 編 輯 林許文二

出　　版 柿子文化事業有限公司
地　　址 11677臺北市羅斯福路五段158號2樓
業務專線 （02）89314903#15
讀者專線 （02）89314903#9
傳　　真 （02）29319207
郵撥帳號 19822651柿子文化事業有限公司
E-MAIL service@persimmonbooks.com.tw

初版一刷 2012年04月
二版一刷 2017年01月
定　　價 新臺幣350元
ISBN 978-986-93724-3-5

業務行政 鄭淑娟、唐家予

國家圖書館出版品預行編目(CIP)資料

這樣吃，全身疼痛都消失／尼爾．柏納德（Neal D. Barnard）作；洪淑芬譯. -- 二版. -- 臺北市：柿子文化, 2017.01
面；　公分. -- (健康smile；43)
譯自：Foods that fight pain：proven dietary solutions for maximum pain relief without drugs
ISBN 978-986-93724-3-5(平裝)

1.疼痛醫學 2.健康飲食

415.942　　105020042

好評推薦

我認為尼爾・柏納德醫師是現今美國醫學界最負責任、最權威的聲音之一！

—**Andrew Weil醫師**，身心靈健康專家，2005《時代》雜誌世界最具影響力的人物之一

這絕對是本你讀過最實用和有益的書籍之一。我強烈推薦它！

—**Dean Ornish醫師**，美國預防醫學研究中心創辦人暨總裁

尼爾・柏納德博士再次成為推動營養治療的前鋒——科學顯然是站在他的身邊的，進一步印證了他所提倡的明智且聰明的飲食生活方式。

—**Hans Diehl醫師**，冠狀動脈健康促進計畫之創辦者

兼具科學背景和營養學知識來完成這樣一本書的，尼爾・柏納德醫師是唯一的一個。他教我們用自然的方式，不只將許多人從疼痛中拯救出來，也同時遠離為了止痛而服用藥物而產生的副作用。

—**Henry J. Heimlich醫師**，海姆利赫機構總裁

柏納德醫師的《這樣吃，全身疼痛都消失》是一種極其寶貴的對策方針。我熱切期待可以將它推薦給我們的病人。

—**Ron Cridland醫師**，健康促進診所

如果我們在選擇食物和飲料上都能更加小心，將會大大地改善我們的健康。柏納德博士多年來一直倡導健康營養，現在他所傳達的訊息開始被重視了。

—**William C. Roberts**，《美國心臟病學雜誌》主編、貝勒心血管疾病研究所主任

前言

偶爾的疼痛在所難免，但有些人卻被疼痛纏身。在本書，我將提供你一套處理疼痛的對策，這方法也許會是你所有嘗試過的方式中最有效的。本方式的理論依據是「藥食同源」這個觀念。在中國、印度、北美原住民及世界其他文化，「藥食同源」這思想早已根深蒂固，而現在西方最新的醫學研究也證實了這項理論。

食物能夠改善病痛。在接下來的內容，我們將探討食物為什麼可以改善身體的病痛，並詳細說明哪些食物或營養補充品對克服病痛最有效，最後還提供食譜，幫助你將這些食物轉化為佳餚。關於本書的觀點——食物能夠改善病痛，我必須說明一個重點：這個觀點並非是我憑空揣測或是異想天開所得來的；反之，本書的觀念都是來自全世界極具聲譽的醫學中心所做的最新研究。

許多年前，當研究人員發現食物能夠改善病痛、有時甚至能對抗最劇烈的痛苦時，引發了許多假設性的理論，有些理論甚至極具爭議性，醫師和科學家於是招募了許多受試者來確實調查這些新觀念。在經過多年的研究測試與去蕪存菁之後，今日我們總算對病痛有了突破性的認識。現在，這些實驗研究不只提供了科學依據，告訴我們為什麼食物能產生這種神奇的效果，同時也提供我們如何運用的方法。本書的目的就是將這些重大的研究發現轉化成你可以簡單落實的方法。

營養素主要利用四種方式來解決病痛：減少患部的傷害程度、抑制身體發炎反應、麻醉疼痛神經，甚至和大腦聯手降低對疼痛的敏感度。

你必須依照自己的病痛種類來決定最有效的治療方式。如果你有關節炎，目標要擺在終止關節損害和關節痛；如果你有癌痛或胸痛，則可以選擇防止疾病惡化的食物；如果你有帶狀泡疹、糖尿病神經痛或是腕隧道症候群，就必須解決神經的問題；如果你有慢性背痛、頭痛、腹痛或痙攣，止痛會是你的唯一目標。

然而，某些特殊的食物能一併改善以上所有問題。

永遠不嫌遲

最近，醫界對背痛成因有了突破性的發現。通常沒有人會認為背痛和食物有關，一般都以為是神經收縮、肌肉過勞、受傷和骨質疏鬆所造成的——到目前為止，對大部分人來說這就是結論。

在治療上，通常是使用抗發炎藥物、發熱墊、臥床休息和復健，而且十之八九會需要開刀，可是幾乎所有針對背痛治療的科學研究都指出：這些療法對大多數人的效果都不顯著。通常手術不會只需要一次，而且無法解決疼痛。

醫界在仔細探索脊椎本身的結構後，得出了一個全新看待背痛的角度。研究員持續檢查背痛患者的脊椎，並對一些因意外或其他因素死亡的背痛患者的脊椎進行詳細的解剖檢驗。結果發現，在這些病患的脊椎骨之間作為緩衝墊、有如皮質般的椎間盤竟然經常呈現退化的現象。一旦椎間盤的硬殼解體，內部的軟組織會被推擠出來，進而擠壓到神經。某些病人的椎間盤甚至整個都已破壞殆盡，結果造成脊椎骨彼此壓迫。

這結論並不值得驚訝，因為我們早就已經知道，退化的椎間盤會造成神經被壓迫的現象。但是當研究人員在探索椎間盤和脊椎骨退化的原因時，卻著實有了令人驚訝的發現。

人體有一對腰椎動脈負責輸送血液至每個脊椎骨，當這對動脈暢通無阻的時候，它們就有能力攜帶氧氣和營養素給辛苦工作的背骨。正如同身體其他部位——心臟、腦、關節，以及所有其他器官和組織——都需要血液，你的背部也需要充沛的血液供應來修護每日的創傷。

出乎意料之外的是，這對動脈竟然時常被斑塊所阻塞。事實上，它們內部的阻塞型態竟和心臟動脈、腦部動脈的阻塞情形完全相同。心臟動脈的阻塞會造成心臟病突發，腦部動脈的阻塞則會導致中風；而腰椎動脈一旦堵塞了，幫助修護脊椎的氧氣和營養來源便會被切斷，細胞所製造的廢物也會不斷累積，使敏感的神經受到刺激。解剖樣本清楚顯示，動脈阻塞的情形愈嚴重，椎間盤退化的程度也愈高，這大大提高了脊椎骨移位的機率，甚至使椎間盤破裂，於是，神經也就更可能因為遭受壓迫而導致慢性疼痛。

另一項調查結果也令人訝異：西方國家的人民在「20歲」時罹患嚴重動脈硬化的機率高達⅒。

如果你從來沒聽過這些資訊，不用太過意外。老實說，一直以來都沒有人真正了解椎間盤退化的原因，連骨科醫師也是一樣！但現在這項發現卻開啟了治療背痛的絕好契機：改善血液循環或許能夠避免背痛的產生。畢竟我們現在已經知道如何防止身體其他部位的動脈阻塞了，照理來說，我們應該也可以改善背部動脈阻塞的問題。

然而這項發現卻迫使我們思考另一個更重要的問題：如果脊椎疼痛已經發作，我們是否能夠重新打開阻塞的動脈，讓血流再次變得暢通無阻呢？

在1990年中期，研究員已經證實我們能夠逆轉動脈阻塞的現象——至少在身體其他部位做得到。年輕的狄恩．歐寧胥（Dean Ornish）醫師就曾以他的研究毫無疑問地證明了這一點。哈佛出身的狄恩．歐寧胥醫師現在任職於加州大學舊金山分校，他的研究證實，若我們確實改善飲食、避免吸菸、減輕壓力並積極活動身體，動脈的阻塞就會「自行消失」。在歐寧胥醫師的實驗之中，有82%的受試者藉由這些步驟逆轉了冠狀動脈的阻塞現象，這些方法對腿部動脈的阻塞現象也有效。接下來，研究人員目前必須面臨的問題是：背部動脈的阻塞現象是否也能得到改善？

如果答案是肯定的，這對數以百萬的慢性背痛患者以及為數更多的潛在病患來說，會是多棒的福音？然而，大部分背痛患者並不曉得自己的腰椎動脈已出現問題，也不了解食物和生活習慣改變或許能夠改善病痛。

稍後我們將在第1章詳細探討目前研究的進展狀況，在這裡提出這點只是為了釐清一項重要的觀念：以往大家認為慢性痛是無藥可救的疾病，如今這個舊觀念正面臨極大的挑戰，而帶來這項轉變的關鍵就在於——現在我們終於知道營養能夠提升身體的自然療癒力量。

對症下「藥」

研究結果顯示，某些食物和營養素具有特殊的療效，這部分將在後續章節詳細介紹。舉例來說，米飯和薄荷油能安撫消化道；薑和小白菊能防止偏頭痛，而咖啡在某些時候可治療偏頭痛；天然的植物油能夠降低關節炎的痛苦；蔓越莓汁能改善膀胱炎的疼痛；維他命B6甚至能提升對痛覺的忍受度……類似的例子不勝枚舉。

不論我們要改善的是背痛、偏頭痛、癌痛或任何其他病痛，若想要用食物來解決問題，有3項基本原則必須確實遵守。在此我將簡單概述這3大原則，而後續章節將會指導你如何應用。

⊙選擇不會導致疼痛的食物

以頭痛、關節痛和消化道的疼痛來說，關鍵並不在補充新食物，而是在找出引發疼痛的食物並且避免攝取它們。同時，在設計餐點時，必須以那些從未給任何人帶來疼痛的食物為主。關節炎的研究員曾經測試過如何靠避免特定食物來減輕發炎現象。1991年10月12日，研究員在《刺胳針》期刊裡宣布了一項嚴謹調查的結論：導致關節炎的罪魁禍首常常是看似無辜的牛奶、番茄、麵包或雞蛋。藉由避免特定的食物，許多病人都能得到非常顯著的改善——疼痛減輕或是消失了；晨間固定出現的關節僵硬也不藥而癒；偏頭痛也能得到改善。雖然服用某些營養補充品也會有幫助，特別像是天然的抗發炎植物油，但最重要的第一步還是找出你本身過敏的食物。

在某些情況之下，糖分也會影響疼痛的程度。第11章將會提到，明尼亞波里市的退役軍人醫學中心曾經以一組年輕男性來測試糖分對痛覺的影響。研究員在受試者的手指皮膚間隙繫上夾子，然後將夾子連上一台電子刺激器，接著他們逐漸增加電流的強度，並詢問受試者感受到疼痛的時間點以及何時開始無法忍耐。當研究員注射一劑糖分至受試者的靜脈後，受試者發現，不只疼痛更快出現，疼痛感也變得更加強烈。隨後研究員也測試糖尿病患，因為這類病患血液中的糖分通常較高，結果一樣顯示他們的痛覺比一般人來得敏感。

假如在你渾然不知的情況下，你的部分飲食（不管是糖或其他食物）暗中增加了疼痛的程度，這問題又該如何解決呢？事實上，許多食物都會引發疼痛或加劇發炎現象，因此選擇不會帶來疼痛的食物和多吃有特殊療癒性的食物一樣重要。

⊙在飲食中加入安撫疼痛的食物

以心絞痛、背痛和腿部疼痛來說，能夠改善血流的食物特別重要；減輕發炎的食物能對抗關節炎。有些食物則能夠平衡荷爾蒙，特別當你有經痛、子宮內膜異位症、子宮肌瘤或乳房疼痛時，這些食物會成為你的救星；後續將更進一步提到，這些能調整荷爾蒙的食物是目前許多癌症研究的主題。

⊙適時服用營養補充品

我鼓勵各位去探索一些能夠治療疼痛的藥草、精華萃取物以及各種維他命。有些營養補充品已經行之有年而且已通過嚴謹的研究證實，在後面的章節中，我們將更進一步了解這些補充品的療效。不過，營養補充品必須在醫師監督下服用，這樣在必要的情況下，營養療法可以協同醫療手段並行使用，並獲得準確的診斷。

為什麼醫師都不說？

本書提供的資訊特別偏重於已通過嚴謹研究測試的飲食療法，因為科學經常是來自一項意外的發現，接下來是許多小型的研究，最後才能進展到精密控制的調查，所以即使在某方面醫界目前只能達到最初階的認識，我還是會將這些初步證據列入考量。當然測試研究若是做得愈徹底，我們就會對那項新療法的療效愈有信心。因此，對於某些正處於萌芽階段的療法，本書還是提供了相關的資訊。

可惜的是，你的醫師不大可能告訴你本書的資訊，或許他自己對這些研究都不甚了解。在解決疼痛方面，許多醫師都是依賴現有的某幾種固定療法，而一些探討病因和療法的重大研究發現卻被放在圖書館架上生灰塵。

事實上，就算醫學期刊裡刊載了一項可能救人一命、能為某疾病的療法帶來閃耀契機的研究，還是沒有多少醫師會知道，這是因為即便是再有醫德的醫師，面對每月出版的數千本期刊，想要跟上其中幾本的腳步都嫌困難，而我們想要尋求的解答也許就剛好遺落在那些被忽略的期刊中。況且只有極少數的期刊會將研究報告發表在大眾媒體上，所以裡面的重大資訊都被埋沒在一堆醫學檔案中。

當然，若是研究報告的論點是支持某種新出爐的藥品，就會帶來完全不一樣的結果：此時藥廠將聘用一間公關公司，開始花費大筆郵資通知醫生這種新藥，並在醫學期刊裡打廣告。藥廠將贊助醫學研討會來宣揚藥物的功效並支付與會發言人的演講費——為了獲取百萬利潤，藥廠很善於吸引忙碌醫師的注意力。相反的，當你「停止」吃那些會造成偏頭痛的食物時，沒有一間藥廠會因而獲利。也就是說，如果你靠飲食和生活型態改變而自然疏通動脈，沒有一間手術醫療用品供應商會賺到一毛錢；假使你食用天然抗發炎的食物而非服用昂貴的藥物，藥廠的營收將不會增加。

要是藥廠業界沒有砸錢做公關，一些重要的醫學發現永遠得不到醫師的關注。於是，當苦於關節炎、偏頭痛、經痛或癌痛的病患想詢問醫師哪些食物能有益健康的時候，從來都得不到答案，這純粹是因為沒有人提供新資訊來引起醫師的關注。

儘管前述的利益衝突會減緩新知發展的速度，我們仍舊應該對醫學的未來發展保持樂觀的態度。事實上，現在已有愈來愈多醫師利用營養學來幫助病人，而融合營養學的醫療效果也獲得愈來愈多的科學期刊證實：在過敏學方面，重大期刊裡的研究已揭發偏頭痛和食物過敏的關聯；《風濕病學期刊》則發表了一系列有關食物如何影響關節的報導；《刺胳針》正提出治療背痛和關節的新方法，而《美國醫療協會期刊》則證實了簡單的蔓越莓汁就足以對抗膀胱炎。

選有效的療法

要想獲得健康，我們的療法要能切中要害，這通常會需要改善飲食，因為你身體的每一種荷爾蒙、每一個神經傳導器，以及每一個血液細胞，都需要營養才能運作。但從另一個角度來看，有時處方藥卻是最佳選擇。舉例來說，大部分的胃潰瘍的成因是細菌感染，因此全世界所有的「胃潰瘍飲食療法」都比不上服用2週抗生素的療效。事實上，我還將用藥物治療胃潰瘍的資訊收錄在本書中，如此你才能夠重拾一些原本禁忌的食物。

請和醫師商討如何利用本書的資訊。如果你有疼痛的困擾，不管你決定採用什麼療法，都會需要請醫師診斷病情。你的醫師能夠為你釐清其他療法、追蹤你的進展、防範副作用發生，而當你症狀真的改善時，醫師也等於上了一課。

話雖如此，這不代表你就得捨棄自己的判斷力。如果你對第一位醫師提出的療法存疑，最好還是去尋求第二位醫師的建議；在必要的情形，你或許還需要找第三位醫師。

先慢慢來

當你採用本書提供的療法時，我會鼓勵你定下短期目標即可。你沒有必要現在就立刻承諾改變一輩子的飲食方式，或定下其他的誓言，我只希望你能願意探索飲食療法的力量，在大部分的情況下，你只需花幾週的時間就會開始感受到飲食療法的神奇效果。

每一個人的體質都不一樣，同樣的療法對其他人有用，對你卻未必有效果，這道理不僅適用於所有手術和藥物，營養療法亦是如此。但如果你只著重在短期嘗試，那這就是絕佳的試驗機會，假如結果證實的確有效，你就會想要持之以恆。請試試看！這樣就夠了。

我最近在和喬治城大學醫學院與責任醫療醫師委員會協力合作之下，完成了一項以超低脂療法來平衡經痛婦女荷爾蒙的研究。這些婦女的經痛當時都極為嚴重，大部分的受試者起先都有點懼怕做出重大的飲食轉變，可是因為本實驗只為期8週（2個月經週期），這使得她們都覺得容易接受許多。在前2週的實驗時間，她們試過了各種菜單、考量工作時或在餐廳時要選擇哪些餐點，並逐漸適應新口味。在這些受試婦女適應了新飲食之後，許多人都發現，這種飲食法不但有助於減重與提升精力，還可以減輕經痛。

在8週實驗結束後，研究員要求她們重拾以往的飲食方式，以便比較新飲食法和舊飲食法的效果，此時許多受試者都不願意再回到以前的飲食模式。她們問：「我真的必須再次採用舊飲食法嗎？我可否保留一些新飲食的內容？」可見這些婦女在發現更健康的飲食方式後，很快就忘記以往喜愛的食物了。由此可知，將重點放在短期嘗試反而會讓轉變更形簡單。

本書章節分為6大部分。一開始我們討論血液循環不佳引起的病痛，例如背痛和胸痛。我們的重點在利用食物和其他因子來暢通血流，同時探討這些食物除了能改善循環之外，還有什麼驚人的助益。

第二部分，我們將探討食物過敏如何引發偏頭痛、其他類型的頭痛、關節炎、消化道問題和纖維肌痛；當然食物過敏並非問題的全部，我們也會檢視某些食物如何降低發炎反應，以及其他緩解痛苦的方法。接著，我們會研究荷爾蒙是如何造成經痛、乳房疼痛和癌痛，以及食物在這方面所扮演的角色；最後我們將探討代謝和免疫問題，包括腕隧道症候群、糖尿病痛、泡疹痛、帶狀泡疹、鐮狀細胞性貧血和腎結石等問題。

你很快就會發現，許多章節內容會有類似的地方，這是因為改善循環不只對背部和心臟很重要，對減低糖尿病引發的神經痛也有所助益；同樣的道理，平衡荷爾蒙的資訊除了對經痛有效之外，對改善偏頭痛、關節炎和腕隧道症候群也有用。本書每一章節都各自獨立，你可以從任何一處開始讀起，每章各處都會提醒讀者參閱相關章節。

最後我們將以運動、休息、睡眠和食譜作結，食譜部分能夠教你如何落實本書的原則。本書從頭到尾都不斷研究一個問題：為何一些看似非常健康的食物，卻會給許多人帶來困擾？

不論你現在個人的症狀為何，我都希望你能閱讀完整本書，特別是有關暢通血流和利用食物平衡荷爾蒙的資訊，因為這些重點不只會大大影響我們身體各部位的健康，更攸關壽命的長短。除此之外，或許你的朋友或摯愛也會因本書的內容而受益良多。

為了達到最佳的效果，請以遵照醫囑的態度來確實遵守每一章節的原則，你很快就能感受到食物的妙用。我希望你能愉快地去探索食物的力量，並預祝你保持最佳的健康狀態。

CONTENTS

Part3 男人、女人都要看！荷爾蒙失調，痛起來要人命

Part4 絕不能小看！代謝和免疫力出問題，難怪你會痛

Part5 完全止痛這樣做！運動、放鬆、吃對的食物

引言

吃對食物甩病痛

以生物學的角度看來，疼痛並非一個局部的單一事件和狀況，而是一串始於傷處的連鎖反應。不論腳趾被踩到、關節發炎或偏頭痛發作，受傷的部位都會藉由神經系統傳送訊號給大腦，唯有在大腦接受並處理訊號後，你才會有痛覺。若傷處或神經有發炎的現象，傷害和疼痛程度皆會更加嚴重。

產生疼痛這串連鎖反應有4個連接點：原始傷處、發炎反應、由神經傳導的疼痛訊號，以及腦部的痛覺；想克服疼痛時，我們可以從其中之一下手。在後續章節，我們會視疼痛的種類來選擇該處理哪一個連接點。

避免身體損傷和發炎

痛覺是我們日常生活不可或缺的一部分。如果你碰觸到火爐卻沒有燒傷感，被一群蜜蜂圍攻時沒有被叮咬的刺痛感，原本的小傷口就可能會變得更加嚴重。疼痛是一種危險訊號，可以讓你迅速採取行動，可是當疼痛揮之不去時，我們就必須尋找方式來阻斷痛覺。

許多疼痛的處理焦點會在傷處本身，舉例說來，胸痛的處理法不在於阻止神經傳送疼痛訊號，也不是避免腦部接收到此訊息——你的目標應該是防止心臟病發，不然至少也要將心臟局部的損害減到最低。也就是說，有時候你會需要緊急就診，醫師有許多高科技的方式可以溶解血栓和擊碎斑塊。本書第2章將提到，以長遠的角度來看，要恢復血液循環並避免心臟損害，食物與生活方式改變所帶來的療效可以媲美藥物、手術。

還有非常多疼痛的種類也會受益於食物和生活習慣的改變，例如偏頭痛、關節痠痛、腎結石、消化道不適以及泡疹痛，這5種病痛的患者都可以藉由食物和補充品，來防止身體組織受到損害。研究員也曾研究飲食如何影響癌症，希望能藉此降低癌症復發的機率。

食物不但有助於預防這些傷害的產生，還能決定身體對傷害的反應。舉例來說，當關節痛發作時，你所感受到的疼痛、僵硬感，甚至關節本身的損害，全都是因為身體發炎反應過於強烈所致。在第4章我們將學到，身體的發炎現象是由一種叫前列腺素的天然物質，以及其他類似的化學物質所控制，而這類物質都是由細胞內囤積的脂肪所製造出來的。某些種類的脂肪會助長體內發炎的氣燄，而某些種類的脂肪則能澆熄烈焰，你可以藉由選擇盤中的食物來決定誰勝誰負。

同樣道理，偏頭痛和經痛並非因身體受到外來傷害，而是負責掌管痛覺和發炎的化學物質在體內胡作非為所引起，所以必須重建體內化學物質的勢力平衡。稍後我們將提到性荷爾蒙在偏頭痛和經痛方面扮演的重要角色，關節炎似乎也受其影響，而食物能決定你血液中性荷爾蒙的濃度和活性。

以上述疼痛的種類來說，我們的目標不在影響腦部感受痛覺的能力，而是著重在避免使身體受到損害。

阻斷痛覺傳遞

不管你的身體受到何種程度的傷害或刺激，除非痛覺能到達腦部，否則你根本不會有任何感覺。我們體內有許多細微的神經纖維，它們負責傳送痛覺至神經中樞脊髓，隨後再將訊號傳至大腦。

有些降低疼痛的策略重點是擺在神經本身，糖尿病即是一例。有時候長期糖尿病患者的腿部和足部會產生疼痛，這可能是高血導致的神經中毒，也可能是負責滋養神經的微血管循環不良所致。大部分這類病人的神經問題和血液循環不良的狀況都會日漸嚴重；然而，最新研究顯示，飲食和運動的相乘效果能夠降低血糖並改善血液循環，而且大部分的病人都會感覺到，疼痛很快就明顯消失了。

相同道理，維他命B6也被證實可以有效治療腕隧道症候群的神經病徵，其作用機制也許在於同時控制住神經和腦部的痛覺傳遞。

辣椒含有一種神奇的物質叫做辣椒素，也就是辣椒刺激的來源。重要的是，適量的辣椒素能夠阻斷神經傳送痛覺的能力；說得更仔細一點，辣椒素能夠清除一種叫做P物質的化合物，而P物質正是神經之間互相傳遞訊息的使者。許多疼痛軟膏裡的活性物質都是辣椒素，像治療關節痛、帶狀泡疹痛和乳房切除術後疼痛的軟膏，裡面皆有此物質。

附帶一提，雖然疼痛神經就像是神經系統內的鄉間小路，非常細微窄小而且處理訊息速度緩慢，但處理觸覺和壓力的感覺神經道路卻像高速公路，傳訊速度快上許多——這就是為什麼當你踢到腳趾或撞到膝蓋時，只要不到一秒的時間就會有痛感。

增強耐痛度

你的身體會製造天然的止痛劑，它們分別叫做腦啡肽（字面意義為「在腦中」）和腦內啡（字面意義為「內源性嗎啡」）。腦啡肽是由位於腎臟上方的腎上腺所製造，而腦內啡是由腦下垂體分泌。這兩種物質的作用真的和嗎啡很像，主要的作用部位在於腦內和神經本身，也都是經由血液傳送。

有瀕死經歷的人會提到當下有栩栩如生的幻覺，這就是因為在創傷或驚嚇過後，體內會分泌出腦啡肽和腦內啡。

我們能藉由運動來自由運用這兩種天然的止痛劑。第15章將會討論到研究員如何測試運動員對疼痛的忍受度：跑完9.6公里就會激發身體釋放出等同10毫克嗎啡量的腦內啡，但你不用非得跑到9.6公里這麼長的距離才能獲得腦內啡的助益。

色胺酸是體內胺基酸的一種，它也能降低痛苦。色胺酸能在腦部製造血清素，這種腦部的化學物質能夠影響我們對痛覺的敏銳度、心情好壞以及睡眠品質。以往色胺酸在美國十分受到歡迎，直到因為某部分產品受到汙染，造成極少見的血液障礙疾病，進而使得商品遭到全面禁售。當然，現在我們也不建議服用，然而，高碳水化合物飲食其實就能安全有效地提升血液中與腦中的色胺酸濃度，甚至對某些人還有輕度抗憂鬱的效果；此外，這類飲食還能促進睡眠，有時也能減輕疼痛。

止痛藥、熱療法和按摩療法都已經有多年的傳統，應用非常廣泛而且有效；在亞洲行之已久的針灸法原本受到西方醫學質疑，但現在它的效果也獲得證實；脊椎按摩療法目前尚未全面獲得認同，不過其減輕疼痛方面的功效也已部分得到確認。

慎選食物和營養補充品也是停止患部傷害、有助於降低神經裡的痛感，甚至阻礙腦部接收痛覺的新方法。本書接下來的部分將詳細探討如何依疼痛種類來應用以上原則。

1

小心！血液循環不好就會痛

Conditions Related to Poor Circulation

- 背痛
- 胸痛

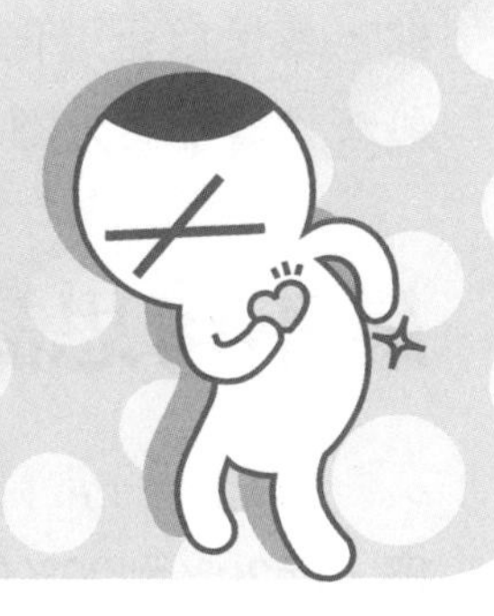

Chapter 1

哎喲！我的背好疼！

一兩天的下背痛 p.23

椎間盤破裂或退化 p.23

僵直性脊椎炎 p.23 p.102

纖維肌痛 p.23 p.125

骨質疏鬆症 p.30

在和食物有關的疼痛當中，或許背痛是最出我們意料之外的，畢竟我們一直認為背痛是因為扛提重物、扭傷、背部受傷、睡軟床墊、骨質疏鬆，或是自行退化的椎間盤所導致——沒有人認為背痛是飲食所引起，然而最新證據卻意外顯示：食物能決定你的背部是否有能力修護每日的創傷。

最不可思議的背痛

背痛十分常見，**西方國家約有60%到80%的人曾經一度罹患嚴重的背痛，而20%到30%的人則是患有長期性的慢性背痛。**

如果只是持續**一兩天的下背痛**，即使找不出傷處、健康檢查也得不出明確診斷，醫界通常會認定這是肌肉過度使用造成的。若背痛持續很久，通常是肇因於其中一個**椎間盤**。椎間盤是區隔脊椎骨的皮狀緩衝墊，每一個椎間盤都有一層硬殼包覆著中間的軟核，若硬殼退化了，內部的組織就會脫出，進而壓迫到神經根部甚至是脊髓本身，於是產生疼痛、麻木或是其他神經病徵。椎間盤破裂也會引起發炎、刺激神經，導致背部肌肉因此變得僵硬。**在長期背痛患者之中，有⅔的人神經都已經受到壓迫或刺激。**

椎間盤退化也會造成脊椎骨相互壓迫或是移位。以「脊椎狹窄症」來說，就是退化的椎間盤導致脊椎骨塌陷，而且因此而歪扭，導致脊髓下方原本提供給神經的狹小骨質通路變得更形狹窄。

有時背痛患者的神經並未受到壓迫或刺激，此時也許是因為神經從受傷椎間盤長了出來，就像根從泥土長出來一樣。一般說來，疼痛神經並不會穿透椎間盤的外殼，但是研究人員在檢驗手術樣本後發現，疼痛神經有時的確會生長在退化的椎間盤上，隨後椎間盤還會長出新生血管來進行修護過程。

類風濕性關節炎會影響脊椎，造成**僵直性脊椎炎**，第4章會詳述食物如何影響關節炎，包括脊椎在內。有時背痛是由於**纖維肌痛**（見第6章）或是之前手術的併發症所引起。

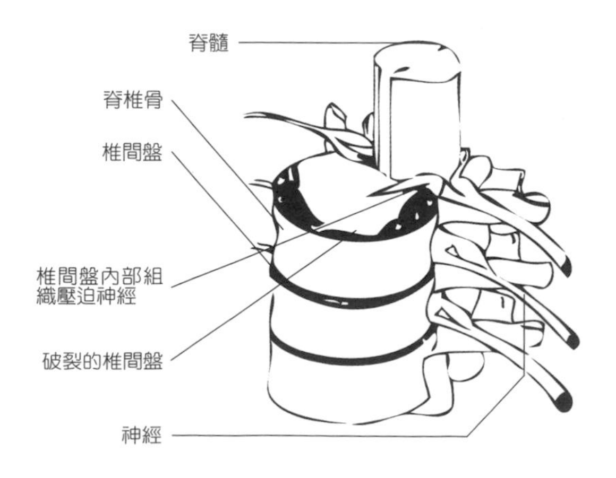

椎間盤外部有一層硬殼包覆著中間的軟核，如果外殼破裂，內核會推擠出來，當內部組織脫出脊椎時就會壓迫到神經。椎間盤的軟組織也會引起發炎反應，進而刺激到神經。

⊙盡可能避免手術

當我還在念醫學院時，每一次當我必須為即將進行背痛手術的病人做術前檢查時，總是有點感到畏縮。移除椎間盤是一項高侵入性的手術，但這並非是我擔心的主因，問題在於，**許多病人的疼痛在術後並未減輕，有時甚至還更加嚴重，有些人甚至在數週或數月後因為併發症而必須重新開刀。**注意到此問題的人並非單只有我而已；雖然為脫出的椎間盤進行手術看似合理，有時還是唯一的方法，但研究報告卻揭露以下3點事實：

第一，對許多人來說，手術並無法減低他們的痛苦。眾多的醫學期刊文章指出，雖然在避免神經損害上手術有時的確有其必要性，但在絕大部分情況之下其實卻並非必要，甚至反而可能使病情更為嚴重。

第二，研究員曾經採用X光、電腦斷層掃描以及核磁共振顯影來檢查沒有背痛症狀的健康民眾，結果發現20%的健康人，其實也有椎間盤突出或是其他「不正常」的現象。

第三，通常受損的椎間盤會自行康復，即使內部的組織已經脫出，經常會被椎間盤再次吸收回去。

最近一項針對11個國家的調查顯示，**決定手術率高低的並非是手術的必要性，而是骨科醫師和神經外科醫師在當國的供需狀況。**其中美國的醫師供應率名列第一，瑞典是研究中唯一的例外——在瑞典，醫師是以每週工作的時數（40到48小時）來支薪，而非依手術次數來決定。

目前在美國，醫院進行下背痛的手術次數已呈現暴增的趨勢，外科醫師

兒童和背痛

兒童的背痛有可能是肇因於肌肉創傷、骨折、感染、腫瘤或是其他病症，因為有些情況需要緊急治療，患有背痛的兒童必須立刻請醫師評估治療。

有時候小孩會造成父母背痛。懷孕和產後的婦女經常會有背痛的症狀，而媽媽若生產時年紀較輕、體重過重，或懷孕前就患有背痛，產後背痛機率更高。男性和女性在當爸媽後常有背部痠痛的現象，其原因已經不再神祕。1995年一份研究消防員和警察的報告指出，他們的職業都非常危險，但有小孩的人得到背痛的機率幾乎是沒小孩的2倍。

開始呼籲醫界多用較保守的療法，只有當神經症狀（編註：無力感、多汗、肌肉萎縮、抽搐、麻木、刺痛感等都是常見的神經症狀）長期無法改善或極為嚴重時，才考慮以手術治療。現在背痛的手術技巧已大幅改善，醫師的態度也比以往更為謹慎，雖然如此，背部開刀還是一項非常重大的手術，不該草率決定。

⊙背痛的新認知

每當你走路、起身、坐下、撿起東西或突然轉身時，椎間盤和脊椎骨都會承受到輕微的壓力，次數多達每天數百次。為了修補每日勞動所累積的傷害，脊椎必須有充沛的血液來輸送氧氣和營養素，並帶走細胞裡累積的廢物。負責供應脊椎血液的是腰椎動脈，身體的主動脈會將血液從心臟沿途一

多活動！別臥床休息！

在治療背痛的諸多方法中，臥床休息一兩天是最傳統也看似最無害的建議，然而，最新研究也改變了這種觀念。英國在1995年有一項研究，醫師要求20位急性背痛（疼痛只持續1週以下）發作的病人臥床48小時，第二組受試者則必須在早上9點到晚上9點之間完全「避免」臥床。結果發現，兩組病人在1週內都有顯著的改善。就急性背痛來說，這結果並不令人意外，但活動組和臥床組比較起來，前者有較多人在7天內就能完全康復。其他類似研究也得到相同的結果：對大部分人來說，臥床休息反而會減緩復原的速度——身體若能持續活動，病人才能藉此保持背部的靈活度和血液循環的流暢度。

挪威奧斯陸的一組研究員決定為463位病患進行一項和臥床休息完全相反的療法，這些病人的背痛當時都嚴重到必須停止工作至少8週。醫師鼓勵病人多保持身體活動並避免臥床，希望藉以增進病患背部的血液循環而加快背部修護的速度。病人必須自我警惕，不要為了保護背部就不敢活動。醫師告訴病人：「愈不敢動對背部愈不利！」這裡必須先說明，原本8週不能工作的病人通常有60%的人休息了6個月後仍無法工作；但研究員發現，病人若能保持身體活動，6個月後仍不能工作的人數可以降為30%。此外，也有研究證實，有氧運動能改善脊椎狹小症，可見傳統臥床不動的療法現在已被運動取代。

在你決定要開始運動時，記得要先獲得醫師的許可。雖然運動對健康有極大的益處，你還是必須先確定自己的心臟、關節和背部能夠負荷運動所帶來的壓力。

正當許多醫師開始對傳統慢性背痛的療法感到絕望時，我們卻發現，身體會以許多方式來自行修護。雖然身體自癒的方式並非十全十美，但若醫師能夠提醒自己勿囑咐病人臥床，且避免為病人進行無謂的手術，大部分病人其實都能自己逐漸康復。的確，醫界在檢視背痛的根本原因之後，更樂觀的新療法正逐漸成形。

路從脊椎運送至腿部，而腰椎動脈即為主動脈的分支。動脈輸送氧氣和營養素，靜脈則帶走細胞廢物。不幸的是，在人體所有動脈中，腹部動脈最容易出現**動脈粥狀硬化**斑塊，這些斑塊會逐漸變大，最後堵塞住血流。

芬蘭赫爾辛基的一組研究員曾針對死因和背痛無關的人進行解剖調查。調查員非常仔細檢查這些人的脊椎和通往脊椎的動脈狀態，令人訝異的是，為數極多的動脈都呈現堵塞的狀態。一般說來，有背痛病史的人，下背部的動脈有兩條是阻塞的，或至少有一條動脈雖未堵塞，卻也已經變窄，而那些沒有背痛毛病的人，他們的動脈會比較暢通。

更早的研究顯示，有些兒童在10歲時就已經出現腹部動脈粥狀硬化，有些人則是在20歲時動脈就出現高度的粥狀硬化，這機率可能還高達10%，其中，斑塊最易形成的部位就在其中一條腰椎動脈的開口處。

動脈阻塞的後果可想而知：在斑塊形成之前，每當心臟跳動一次，脊椎骨和椎間盤就能獲得滋養，但現在營養供給卻逐漸被切斷了，此時飢不擇食的脊椎骨和椎間盤只好從鄰近的小血管吸取氧氣和養分。研究員相信，這就是造成椎間盤退化的原因。一旦椎間盤退化，當你抬起一箱書或過度激烈活動時，因為少了一個堅固靈活的椎間盤支撐，脊椎骨就會開始移位；椎間盤也可能會破裂，造成內核組織脫出，此時周遭的神經就會受到壓迫。血液循環變差也會導致組織內累積廢物，因而刺激到敏感的神經末梢。

於是研究員開始思考：背痛是否源於動脈問題，而非背部肌肉或脊椎？同樣地，既然動脈阻塞發生在心臟或腦部會造成心臟病或中風，那如果阻塞是發生在腰椎動脈呢？是否會造成椎間盤退化，進而引起背痛？

果然，芬蘭的研究人員發現，**長期背痛的人，他們的腰椎動脈發生阻塞的機率比沒有背痛的人要高出許多，而且阻塞情形愈是嚴重，椎間盤退化的情形也愈厲害。**

這項新發現幫助脊椎研究員解開了一個困惑他們許久的謎團：背痛患者的動脈為何常會出現類似心臟患者的病徵？背痛患者很可能有吸菸的習慣、常生活在壓力之下，也出現其他血液循環不良的症狀，例如胸痛和小腿痛。很明顯的，吸菸和壓力造成動脈阻塞；胸痛和腿痛則代表阻塞已經形成。

這就是食物登場的時候了。動脈阻塞並非無可避免，健康的食物和其他生活習慣因子能夠防止動脈發生阻塞。這道理不但適用於通往心臟的動脈，位於腹部的大動脈也是一樣的情形。

身體某部位一旦出現動脈阻塞，通常在其他部位也會發生；心臟動脈阻塞的人很可能腿部動脈也發生阻塞現象。**中年時期出現性功能障礙的男性，有¼的機率在2年內會心臟病發或中風**，因為勃起困難代表血流不順，這是動脈系統發生堵塞的徵兆。

如果背痛是腰椎動脈阻塞造成的，那麼首要之務便是避免堵塞形成。也就是說，我們需要採取一些類似防止心臟動脈阻塞的步驟：低脂和零膽固醇的飲食、規律運動、避免吸菸，以及調適壓力。這些步驟在第2章討論胸痛的部分，將更進一步說明。

研究飲食內容的差異也能幫助我們了解下面這個特別的現象：居住在美國的年長日裔女性，她們發生背痛的機率比同年紀的白人女性要低很多。這是因為日本飲食中有較豐富的穀類（尤其是米飯）、蔬菜和豆類產品，而動物性產品則明顯較少——維持部分傳統日式飲食的女性的飲食內容和典型美式餐飲比起來，脂肪和膽固醇的攝取量少得很多。一份針對645位居住在夏威夷、平均年齡74歲的女性調查顯示，日裔美國婦女得到背痛的機率只有白人的一半。當然，一份最佳的飲食不只能暢通血管，同時還有助於防止體重問題、關節炎和骨質疏鬆症等，而這些疾病全都和背痛有關，現在我們即將進一步討論這部分。

背痛處方箋

現在我們已經可以理解：食物可以維持血管暢通，進而避免椎間盤和脊椎骨退化。這個研究方向卻開啟了另一個非常棒的可能性——我們知道，在大部分的病例之中，我們能夠「逆轉」動脈硬化和「改善」血流暢通度。狄恩．歐寧胥醫師和其他研究員已經證實了心臟動脈硬化是可以逆轉的；也有研究顯示腿部的動脈硬化亦然。

雖然目前研究員尚未調查背部動脈硬化是否也可以逆轉，但我們有足夠理由相信這是有可能辦到的。

甩痛對策1 疏通動脈的飲食

假設血流不順造成組織內的廢物堆積，廢物刺激神經末梢會導致疼痛，那麼如果能夠藉由改變飲食和生活方式再次打開動脈，是否就可以減輕疼痛？答案似乎是肯定的。因為日本研究人員發現，施行疏通動脈手術的確能改善背痛。

一旦椎間盤和脊椎骨退化之後，只靠疏通動脈雖不大可能重建脊骨（骨質疏鬆症造成的骨鬆可以重建，稍後會說明這點），卻可以避免退化情形日漸嚴重。然而，我們應該更進一步研究：採行疏通動脈的生活方式，再加上椎間盤自行吸收外露髓質的能力，是不是就能夠達到以往被認為不可能的任務——「重建脊椎健康」？

研究指出，**能有效疏通動脈的食物並不包括雞肉、魚肉和「瘦牛肉」。因為即使我們能找到最「瘦」的肉類，它們的脂肪和膽固醇含量還是足以導致動脈硬化加劇。**相反的，穀類、蔬菜、水果和豆類完全不含膽固醇，而且只要是天然的形式，脂肪含量都極低，因此這些食物能讓身體經歷前所未有的轉變。若是採取低脂純素的飲食，再加上適度運動、避免吸菸和降低壓力，可以明顯降低大多數人的血膽固醇，防止動脈更加硬化，進而開始動脈的自癒過程：累積已久的斑塊會漸漸消失，血流再次變得暢通無阻。我們將在第2章詳述疏通動脈的策略，不但簡單易行而且非常有效。

疏通動脈的飲食還有一項優點：能夠確實幫助你長期減重且不復胖，這對背痛患者來說是很大的福音。

單靠飲食並不能完全解決背痛問題，創傷也是很常見的原因之一，特別是那些需要在倉庫搬運重貨的工人、在醫院協助病人的人員、運動員，或從事任何粗重活動的人。然而，良好的飲食內容和合理的防範措施能夠幫助你修護每日脊椎的耗損。

甩痛對策2 具止痛效果的天然藥草

研究員一直在測試某些營養補充品是否能幫助減輕背痛，雖然目前研究結果仍陸續在進行並發表中，卻已值得我們深入探索。

• 南非鉤藤

南非鉤藤（魔鬼爪）是一種非洲植物，由於果實上有小型鉤狀物而得名，長久以來就被用來治療疼痛和其他病症。臨床實驗顯示，它能夠減輕下背痛並且降低藥劑的使用量；健康食品店和網路商店都有販售。正在服用瓦化寧（warfarin，一種抗凝血劑）的病患，不可以使用南非鉤藤，因為這兩種藥物有可能出現危險的交叉影響；如果你有胃腸潰瘍、膽結石或懷孕，也都不適宜服用。

• 白柳皮

白柳皮是種古老的草藥。早在西元前十五世紀，希波克拉底就曾記載白柳皮在疼痛和發燒方面的療效。白柳皮含天然的水楊酸鹽，這種化學物質就是現在阿斯匹靈錠劑的前身。對下背痛或其他症狀而言，白柳皮都是一種溫和有效的藥草。小孩不可使用白柳皮，因為有可能會造成雷氏症候群（編註：一種很嚴重的瀰漫性腦病變，一般認為與濾過性病毒和阿斯匹靈有關）；有些使用阿斯匹靈的兒童也曾出現雷氏症候群。

• 維他命B6

維他命B6長期都被用來治療腕隧道症候群，現在也被用來治療背痛，證據也顯示它的確有效。維他命B6無法使緊張的痙攣肌肉放鬆，也不能重建受損的椎間盤，但它卻可以明顯增加你對疼痛的容忍度。當服用抗發炎藥物的患者加服維他命B6時，只要服用較少的發炎藥就能減輕更多的疼痛。

維他命B6或許還能避免背痛復發。

在一項實驗中，研究員給急性背痛病患服用維他命B6和其他維他命B

群，結果發現，病患6個月後背痛再次復發的機率少了一半，不過目前尚未有大型的臨床測試來更加確認此項結果。

安全的維他命B6劑量為每日約50到150毫克。然而，每天切勿服用超過200毫克，因為有可能造成神經受損。

• 色胺酸

色胺酸也可能會有幫助，它作用的機制是增加腦裡血清素的含量。血清素是腦部天然的化學物質，會影響耐痛度、睡眠和心情。加州聖地牙哥退役軍人醫院的研究員做了一項研究：他們指示一群由於椎間盤疾病而患有長期背痛的男性補充一種類似色胺酸的物質——5—羥基色胺酸。研究員發現，病人疼痛降低的幅度雖然不大，但病況都能獲得改善。還有另一項調查是針對健康的人：研究員給予受試者2克色胺酸後，再以實驗測試他們的痛覺，最後也得出類似的結果。

然而，現在醫界並不建議服用色胺酸補充品，這是因為產品汙染問題曾使一些使用者中毒。**想要自然提高體內的色胺酸，最安全的方法其實是吃碳水化合物，像是馬鈴薯、米飯、義大利麵和麵包等。**這些食物能夠以最自然的方式，促使色胺酸到達腦部，並在腦部自動轉變為血清素。第6章將更詳細說明此點。

• 薑

薑是很常見的辛香料，似乎也能夠減輕肌肉和骨骼症所引起的發炎反應；研究發現薑在對抗關節炎和其他病症上非常有用，但這部分目前尚未經過臨床對照實驗測試。一般使用量為每天服用半茶匙到1茶匙的薑粉（1至2克），持續使用約4到12週才能見效。

讓脊椎破洞的骨質疏鬆症

骨質疏鬆症會使骨質脆弱，導致脊椎骨出現小裂痕或大破洞，隨著破洞愈來愈大，脊椎會愈往前彎。雖然醫師常用鈣片或荷爾蒙療法來減緩骨質流失的速度，但另一項策略才是治本之道：大部分的骨質疏鬆症並非鈣質攝取量不足所引起，而是體內鈣質流失速度過快。下面是鈣質迅速流失的5大原因，控制好這5項基本因子，就能決定將鈣質留住或排出體外。

1. **動物性蛋白質。**魚肉、雞肉、紅肉和雞蛋裡的蛋白質會使骨頭滲出鈣質，鈣質經血液流至腎臟，腎臟將血液過濾後，鈣質便隨尿液排出；植物性鈣質似乎不會引起這串連鎖反應。《美國臨床營養學期刊》報導，當受試者以素食取代一般美式飲食後，鈣質的流失量比以前少一半以上。植物為主的飲食不只能提供適量的蛋白質，還能讓鈣質留在骨頭裡。
2. **鈉。**鈉也會促使鈣質從腎臟排出。一般人如果將鈉攝取量減為每天1至2克，平均每天可以減少攝取160毫克的鈣需要量。要想減少鈉攝取量，請避免鹹味零食和添加鈉的罐頭食品；烹調時和用餐時都盡可能少用鹽。
3. **咖啡因**的利尿效果也會使水分從腎臟流失，此時鈣質也會一併被帶走。如果你一天喝2杯以上的咖啡，請改喝無咖啡因的種類。
4. **菸草。**吸菸者會流失鈣質。一項針對同卵雙胞胎的研究顯示，如果兩者中有一位是老菸槍，吸菸的那位雙胞胎骨折的機率會高出40%。
5. **久坐不動。**常活動的人能留住骨頭內的鈣質，久坐的人卻經常流失鈣質。

糖也會導致鈣質流失，但這方面不像前5個原因，經過廣泛的研究測試。第14章將提到糖分對鈣質的影響，有時甚至會在尿道形成草酸鈣結石。

維他命D也很重要，因為它控制身體吸收及留住鈣質的效率。每天只要讓皮膚曬幾分鐘太陽，身體通常就能製造出你所需的鈣質。如果你很少曬太陽或完全不曬，建議可以從綜合維他命中攝取維他命D，每日建議攝取量如下：50歲以下成人為200國際單位（5微克）、51歲到70歲為400國際單位（10微克）、70歲以上為600國際單位（15微克）。因為研究顯示維他命D還有許多其他益處，包括潛在的抗癌功效，許多研究員認為我們應該攝取更高的劑量，最多每天可攝取2,000國際單位（50微克）。

骨質疏鬆處方箋

乳品業者和鈣片製造商會希望你相信這個迷思：多攝取鈣質就能造成強健的骨骼。毫無疑問，你的骨頭需要鈣質，但如果你沒有控制住鈣質的流失速度，像是避免動物性蛋白質和上述危險因子，那即使多服用鈣質也只是事倍功半。

一項來自「哈佛護士健康研究」的劃世紀報告顯示，想靠攝取乳製品來保護骨質其實無濟於事。這份為期18年的實驗研究追蹤了72,337位女性，發現每天喝3杯以上牛奶的女性，和幾乎或完全不喝的女性相比，髖部和手臂骨折的機率並沒有變低。事實上，喝牛奶組的骨折率還稍微高出一些。

其他研究結果也支持這項論點，**統計數字顯示，鈣質攝取量最高的國家，若和攝取量很低的國家比起來，骨質疏鬆症的機率反而比較高**，這真是一項諷刺的發現。

如此明顯的矛盾現象其實並不難了解——鈣質攝取量最高的國家，同時也擁有許多大型的乳品業，在乳牛超過4歲以後，不再有年輕時充沛的乳量時，很快就會變成漢堡肉，而因為有乳品業的國家也都有肉類工業，導致這些國家高骨質疏鬆症率的主因，其實在於肉類攝取量過高；乳製品也含有動物性蛋白質，所以乳品裡的部分鈣質也會因為動物性蛋白質而流失。

甩痛對策1 較佳的鈣質來源——綠葉蔬菜＆豆類

我們不需要吃動物性蛋白質，也能很容易攝取到充分的鈣質。最健康的來源是綠葉蔬菜和豆科植物。

許多蔬菜含有高吸收率的鈣質，像是綠花椰菜、球芽甘藍、綠葉甘藍、羽衣甘藍、芥菜、瑞士甜菜和其他綠葉蔬菜。唯一例外的是菠菜，它的鈣質量雖然很高，卻不輕易釋放出來，因此較難為人體所吸收。

蔬菜和水果除了能提供鈣質之外，這兩類食物本身就具有促進骨質健康的一些特質。常吃蔬菜水果的人比較少骨折，這或許是因為蔬菜水果富含能

食物中的鈣鎂含量

種類	鈣質（毫克）	鎂（毫克）
生杏桃（中型3顆）	15	8
黑豆（熟煮1杯）	102	91
綠花椰菜（熟煮1杯）	94	36
糙米（熟煮1杯）	20	84
球芽甘藍（8顆）	56	32
butternut 品種冬南瓜（熟煮1杯）	84	59
罐頭鷹嘴豆（1杯）	80	79
綠葉甘藍（熟煮1杯）	357	51
英式瑪芬蛋糕	99	12
乾燥無花果（中型10顆）	270	110
大北豆（熟煮1杯）	120	89
四季豆（熟煮1杯）	58	31
羽衣甘藍（熟煮1杯）	94	23
扁豆（熟煮1杯）	38	71
皇帝豆（熟煮1杯）	32	81
芥菜（熟煮1杯）	104	21
臍橙（中型1顆）	56	14
海軍豆（熟煮1杯）	127	107
即食燕麥片（2包）	200	80
添加鈣質的柳橙汁（1杯）	350	—
豌豆（熟煮1杯）	43	62
斑豆（花豆）（熟煮1杯）	82	94
葡萄乾（⅔杯）	27	29
大豆（熟煮1杯）	175	148
菠菜（熟煮1杯）	245	157
甘藷（熟煮1杯）	69	33
瑞士甜菜（熟煮1杯）	102	151
豆腐（½杯）	204	58
素食烤豆（1杯）	127	81
白豆（熟煮1杯）	161	113

資料來源：J. A. T. Pennington, Bowes and Church's Food Values of Portions Commonly Used, 第18版（費城：Lippincott, Williams, and Wilkins, 2005）。

保護組織的維他命C，當然也可能還有其他因素，但不論原因為何，多吃蔬菜水果絕對是明智的決定。

豆類是很平凡的食物，你也許不知道它含有很高的鈣質。事實上，一盤烤豆子就含有超過100毫克的鈣質。如果你比較喜歡鷹嘴豆、豆腐、其他種豆類或豆製品，你也能獲得許多鈣質。這些食物也含有鎂，當身體在利用鈣來建造骨骼時，也需要鎂的幫忙。

如果你想找更高濃度的鈣質來源，一杯鈣質強化的柳橙汁就含有300毫克的鈣，且十分易於人體吸收。乳製品雖然含有鈣質，但同時也有動物性蛋白質、乳糖、動物生長因子和多種藥劑、汙染物，而且除了脫脂牛奶以外，其他種類的牛奶都含有高量的脂肪和膽固醇。

一旦你能控制鈣質的流失速度，飲食中就不需要太多鈣質。話雖如此，你的確需要一些鈣質——根據世界衛生組織的建議，你一天需要400到500毫克的鈣質。美國的標準則較高，對某些年齡層，甚至要求一天需要1,300毫克或更高的量，部分原因在於肉類、鹽、咖啡因、菸草和懶於運動的美式生活，使鈣質以過快的速度從腎臟流失。此外，長久以來，美國乳品業者一直對政府健康建議的決策有重大影響力，但最後決策內容卻完全誤導大眾。

甩痛對策2 每天2杯豆奶重建流失的骨質

如果你是女性，儘管就長遠來看效果並不佳，而且在多數的情況下，並無法控制或逆轉病情，醫師還是可能會建議你在停經後使用雌激素來減緩骨質疏鬆症的惡化速度。

好骨質不必雌激素

許多婦女覺得這些荷爾蒙非常噁心，因為最為普遍的品牌——普力馬林（Premarin）竟然是由懷孕母馬（mare）的尿液製成的，這也是藥名的由來。這些在各地流通的照片揭露出此藥生產過程的一景，看了實在令人膽顫心驚：在尿液製造牧場中，數千隻馬的頸部全被拴在一起（其他廠牌是化學合成或植物衍生品，但這些廠牌不像普力馬林有進行強力的行銷）。

許多醫師擔心的是一般更年期婦女所使用的雌激素和黃體素綜合療法，因為這有可能會增加罹患許多疾病的風險，例如乳癌、中風、心臟病和血栓。這結論是來自一項美國政府贊助的「倡導女性健康研究」，共有16,608名女性參加。

將焦點擺在控制鈣質流失的策略要安全多了。如果你患有骨質疏鬆症，還可以考慮用另一步驟來逆轉病情。

比黃體素更有效的祕訣

關於骨質疏鬆症的治療方式，最近出現了一項令人興奮的突破性進展。研究發現，一種不需醫師處方、完全純天然的黃體素可以幫助身體重建原本流失的骨質。也許是自然界的奧妙所致，和人體一模一樣的黃體素，竟然也存在在山藥、大豆和某些植物裡。雖然這些食物煮熟後療效並不大，但是製造商很輕易就能夠將黃體素從這些食物中分離萃取出來，然後製成經由皮下

男性骨質疏鬆症

骨質疏鬆症的男性患者比女性患者少很多，而且病因有點不一樣。大約在一半的男性骨鬆病例中，醫師能夠確實診斷病情並予以治療。

* **類固醇藥物，例如去氫可體松（prednisone）是造成骨質流失和骨折的常見原因。**如果你正接受類固醇治療，最好和醫師討論如何將藥量減至最低，同時尋求其他管道治療。
* **酒精也會使骨骼變得脆弱。**一般說來，身體會製造新骨質來彌補每日鈣質的流失，而酒精會使身體這個能力降低。如果你每天喝超過2杯的烈酒、啤酒或葡萄酒，那麼酒精就會對骨質造成很大的影響。
* **體內睪固酮過低也會造成骨質疏鬆症。**超過70歲的男性中，有40%體內睪固酮變低。

在其餘的病例中，大部分的原因是鈣質過度流失和維他命D攝取量不足。解決方法第一是避免攝取動物性蛋白質、減少鹽分或咖啡因、戒菸以及多活動身體。第二步是依照醫師建議，服用維他命D補充品，如第31頁所述，每日建議攝取量如下：50歲以下成人為200國際單位（5微克）、51歲到70歲為400國際單位（10微克）、70歲以上為600國際單位（15微克）。若你因胃酸過低無法吸收鈣片，醫師也許會建議你服用鹽酸補充品。

吸收的軟膏。黃體素由皮膚吸收後進入血流，然後到達骨骼，一旦到達骨骼，黃體素就會刺激製造骨質的細胞（成骨細胞）去建造新的骨質。

一份為期3年的研究顯示，使用天然黃體素的停經婦女的骨質增加了15%，這有助於大大降低骨折的風險。隨後一項研究則指出，完全未接受任何治療的女性和採用黃體素治療的女性相比，前者的骨質密度有降低的傾向，後者則能避免骨質流失。有趣的是，每天喝2杯（約500毫升）豆奶比使用黃體素更有效，這或許是因為大豆能發揮類似微量雌激素的溫和作用。

目前醫界還需做更深入的研究來證實這些新發現的療效，但因為這些化合物不止極為安全而且功效卓著，因此很有希望能夠成為另一種替代療法。

許多標籤上寫著「山藥萃取物」的產品，其中黃體素含量都不足以發揮任何療效。然而，目前最受歡迎的品牌Pro-Gest，的確含有足量且有效的天然黃體素，在Emerita公司（Transitions for Health的子公司）可以買得到。一般藥量如下：每個月在3週內用完約30克，塗抹在細緻的皮膚部位，之後暫停使用1週，下個月再重新開始另一個循環。

重點提醒 一般背痛的解決方法

1. **看醫生。**正確的診斷非常重要，大部分的背痛自然會消失，但有時候背痛卻可能是某些疾病的徵兆，像是遭受感染、癌症，或是其他需要緊急就醫的重病。如果你有下列任一情形，那就必須立刻詢求醫師診治：出現異常或劇烈的神經症狀、神經症狀愈來愈嚴重、左右背部皆出現神經症狀、尿失禁或是排尿困難；此外，兒童若背痛一定要立刻送醫。

2. **採行疏通動脈的飲食法和生活方式。**將在第2章敘述的低脂純素飲食、規律運動、排解壓力並戒菸幾個重點，對每個人都很重要，背痛患者更要確實遵守。從植物吸收營養除了有助清除動脈阻塞，還能幫骨頭留住鈣質。

3. **烹調和用餐時盡量少用鹽，一天攝取量不超過1至2克。**此外，若你一天喝超過2杯咖啡，請改喝無咖啡因的種類。這些方法也有助於保住骨質。

---

4. **在醫師指示下進行規律運動。**運動能降低疼痛、強化背肌、暢通動脈並保護骨骼。背痛時臥床休息反而有害無益。

---

5. **維他命B6**（每天50至150毫克）和**薑粉**（每天服用半茶匙到1茶匙或1至2克）有可能是治療背痛的小幫手。

---

6. **不輕易進行手術，而且記得多尋求幾位醫師的診斷。**然而，有時手術有其必要性，特別是當你神經受損時。醫師在評估症狀時會將此考慮進去。

---

7. **簡單的止痛藥如乙醯胺酚（acetaminophen）和伊普（ibuprofen）都有效。**一般說來，在治療背痛方面，最好避免使用麻醉止痛藥。麻醉藥在減輕癌痛上很重要，但因為癌症病患必須長期服用，所以較沒有停藥的問題；鐮狀細胞危象（編註：疾病症狀突然惡化、危及生命的現象）病患也需要短期使用麻醉藥。然而，背痛有可能持續很久或一再復發，因此使用麻醉藥比較有可能造成上癮。

---

8. **天然黃體素可以逆轉女性骨質疏鬆症。**皮下軟膏，像是Pro-Gest，是最方便的選擇，一般藥量是在每月初，以2至3週的時間內用完一罐，最多可用到55克。用法是塗抹在細緻的皮膚部位，一罐用完後暫停使用，下個月初再重新開始另一罐。

Chapter 2

打通動脈，胸口就不痛！

心臟病 p.38

心絞痛 p.39

動脈粥狀硬化 p.26 p.39

心肌梗塞 p.39

從前我們認為胸痛是一種慢性病，病人需要長期服用處方藥，最後通常是去手術室報到。

當輸送血液給心臟的動脈逐漸被膽固醇斑塊、脂肪、細胞和廢物所堵塞，心肌極需氧氣卻得不到，才會產生胸痛。藥物或許能暫時減輕疼痛，但遲早還是得進行心臟繞道手術或清理斑塊的血管修護術，使血液能重新順利流向心臟，否則病患就只能等著**心臟病**發作。

雖然施行心臟繞道手術必須冒著病人可能因手術而死亡的風險，但它在西方國家卻已經是例行的心臟手術。這種手術造成腦部受損的機率是6%，而且只能達到暫時性的效果，6到8年後，得再次動手術來疏通血管。

雖然治療的前景似乎十分黯淡，不過更好的療法出現了！本章將探討食物如何大幅降低膽固醇；**研究顯示，燕麥、大豆製品以及豆類、核桃都有降膽固醇的效果**，其中豆類和核桃的發現更是令人意外。

不必吃藥、不用手術的血管疏通術

目前最重要的研究進展是一套包含4步驟的計畫，強調利用簡單的飲食與生活型態轉變，就能夠在不用藥物和手術的情況下，讓血管「自行疏通」。胸痛消失了，動脈阻塞的情況在1年內就有顯著的改善。

⊙歐寧胥醫師的神奇發現

腿部動脈是研究員最先發現血管阻塞問題可以逆轉的部位。這點很重要，因為腿部動脈阻塞之後，即使只是走走路也會引發肌肉疼痛，此病症稱為「跛行」。更重要的是，如果我們能夠逆轉腿部動脈阻塞的現象，代表我們也可以挽救其他動脈，即使是心臟動脈亦然。

一位出身哈佛的年輕醫師狄恩．歐寧胥證實了心臟病的確有可能逆轉。他的醫學報告是近代醫學的里程碑，分別發表於1990年的《刺胳針》和1998年的《美國醫療協會期刊》上。實驗對象是舊金山海灣區的心臟病人，其中對照組的病人必須遵照一般醫師的指示——大致說來，他們飲食以魚肉和雞肉為主、避免紅肉、雞肉在烹調前要先去皮、戒菸並盡量多活動身體。

了解醫學名詞

心絞痛：通往心臟的血液不足所造成的胸痛。
動脈粥狀硬化：動脈內有許多由膽固醇和脂肪組成的斑塊，以及過度增生的細胞，阻礙血液的流通。
跛行：腿部動脈被斑塊阻塞所造成的腳痛，走路或爬樓梯時會發生，通常在休息時疼痛就會消失。腿部的動脈阻塞和冠狀動脈的阻塞一樣都可以逆轉。
冠狀動脈：滋養心臟肌肉的動脈，因為像皇冠一般圍繞著心臟，所以稱為冠狀動脈。
心肌梗塞：心臟病突發。冠狀動脈堵塞，導致部分心臟肌肉因缺氧而死亡。
中風：腦部動脈破裂或堵塞造成部分腦部死亡。

實驗組病人的計畫完全不同——他們必須採行純素飲食，也就是番茄紅醬義大利麵、義大利蔬菜濃湯、豆泥捲餅、墨式燉豆或西班牙燉飯等，但不含紅肉、雞肉或魚肉——目標是要完全排除動物性脂肪和膽固醇。病人一開始對這計畫都不熟悉，可是研究人員為病人提供了一些烹調課程，也讓他們帶一些做好的食物回家。這組病人也必須戒菸、每天快走半小時（或1週快走3次，每次1小時），並且練習減壓，像是瑜伽或靜坐。

1年後，每位病人都進行血管造影，利用一種特殊的X光來衡量判斷動脈阻塞的程度。研究員再把結果和實驗前的檢測做對照，比較結果從此改寫了醫學史。

第一組每天吃的是去皮雞胸肉和魚肉，他們的病情沒有改善；事實上，平均來說，這組患者的病況比實驗前還糟，雖然他們聽從了醫師的建議，動脈阻塞的現象仍持續惡化。非常遺憾，研究結果證實：**傳統的「心臟病飲食法」完全沒有辦法阻止動脈繼續堵塞。**

然而，第二組受試者的經歷卻全然不同。當他們的造影被放在顯像幕上觀察堵塞程度時，可以很清楚地看出，他們的動脈有了全新的轉變。這些動脈竟然開始自行疏通，而且「高達82%的病人在第1年就能看到明顯的改善」。

這麼奇妙的結果不需藥物或手術就能達成。病人動脈阻塞得到改善純粹是因為他們採用純素飲食、規律的輕度運動、壓力管理和戒菸。

至於病人的胸痛，更是早在為期1年的實驗結束前就消失了。事實上，在數週內，疼痛就已慢慢消失，最後完全不見了。他們體重也減輕了，平均少了9公斤以上，而且覺得這些年來，從未如此精力充沛過。

⊙欲罷不能的超強飲食計畫

當此實驗結果剛公諸於世的時候，有些人質疑這種飲食法的可行性，他們認為如果計畫太過艱難，就算再有效也沒有用。我和歐寧胥醫師及其同事賴瑞．薛維茲（Larry Scherwitz）醫師一起檢視了這個問題，我們訪問了這兩組受試者，用量化的方法來分別評估他們對食物的喜好度、準備食材的難易度、家人的接受度、對飲食和藥物哪種接受度較高，以及未來持續本計畫的意願。

訪問結果對我們極具啟發性。一開始，素食組對飲食內容確實有些埋怨，他們必須重新認識食物並學習新的烹調技巧，而且約需6週的時間才能真正完全適應。然而，他們發現自己的口味改變了，變得比較能夠品嚐出微妙的滋味，也開始真正享受這些新食物。

他們的經驗相當類似那些從全脂牛奶改喝脫脂牛奶的人。一開始，大部分的人都覺得脫脂乳太稀不好喝，但幾週後就適應了，等到他們適應以後，反而覺得全脂乳濃得像油漆一樣。不過，這不表示心臟病飲食一定要包括脫脂乳，因為所有的乳製品都有缺點（註：雖然脫脂牛奶不含脂肪，但尚存有牛奶蛋白質、乳糖或汙染物。和植物性蛋白質比起來，牛奶蛋白質比較容易使膽固醇上升。關於牛奶對健康的危害，請參考第113、114和218頁）。我舉這個例子只是要說明一點：我們適應低脂食物和新口味有多快。

真正令我吃驚的是對照組的反應，他們吃的是雞肉、魚肉和「瘦」肉，竟然也叫苦連天，有許多人覺得，每天晚上只能一再重複吃相同的食物——雞肉和魚肉，生活的樂趣全沒了！更重要的是，這樣的努力並沒有回報，他們仍然需要吃藥，而疼痛也依舊纏身。

這故事給我們上了一課：人們會抱怨日常習慣中的「任何」改變，但其實數週後就適應了，而且如果這項改變能帶來很大的收穫，大家就願意持之以恆。所以醫師與其要病人遵守舊式那一套效果比安慰劑好不到哪裡去的「心臟病飲食法」，倒不如指示病人採用更有效的飲食法——健康素食。

在訪談的過程，許多病人希望我知道這份新飲食對他們來說，意義是如何重大。一位靠飲食將膽固醇從250降至100的病人強調：**醫生不應該預設立場，認為病人一定不願意嘗試新東西**。他說：「太多醫生強行將自己的價值觀加諸至病人身上，但病人並非和醫師有同樣的想法。」另一位病患反映：「這樣的收穫實在令我難以置信，我想跟每一個人推薦這份飲食。」

在本章中，我將展示這些疏通動脈、效力強大的步驟如何發揮功能，以及有多麼容易著手進行。如果你有一丁點遲疑，讓我鼓勵你——只要嘗試3週的時間就好了！雖然3週不足以獲得全面的效果，但卻足以看到它的好處，你很可能會對這份計畫的效果大為吃驚。

胸痛處方箋

你的動脈或多或少都有能力自行清除血管內的雜質，但如果你的血液裡沉積了太多膽固醇和脂肪分子，阻礙天然的自癒機制，這項功能就永遠無法運轉。簡單的飲食轉變就能終止動脈堵塞，進而啟動自癒力。

為了說明自癒力的重要性，讓我們來仔細瞧瞧膽固醇和脂肪對身體的影響，以及為何飲食轉變是如此有效。

甩痛對策1 零膽固醇的食物

正常來說，你的肝臟本來就會製造出微量的膽固醇，這些膽固醇的作用像水泥，可以將細胞膜黏在一起。此外，膽固醇也是製造荷爾蒙的原料，例如雌激素或睪固酮。

不過，血液中的膽固醇分子即使只增加一點點，也會促使動脈血管裡的沉積斑塊變多。動脈的肌肉細胞就如同輪胎的橡皮圈，原本是用來強化動脈壁的，可是膽固醇進入動脈壁後，卻會刺激肌肉細胞過度生長。在肉食文化的國家，這個動脈硬化的過程從小時候就已經開始，然後慢慢愈演愈烈，直到有一天動脈阻塞將病人送進急診室。

某些食物本身就含有膽固醇，有些食物則是會刺激肝臟製造多餘的膽固醇，結果造成你血液中有過多這種「水泥」，最後都跑到不該去的地方，像是變成動脈壁突起的斑塊，然後逐漸阻礙血液的流通。

食物中的膽固醇來自動物性食品。雞、牛、魚和其他所有動物都像你一樣有肝臟，終其一生都在製造膽固醇，然後囤積於細胞中，所以你只要食用任何動物性產品，諸如肉類、牛奶、雞蛋或其他動物組織等，就等於將這些動物的膽固醇吃進去。

你吃進的膽固醇是如何影響血液中的膽固醇呢？113克的牛肉約含有100毫克的膽固醇，每日多食用100毫克的膽固醇就會使血膽固醇值升高5點（等於5毫克／公合或新國際制度0.1毫莫耳／公升）；而且，其實113克的牛肉分量不大，約莫只是一盒香菸盒的大小。大部分的人每天食用的膽固醇是500至600毫克，也就是血膽固醇值會多升高25至30點（0.5至0.6毫莫耳／公升），這還只是考量膽固醇的作用。食物中的脂肪也會使問題更加嚴重，稍後我將說明此點。

令人驚訝的是，**雞肉的膽固醇含量竟然也和牛肉差不多。**視烹調方式而定，雞肉的脂肪也許比牛肉少，但113克的雞肉也含有接近100毫克的膽固醇；3杯全脂牛奶或半顆雞蛋也含有100毫克的膽固醇。

從另一方面來看，由於植物沒有肝臟製造膽固醇，所以植物性食物完全不含膽固醇，這就是你必須用植物性食品取代動物性食品的第一個原因。第二個原因則和脂肪有關，這點更為重要。

甩痛對策2 將脂肪攝取量減至最低

在成長於北達科塔州的歲月裡，我媽媽常會煎培根條來搭配雞蛋和土司食用。培根煮熟後，她會將培根出的油倒進罐子放在櫥櫃裡保存，隔日我們就可以用湯匙舀出一點放在鍋裡煎蛋。

培根油冷卻後會變成像蠟一般的固狀物，這代表內含高量的「飽和脂肪」。醫師很擔憂這種脂肪對人體的影響，因為它會刺激肝臟製造多餘的膽固醇。事實上，**肉類裡的飽和脂肪對你的血膽固醇值的影響，比直接吃進膽固醇還來得大。**

相反的，植物油大部分是「不飽和脂肪」，所以在室溫下呈現液態狀，而且不會使血膽固醇值上升。但某幾種植物油則例外，包括熱帶地區的油品（椰子油、棕櫚油和棕櫚仁油）以及氫化油，這兩種油脂含高量的飽和脂肪，有時會出現在市售烘培糕點裡。

清掃動脈的飲食法之所以要採取植物性食物，原因就在於所有的動物性產品──雞肉、鴨肉、魚肉、牛肉、雞蛋以及乳製品──都同時含膽固醇與飽和脂肪。

從下表你可以看到，雞肉的膽固醇和脂肪含量和牛肉相似；魚則要視種類而定，有些脂肪含量比較低，有些則比較高，不過，所有魚種都含有高量的膽固醇。相反的，植物性食物卻自成一格，**蔬菜、水果、穀類和豆類「完全不含膽固醇」，而且幾乎所有植物的脂肪含量都遠低於10%。**

所以你應該可以想見，不吃牛肉改吃雞肉對降低血膽固醇值幫助不大。事實上，一項由5個診所聯合進行的研究發現，包含適量魚、雞的典型「心臟病飲食法」只能降低約5%的血膽固醇值，這並不足以避免心臟病發或讓你免於服用降膽固醇的藥物，更別提要治好心臟疾病了。

動物性食品和植物性食品脂肪和膽固醇對照表：誰勝誰負很明顯

	種類	脂肪（占總熱量來源百分比）	膽固醇（毫克）
動物性食品	牛內大腿肉（瘦肉，113克）	21	103
	豬肉里脊肉（瘦肉，113克）	31	107
	去皮雞胸肉（113克）	20	97
	去皮火雞胸肉（113克）	19	103
	大比目魚（113克）	18	36
	契努克鮭魚（113克）	52	96
植物性食品	烤豆	4	0
	白花椰菜	11	0
	扁豆	3	0
	馬鈴薯	1	0
	米飯	1	0
	義大利麵條	4	0
	菠菜	7	0
	甘藷	1	0

資料來源：J. A. T. Pennington, Bowes and Church's Food Values of Portions Commonly Used, 第18版（費城：Lippincott, Williams, and Wilkins, 2005）。

當飲食無法降低病人的血膽固醇值，醫師通常會歸咎於基因，然後改用藥物治療，而不去嘗試另一種較佳的飲食法，但純素飲食其實值得所有心臟病人一試。對大多數病人來說，只要幾週的時間就能看到它卓越的功效，因為這些食物完全不含膽固醇和動物性脂肪，你的血膽固醇值很可能會明顯下降，此時動脈就會開始「自行疏通」。

請用3週的時間試試下面這些簡單的步驟。你很可能會開始感到健康狀況變好、多餘的體重逐漸消失；如果你去檢查血膽固醇，數值一定開始下降。這還只是剛開始，想知道這份飲食對你真正能達到多少幫助，則要花數月的時間才能看得到。

本書後面所附的食譜能幫助你順利渡過轉換期，食譜作者是珍妮佛·雷蒙（Jennifer Raymond）女士，我曾經和她合作完成了其他幾本書籍，雷蒙女士同時也是歐寧胥醫師卓越計畫裡的烹飪教師。

暢通動脈的餐點

準備一份開啟動脈的餐點很簡單，後續工作就交由動脈自行完成：

1. 用下面4大食物群計畫餐點

穀類：米飯、義大利麵、麵包、燕麥和燕麥片等。

豆類：豆子、豌豆、鷹嘴豆和扁豆。

蔬菜類：蘆筍、綠花椰菜、胡蘿蔔、白花椰菜、馬鈴薯、菠菜、甘藷和瑞士甜菜等。

水果類：蘋果、香蕉、柳橙、西洋梨和草莓等。

2. 避免所有動物性食品

肉類、雞鴨、魚、雞蛋和乳製品全都含有膽固醇，而且脂肪含量幾乎都很高，一定要「全面」戒除。即使只吃一點點也會對你的血膽固醇值造成驚人的影響，更何況**這些食物還會引誘你去吃更高脂的食物。**

3. 將植物油用量減到最低

烹調用油、酥油、沙拉沾醬用油都潛藏在食物裡，使你體內的脂肪增加、血膽固醇值攀升。

雖然植物油比動物脂肪好一點，卻還是含有飽和脂肪，這是因為所有的脂肪和油脂都同時含有飽和與不飽和脂肪。

我們常會覺得橄欖油和其他油種好像很純（甚至是「初榨」），但請記得這些油都經過高度濃縮，以生物的角度來看，是很不自然的產品。製造橄欖油要把數千顆橄欖的油全榨出來後把果肉丟棄；同樣道理，製造玉米油要從許多玉米精粹榨取，然後扔掉裡面的複合碳水化合物、纖維和蛋白質。即使用量不多，這些油還是會影響血膽固醇值。

4. 為了確保攝取足夠的營養，補充維生素B12很重要

B12的來源包括一般綜合維他命、營養強化豆奶或麥片，也可以每天服用5微克的維生素B12補充品。

這些食物含有多少飽和脂肪？

下表顯示每一種食物的飽和脂肪占總脂肪的百分比：

動物性脂肪		植物油		熱帶地區的油品	
牛油	50%	菜籽油	7%	椰子油	87%
雞油	30%	玉米油	13%	棕櫚仁油	82%
豬油	38%	棉花籽油	26%	棕櫚油	49%
火雞油	30%	橄欖油	13%		
		花生油	17%		
		紅花油	9%		
		芝麻油	14%		
		大豆油	15%		
		葵花油	10%		

資料來源：J. A. T. Pennington, Bowes and Church's Food Values of Portions Commonly Used, 第18版（費城：Lippincott, Williams, and Wilkins, 2005）。

為了將這些食物轉變為餐點，有些人喜歡一切從簡：沙拉、烤豆、馬鈴薯泥、四季豆、綠花椰菜、扁豆湯、蔬菜湯或豌豆湯；有些人喜歡利用素肉，這類產品出現在超市裡，像素漢堡、素熱狗和夾三明治的素肉片，全部都是用各式大豆或小麥衍生物製成的；也有些人喜歡富民族特色的料理，例如義大利蔬菜湯、番茄紅醬義大利麵、豆子義大利麵、墨西哥豆泥捲餅配西班牙燉飯、咖哩、中東式鷹嘴豆泥和蔬菜壽司等。

如果油膩的配料是你的死穴，你可以找到許多較健康的選擇：用果醬或肉桂粉取代抹吐司的奶油或乳瑪琳、試試用第戎芥末醬抹烤馬鈴薯。瞧瞧超市架上許多的脫脂沙拉沾醬，但務必要看清市售現成產品的成分表，藏在點心、小吃、烘培糕點和乳瑪琳裡面的氫化和部分氫化油，與動物脂肪的作用很像，都會增加你的血膽固醇。

甩痛對策3 搭配特效食材

某些食物有特殊的療效，能夠更進一步降低你的血膽固醇，並保護你免於受到膽固醇的傷害。就清除動脈阻塞來說，這些食物並不能取代低脂純素飲食，但更能增強這份飲食的療效。

多倫多大學的研究員大衛．堅肯（David Jenkins）醫師最先提倡這些食物的特殊療效，他的研究顯示，只要方法正確，改變飲食能夠降低膽固醇，而且效果可和藥物媲美。堅肯醫師要求受試者採行低脂純素的飲食，並多吃下列這些食物，結果受試者的膽固醇在4週內就降低了30%。

- **富含可溶性纖維的食物。**大家都曉得燕麥含有豐富的可溶性纖維，你一定有看過早餐燕麥片的廣告宣稱產品可以降膽固醇，這的確不假。豆類、大麥、蔬菜和水果也都含有可溶性纖維。每天吃約113克的豆子就能明顯降低膽固醇。
- **大豆製品。**大豆製品有降膽固醇的特殊效果，而且又完全不含膽固醇或動物性脂肪。如果你的漢堡是用大豆製成的，那你不但能遠離所有的動物性脂肪和膽固醇，還能獲得大豆降膽固醇的效果，對健康來說，實在非常划得來。

- **杏仁。**杏仁、核桃和其他堅果都有降膽固醇的特殊效果，但是核桃和其他堅果一樣含有很高的脂肪，所以研究中要達到療效的食用量是每日85克。
- **能降膽固醇的乳瑪琳。**有些乳瑪琳能夠阻止腸道吸收膽固醇，比方說Benecol light就含有從松樹萃取出來的植物固醇，但Benecol light和其他品牌的乳瑪琳一樣都含有脂肪，所以必須少量食用。

還有一些食物值得一提：

- 較早之前的研究顯示大蒜可以降低膽固醇，但近來更嚴謹的調查卻推翻了這項發現，所以目前大蒜降膽固醇的功效仍未確定。
- 富含β－胡蘿蔔素、維他命E和維他命C的食物，能降低膽固醇在血液中對人體的傷害。聽起來也許很神奇，但這類食物確實能夠避免膽固醇分子在血液流動時受到傷害。在一般情況下，受損的膽固醇分子會被動脈壁吸收，這就是斑塊的前身。如果膽固醇能夠順利到達目的地，中途不受到傷害，那麼斑塊就比較不會形成。橙黃色蔬菜，如胡蘿蔔、甘藷和南瓜都富含β－胡蘿蔔素，綠葉蔬菜亦然；穀類、蔬菜和豆類都富含維他命E；柑橘類水果和許多其他水果蔬菜一樣，維他命C含量都很高。
- 謹慎看待鐵質。鐵質會使心臟病加劇，原因很明顯，**鐵質會加速身體產生自由基，膽固醇一旦被自由基傷害，就會增加斑塊形成的風險**，雖然你的紅血球的確需要鐵質來運送氧氣，但過多卻很危險。

  從植物攝取鐵質，像是綠葉蔬菜或豆類，比從肉類攝取來得好。

  身體會根據需求來決定植物食品裡的鐵質吸收度，如果身體缺鐵，自然就會吸收多一點；若身體已經有足夠的鐵，就少吸收一些。相反的，肉類的鐵是血基質鐵，這形式的鐵會干擾身體自動調節吸收鐵質的能力，因此，即使你的身體已經有足夠的鐵，它還是會硬闖至血液中——許多男性及更年期婦女正面臨此問題。哈佛最近一項研究顯示，肉類的鐵質會增加罹患心臟病的風險，而植物性鐵質並不會。第100頁說明如何檢查體內鐵含量以及適當的解決方法。

甩痛對策4 定期檢查血膽固醇值

血膽固醇值檢查可以預測罹患心臟病的風險，然而，請謹記下面幾點：

- **血膽固醇值檢查並非完美。**只能大致作為風險指標，還是有侷限性。
- **血膽固醇值只能預測心臟病的風險，並不能涵蓋所有疾病。**血膽固醇值很低不代表你就可以吃雞翅或魚排三明治，因為造成心臟病的高脂食物也會引發其他疾病，例如直腸癌、乳癌、攝護腺癌、糖尿病、膽結石和體重問題等，此外，血膽固醇值很低並不代表得到這些疾病的機率也很低。
- **食物中的膽固醇不單只會影響血膽固醇值，更會增加動脈阻塞的風險。**有一項長期的研究是針對芝加哥附近西方電力公司的男性員工，實驗從1957和1958年開始，之後持續25年。研究員發現，「不論血膽固醇值或高或低」，飲食中有較多膽固醇的男性死於心臟病的機率高出很多，甚至達到2倍。本實驗的教訓是：不論你的血膽固醇值是多少，最好還是能夠避免含有膽固醇的食物，也就是動物性食品。
- **你的好膽固醇有多少。**醫師除了檢查你的總血膽固醇值，也會檢查有多少膽固醇是以「高密度脂蛋白」（HDL）的形式存在。高密度脂蛋白分子是一種身體準備好要排出體外的膽固醇，因為它正要離開身體，故有時也稱作好膽固醇，若你的高密度脂蛋白較低，那麼膽固醇就會在血液中停留較久。還好，你能改變這樣的情況——**運動和高維他命C的食物都能增加體內的高密度脂蛋白，即「好」的膽固醇；吸菸和體重過重則會降低好膽固醇。**假如健康的蔬食飲食在降低其他膽固醇的同時，也一併降低了好膽固醇，請不用擔心，這只是因為你身體中膽固醇整體變少了，所以正在離開身體的膽固醇當然也會減少。在這種情況下，好膽固醇占總膽固醇多寡的比例數值，很可能是有正面改善的。

- **食物中沒有好膽固醇。**食物中的膽固醇皆對身體有害，血液中的高密度脂蛋白之所以被稱為「好」膽固醇，是因為它正離開身體！
- **小心三酸甘油酯。**它是肝臟製造的特殊脂肪分子，會在血液中流動，若血液中三酸甘油酯濃度過高，會增加罹患心臟疾病的風險。你可以利用食物降低三酸甘油酯；低脂飲食在降膽固醇時通常也會降低三酸甘油酯。豆子、其他豆科植物和大蒜都有降三酸甘油酯的特殊療效；運動和減重也有幫助。**糖分、白麵包和其他精製碳水化合物則可能升高三酸甘油酯。**

解讀膽固醇檢查結果

醫師會先檢查你的總膽固醇值，也就是血液中所有各式膽固醇加起來的總值。下面的數值可以用來大致解讀你的檢測結果。美國醫界使用的單位是毫克／公合，大部分的國家用的是括弧裡的單位：毫莫耳／公升。

醫師會希望你將**總膽固醇值**降至200毫克／公合（5.2毫莫耳／公升）以下，這是一個好的開始，但總膽固醇值在此正常範圍的病患中仍有⅓會出現心臟病突發的現象，所以將標準設定在150毫克／公合（3.9毫莫耳／公升）以下比較安全。如果你能達到這個目標，心臟病發的機率就會變得微乎其微，你應該設法將血膽固醇維持在這個範圍。

低密度脂蛋白：低密度脂蛋白也稱壞膽固醇，會增加心臟病發的機率。美國政府的建議值是100毫克／公合（2.6毫莫耳／公升）以下，但許多醫師呼籲要調降至70毫克／公合（1.8毫莫耳／公升）以下。

高密度脂蛋白：高密度脂蛋白也稱好膽固醇，是一種將排除體外的膽固醇小分子，所以數值高是好現象。醫界目前建議男性好膽固醇值應該在45毫克／公合（1.2毫莫耳／公升）以上，女性應該在55毫克／公合（1.4毫莫耳／公升）以上。

三酸甘油酯：三酸甘油酯是指血液中的脂肪分子，數值若超過150毫克／公合（1.7毫莫耳／公升）會增加罹患心臟疾病的風險。

甩痛對策5 適時補充菸鹼酸

如果你一直以來都採行完美的素食飲食，充分食用豆類、蔬菜和穀類，也會提防糕點和零食中隱藏的油脂，但血膽固醇值卻居高不下，你一定會設法採取其他措施。其實在血膽固醇值過高的人當中，有5%到10%是基因造成的。假如你恰好是這一個族群，那麼全世界再好的飲食也敵不過你肝臟製造膽固醇的速度。

然而，在你尚未試過這份新飲食前，請勿立刻認定問題跟基因有關。也就是說，你必須先嘗試完全避免動物性食品，並將植物油用量減到最低約6到8週後，再去檢查膽固醇，就能知道數值是否有改善。要注意的是，**對許多人來說，即使稍微偏離素食飲食也會導致血膽固醇值上升。**

假如你的問題「確實」是基因所引起，避免飲食中的膽固醇和脂肪還是很重要的。證據顯示，即使你的血膽固醇值沒有降低，減少食用膽固醇還是能夠降低罹患心臟病的風險並避免其他健康問題產生。

在藥物治療方面，醫師通常會使用statins類的藥物，像是立普妥（Lipitor）、美乏脂（Mevacor）、冠脂妥（Crestor）或素果（Zocor）。然而，有些醫師也會使用單純的維他命療法。

低劑量的菸鹼酸（維他命B3）有助升高好膽固醇，高劑量則可以降低壞膽固醇。菸鹼酸最主要的副作用是臉潮紅或搔癢，這些副作用會隨時間慢慢消失，而且可以用下面3種方法處理：在用餐時服藥、使用阿斯匹靈，以及服藥時避免酒精和熱飲。比較少見的副作用是肝臟問題、胃炎、痛風，或造成糖尿病惡化。這些問題通常是因為每天服用超過3克菸鹼酸的劑量所產生，特別當你使用的是長效型菸鹼酸時，副作用會更明顯。

雖然菸鹼酸有其療效，我們仍應將重點擺在低脂純素的飲食。菸鹼酸和其他降膽固醇藥物一樣無法取代良好的飲食，應該只在必要時搭配正確的飲食使用。

甩痛對策6 多管齊下效果好

改變飲食是疏通動脈最重要的一環，而下面是計畫的其他部分。

- **身體活動：**逆轉心臟病的計畫規定要每天快走半小時或是每週快走3次、每次1小時，也可以替換成任何有相當效果的活動。如果你有胸痛、曾有過心臟問題或超過40歲，請在增加運動量前，先和醫師討論，因為運動會增加你心臟的負擔。

當你開始運動時，可能會覺得體力很好，因此想更加努力，但在未經醫師准許前，請抑制住這個衝動。對尚在康復期間的心臟病人來說，太快就進行過度強烈的運動非常危險。

- **戒菸：**吸菸會毒害你的動脈。**一旦戒菸之後，在1年之內，你的心臟病風險就會很快地下降回正常值。**不管你是用尼古丁口香糖、貼片或純粹靠意志力，請持續努力直到成功為止。我自己曾吸菸數年，而且很快就體認到菸癮有多難戒除。請務必持續努力，你會發現，一旦堅持1、2週不吸菸後，就會變得愈來愈簡單，最後就會成功了。
- **減壓：**精神壓力會引發身體釋放「戰鬥或逃跑」的荷爾蒙到血液裡，這些荷爾蒙會使膽固醇升高並增加罹患心臟病的風險。關於減壓練習，請參閱第16章。
- **控制血壓：**高血壓有促使動脈斑塊形成的傾向，所以務必要控制好血壓。減少鹽分攝取對降血壓有一點幫助，但前述疏通動脈基本飲食法對降血壓更有效果。研究中，**許多原本服用高血壓藥物的人，在改採低脂素食飲食後，就不再需要服藥了。**沒有人知道為何這份飲食法如此有效，或許原因在於避免肉類、乳類和添加的油脂等策略能夠降低血液的濃稠度，血壓因此也隨之降低。如果你正在服用高血壓藥物，若能採行這份疏通動脈飲食法，應該就能達到減藥，甚至完全停藥的效果。然而，切勿擅自停藥，請讓醫師密切追蹤你的血壓，並依據醫師指示服藥。

解開胸痛的枷鎖

如果你一直受到胸痛的束縛，現在該是解開枷鎖的時候了。只要開始進行正確的飲食方式並改變生活型態，即使是困擾你已久的動脈硬化也可以逆轉，而且不論年齡多大皆是如此。不管你是40幾歲或是90幾歲，都能夠逆轉心臟病、化解疼痛，再次享受豐富完整的人生。

2

真糟糕！吃錯食物和發炎也令人痛

Food Sensitivities and Inflammatory Pain

- 頭痛
- 關節炎
- 胃痛和消化道問題
- 纖維肌痛症與慢性疲勞症候群

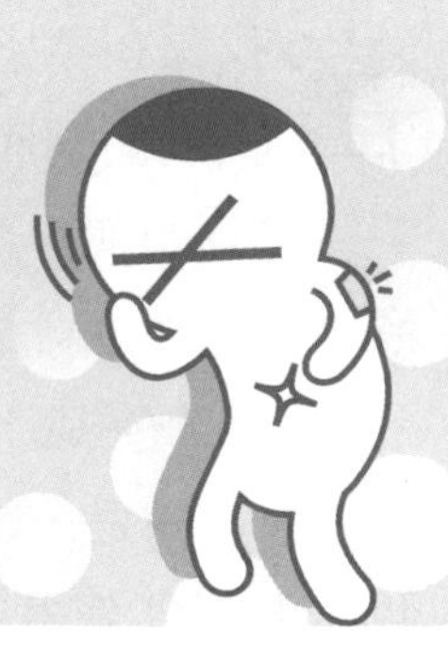

Chapter 3

麻煩的頭痛

當我還在華盛頓特區的喬治華盛頓大學醫院實習的時候，第一次親眼見識到偏頭痛的痛苦：一位年輕的女性前一天突然開始會看到閃光，接著感覺到頭部一直陣陣抽痛——她以前從來沒有這樣過！隨著痛苦加劇，她擔心自己也許會中風。不過，她試著讓自己冷靜下來，並嘗試入睡，結果卻一整夜輾轉難眠，疼痛有增無減。

不幸的是，當天急診室如往常一樣非常忙碌。她在等候室幾乎待了一整個早上，盯著畫面模糊不清的電視螢幕，廣告聲音大到連快聾掉的病人都聽得到；她還要接受一個多疑的醫學院學生的拷問，因為他所受的教育告訴他，毒癮發作的人會假裝頭痛來取得麻醉藥。

之後我們為她做了幾個必要的檢查，以排除其他造成頭痛的危險原因，雖然最後仍沒有結果，我們還是給她服用止痛藥。只是對她來說，這些止痛藥的效果和古埃及治偏頭痛的療法一樣——古埃及會要求偏頭痛病人把穀粒放進泥製鱷魚的嘴巴裡，然後用一條寫著神明名字的絲布條，把那隻泥製鱷魚綁在病患頭上（有時藥物相當有用，但很多時候其功效和泥製鱷魚差不多）。

這事發生在1980年，過了3年，臨床對照研究才揭露出一項事實：**偏頭痛常是食物所引起的。**我真希望當時就可以告訴那位年輕女性這項新發現。大約有12種常見的食物會引發偏頭痛，可是患者往往不一定會知道，除非偏頭痛患者恰巧因為某些原因必須避開某食物，之後發現偏頭痛較少發作，甚至完全消失，才會了解某種食物竟是導火線。

後續愈來愈多研究顯示，雖然某些食物似乎會引發偏頭痛，不過某些營養素卻可以發揮預防甚至治療的效果，舉例來說，有時咖啡可以擊退偏頭痛；而富含鎂、鈣、複合碳水化合物和纖維的食物能夠重新平衡腦部的化學系統，所以也常被用來治療偏頭痛。

臨床醫學報導也顯示，薑這種平凡的廚房香料，竟然能夠治療偏頭痛，而且完全沒有藥物的副作用。對照實驗也發現，某些天然藥草能夠減少許多人的偏頭痛發作頻率。

雖然飲食改變或補充品並非對每一位偏頭痛患者都有效，但有些人的確能藉此得到改善。

你的頭痛是哪一種？

首先，讓我們判斷你的頭痛是屬於哪一種類型，正確判斷頭痛的類型很重要，因為有些需要立刻就醫診治。此外，飲食改變就像一些止痛藥一樣，對某些頭痛有用，對某些頭痛卻無效，例如**大部分的偏頭痛療法都無法治療緊張性頭痛。**

偏頭痛不僅是一般的頭痛而已，它有特殊的模式，通常發作在頭部的單側，而且是一陣陣的抽痛，而非持續性的隱約作痛。除了間歇性的抽痛外，你還可能會有噁心、嘔吐和對光線、聲音特別敏感的症狀。偏頭痛不會一下就消失，而會持續一段時間，從4小時到3天不等。偏頭痛發生前有時會出現警訊，你也許會看到一圈閃光、盲點（編註：此指視野出現缺損、類似圓圈狀的黑影）或視野變得模糊，然而大部分偏頭痛並沒有徵兆。偏頭痛在任何年齡層都可能發生，通常有家族遺傳的傾向。

誘發偏頭痛的因素時常來自於：食物、香水、香菸、壓力、陽光、睡太多或睡眠不足、天氣轉變。

叢發性頭痛只會持續約1小時左右，卻極端痛苦，通常發作處是集中在一隻眼睛四周——該眼會變紅，然後開始流淚。叢發性頭痛的名稱是來自它發作的模式：連續數天在同一部位一再復發，隨後消失數月。叢發性頭痛不像偏頭痛會看到光圈；睡眠常會使偏頭痛消失，卻對叢發性頭痛完全無效。

緊張性頭痛是一種輻射狀的持續性疼痛，而非陣陣抽痛或刺痛。緊張性頭痛的發作原因正如名稱所指，緊張時才會出現，放鬆時便消失。

竇性頭痛是指前額或眼下的持續性疼痛，通常是環境過敏原造成的；食物有時是禍首，有時則是會加重過敏原的作用。

咖啡因戒斷性頭痛的特徵是隱約作痛。此類型十分容易診斷出來，因為如果你習慣喝咖啡，一旦某日沒喝，頭痛就會發作，此時通常只要再喝一杯咖啡就可解決。

⊙較不常見的頭痛原因

醫界現在也正在調查其他原因造成的頭痛，例如**外傷**、**發燒**、**疾病**、**牙齒問題**，以及其他較不常見的原因。

顳動脈炎的特徵是頭部單邊陣陣抽痛，通常是由於頭部某側的動脈發炎所引起，發作部位摸起來會硬硬的。你會發現自己對疼痛異常敏感，也會覺得這一陣子的體力很差，肌肉和關節也容易感到痠痛。此時醫師會為你做

「紅血球沉降速率」檢查，醫師看到結果一般會很擔心，因為顳動脈炎病患的紅血球沉降速率都過高，然後他會堅持開立類固醇治療，以避免失明等嚴重的併發症發生——這是很明智的建議。

青光眼有時候會出現頭痛、眼睛疼痛和嘔吐等症狀。

血管異常的特徵是頭部同一側反覆出現疼痛。相較之下，偏頭痛有時偶爾會換邊發作，而叢發性頭痛通常是輪流出現，但叢發性頭痛和偏頭痛都不會有血管異常造成的神經症狀。

如果你感覺這次頭痛和以前不同、疼痛程度和發作頻率慢慢增加，而且又不符合偏頭痛、叢發性頭痛或緊張性頭痛的模式，你的醫師會檢查是否是**顱壓過高**，或有其他的原因所導致。

什麼時候要看醫師？

如果你的頭痛症狀是新出現、模式異常、疼痛持續且嚴重，或有以下症狀，務必請醫師評估你的頭痛：

* 高燒。
* 力量、協調力或感覺失調。
* 頸部或背部疼痛。
* 長期覺得疲勞且經常肌肉和關節痠痛。
* 嗜睡。
* 思考或注意力集中困難。
* 病況急速加劇。
* 頭痛干擾睡眠。
* 頭痛是在頭部創傷後發作。

食物和偏頭痛的密切關係

雖然我們最近才了解食物在治療偏頭痛上的效用，但早在1778年，約翰．法特其（John Fothergill）就曾經撰文討論過頭痛：「我認為這種疾病大部分是食物造成的，有時是吃錯食物類型，有時是吃得分量過多，也可能是這兩種原因一起造成的。」他將問題歸咎於「牛奶和奶油、高脂肉類和香料，特別是一般黑胡椒、肉派和油膩的烤布丁」。現在，許多針對食物的研究讓我們能夠更精確找出問題食物和具有療效的食物。讓我們先來探討會造成偏頭痛的食物，畢竟，最簡單的解決方法也許就是避免食用問題食物。

⊙吃對食物擺脫偏頭痛

臨床醫師曾經有系統地指示偏頭痛患者排除某些食物，結果發現，偏頭痛症狀減輕了，有時甚至完全消失。然後醫師又將「嫌疑」食物暗中加進患者的餐點裡面，想試驗頭痛會不會再次發生。

1983年，英國病童醫院發表了限制飲食減敏法的實驗結果。此研究讓88位反覆出現嚴重偏頭痛的病童限制飲食，以減低過敏反應。其中，有78位病童完全康復，4位獲得極大的改善；此外，有些原本會痙攣的病童不再發作。之後研究員又再允許病童接觸問題食物，結果發現，除了8個人以外，其他所有病童的偏頭痛全都復發了。後面的實驗加進的是偽裝成正常的問題食物，結果再次證實，若能避免攝取到問題食物，大部分病童都不會出現偏頭痛的症狀，然而一旦飲食中再度出現「嫌疑犯」時，偏頭痛就會再次發作。

以成年人來說，**假使能避免吃到常見的嫌疑食物，有20%到50%的人能夠降低或完全消除頭痛。**

偏頭痛處方箋

我們在統合整理數以百計的病患資料後，現在已經能夠區分問題食物和安全食物。有時問題可能來自單一食物，但比較有可能的情況是：你同時對許多種食物過敏，而且問題常常出現在你最意想不到的地方。

甩痛對策1 安全食物 vs. 問題食物

你看過《毒藥與老婦》（Arsenic and Old Lace）這部舞台劇嗎？這劇本後來還被改編為一部由卡萊．葛倫（Cary Grant）主演的電影。劇中兩位老婦決定用砒霜這種毒藥來幫助人們逃避生活的問題。高劑量的砒霜可以很快置人於死地，但每天小劑量服用則會日漸累積，造成身體不明所以的虛脫和疼痛，頭痛接著出現，最後就陷入昏迷。

除了最後一幕之外，**偏頭痛發作的過程其實和慢性砒霜中毒沒兩樣。**你也許會覺得身旁的人都很無辜，如微笑的菜販、送披薩的小伙子，甚至那位在你最喜歡的餐廳裡上菜的服務生，可是如果你有食物過敏症，過敏原就像微量的毒藥，會慢慢在體內累積，使你變得衰弱無力。別人拿來當早餐的葡萄柚，對另一個人來說可能就會引發偏頭痛。

可以放心享用的安全食物

安全食物幾乎從未引起頭痛或其他痛苦症狀。以下幾種都很安全：

- **糙米。**
- **煮過的水果或水果乾：**櫻桃、蔓越莓、西洋梨、加州蜜棗（但不包括柑橘類水果、蘋果、香蕉、水蜜桃或番茄）。
- **煮過的綠色、黃色、橙黃色蔬菜：**朝鮮薊、蘆筍、綠花椰菜、甜菜、綠葉甘藍、萵苣、菠菜、四季豆、夏南瓜或冬南瓜、甘藷、樹薯和芋頭。
- **水：**純水或沛綠雅天然氣泡礦泉水。其他飲料，即使是花草茶，也有可能是導火線。
- **調味品：**適量的鹽、楓糖漿和香草萃取物通常不會造成問題。

令人意想不到的常見問題食物

一般常見的問題食物常會引起過敏者的頭痛反應，有些食物可能會讓你大吃一驚，因為柑橘類水果和小麥似乎都是很健康的食物，但如同有些食物會引起皮膚出疹，偏頭痛患者的某些器官如血管或神經也會對這些食物過分反應。下表是常見的問題食物，也稱「12條頭痛通緝犯」，依重要度排序。

12條頭痛通緝犯

Top1	乳製品（包括脫脂或全脂牛奶、羊奶、乳酪和優酪乳等）
Top2	巧克力
Top3	雞蛋
Top4	柑橘類水果
Top5	肉類（包括牛肉、豬肉、雞肉、火雞肉或魚等）
Top6	小麥（麵包或義大利麵）
Top7	堅果和花生
Top8	番茄
Top9	洋蔥
Top10	玉米
Top11	蘋果
Top12	香蕉

有些飲料和添加物則是最嚴重的導火線，包括酒精性飲料（特別是紅酒）、含咖啡因飲品（咖啡、茶和可樂）、味精、阿斯巴甜（代糖）和亞硝酸鹽。

其他有些食物既不屬於常見的問題食物，也不在安全食物表內，我們應該將這些視為有可能造成問題，但機率不高的食物。幾乎所有不在安全表內的其他食物，都曾經在實驗中引發過幾個偏頭痛的個案，所以這類食物雖然不是最可疑的禍首，卻也不能說完全沒有嫌疑。

甩痛對策2 找出偏頭痛的導火線食物

解決偏頭痛的第一步驟，就是檢查那些常見的問題食物是否就是主因，只要避免這些食物就能知道結果。在這段期間，你可以盡量以安全食物為主食，然後看看偏頭痛會不會發作；如果發作，又是以何種頻率出現。

2週的抗偏頭痛飲食法

下面是抗偏頭痛飲食法的步驟。在這2週內，你應該：

1. 盡量多吃安全食物。
2. 「完全」避免常見的問題食物。
3. 隨意食用其他食物。

這項計畫的關鍵處就是要小心避免常見的問題食物，第242到262頁的食譜能幫助你做到這點。在這2週內，**請勿某餐斷食，或因為睡太晚而沒吃早餐——長時間飢餓也會引發偏頭痛。**

另外，雖然小麥名列於常見的問題食物表，但這不代表你不能吃麵包或義大利麵。健康食品店有販售用米、小米、藜麥或其他穀類製成的麵包及義大利麵，請看清產品成分表。

確認問題食物

如果飲食改變讓偏頭痛消失或頻率變低，請務必壓抑住想用紅酒或乳酪披薩來慶祝一番的衝動。下一個步驟是確認哪些是問題食物。想要找出問題食物，只要每2天重新吃一種問題食物，看看症狀是否發作即可。請從「12條頭痛通緝犯」表中最下面的香蕉開始進行，然後慢慢嘗試比較危險的食物，當然你也可以跳過原本就不喜歡的食物。若你還願意更進一步探索，下一步則是檢查日常飲食中是否有問題食物表內的飲料和添加物。

在這段期間，每一樣新添加的食物都要多吃些，這樣你才能知道那樣食物是否會引起症狀。如果它不造成問題，就可以繼續食用，而任何會引起頭痛的食物，都應該再次避免攝取。1、2週過後，你必須再吃一次嫌疑食物以確認它就是頭痛的主因。在進行這一連串測試的過程中，飲食內容請盡量保持單純，這樣你才比較容易察覺新食物所帶來的影響。

你的餐盤上最好永遠完全不要出現肉類、乳製品和雞蛋，它們除了是最有害的偏頭痛刺激物之外，也會打亂體內天然的荷爾蒙平衡，而荷爾蒙失衡會引發偏頭痛，這點稍後將進一步說明。這些食物所含的膽固醇、脂肪和動物性蛋白質也都和其他健康問題有關，我們沒必要再將它們放入盤中。

找出其他的問題食物

如果2週的基本抗偏頭痛飲食，並無法減輕頭痛症狀，你應該繼續尋找其他可疑的問題食物，也許導致你過敏的食物並不在表內——這種情況偶爾會出現，事實上，有些人會對許多種食物過敏。利用限制飲食減敏法可以幫你找出其他的問題食物。

一項簡單的限制飲食減敏法

限制飲食減敏法的目標，在找出任何不常見的問題食物。很多病症也會應用此療法，特別像關節炎或消化道問題。

原理很簡單，你只要將飲食內容完全改為安全食物，同時避免所有其他食物即可（請參見第242到262頁的食譜）。

約莫1週過後，一旦你的症狀消失或減輕，就可以每隔1天加進1種新食物，看看哪一種食物會引發症狀。如前所述，新食物的食用分量要夠多，你才能判斷它是否會引起過敏。如果某樣食物不會引發症狀，你可以繼續食用。先嘗試其他食物，最後再慢慢實驗「12條頭痛通緝犯」食物，以及飲料和添加物。

下面是找出導火線的小技巧：

* 若是吃下問題食物，通常3到6小時內就會開始頭痛。
* 問題食物或許就是你愛吃的食物，有時甚至是你非常渴望的食物；真正的問題食物有可能是你最放心的食物。
* 有時候要等到你吃進大量的問題食物，或是持續吃幾天後，頭痛症狀才會出現。
* 如果你對多種食物過敏，只停吃其中一種也許無法改善症狀，這造成許多人誤以為問題不在食物。
* 你也許會發現：大量吃進問題食物後會頭痛，但少量食用卻不會有問題。
* 你對食物的忍受度也會隨著時間改變。舉例來說，一個女人原本吃半盒巧克力也沒事，可是當經期接近時，即使只吃一小片也會引起偏頭痛。一般推測，原因可能是每個月自然的荷爾蒙改變影響了她對巧克力的敏感度。
* 你的過敏原會隨著時間不同而改變。

為什麼巧克力如此殘忍？

為什麼看來如此美味誘人的巧克力和紅酒，會突然從背後捅你一刀呢？其實正確說來，應該是從頭旁邊刺一刀。這有兩個原因：第一，巧克力、紅酒和許多食物都含有一些特殊的化學物質，會影響通往腦部的血流並引起發炎；第二，我們的身體在接觸某些食物的蛋白質時，有時會產生強烈的反應，包括疼痛。

巧克力含有苯乙胺（phenylethylamine，PEA），這是一種類似安非他命的化學物質，或許這就是它如此令人上癮的原因。紅酒和許多乳酪也都含有苯乙胺，此化學物質會阻礙血液流向腦部。

連紅酒也不能喝嗎？

葡萄酒也含有來自葡萄皮、葡萄籽的天然類黃酮以及亞硫酸鹽。目前相關研究正在調查類黃酮和亞硫酸鹽是否會引發偏頭痛。

更重要的是，紅酒含有高量的「組織胺」。大家都知道組織胺會造成打噴嚏、流鼻水和其他鼻竇問題，這些症狀必須要用「抗組織胺」治療。組織胺對血流影響非常大，或許這就是它會造成偏頭痛的原因。組織胺也存在於以下食物中：香檳酒、其他葡萄酒、啤酒、乳酪、魚（特別是鮪魚、鯖魚和鬼頭刀魚）、香腸和醃漬白菜。

那些可愛又可恨的巧克力「聖人」

瑞士並非巧克力的發源地。可可樹原生於南美州，由馬雅人帶到墨西哥。阿茲提克人用可可來做飲料，雖然味道很苦，但那就是現在熱可可的前身。隨後阿茲提克人和西班牙征服者一起分享可可，歐洲人才用糖把可可變甜，並加入香草、堅果等調味料。

一直要到1828年，才開始有類似巧克力的東西出現。當時一位名叫康拉德的荷蘭人發明了一種能將可可油從可可豆分離出來的機器。如果把濃縮後的可可油加入豆子粉中，就可以製造出滑順的巧克力，接下來可再加糖增甜，並用模子擠壓出誘人的造型。

正如同瑪莎．巴奈特（Martha Barnett）在《手指餅乾和修女肚肚》一書中所述，巧克力有許多曲折的歷史故事：德國巧克力蛋糕的名稱並非源自歐洲，而是來自一位叫作傑曼（German）的美國巧克力工廠員工，他的全名是山姆．傑曼（Samuel German）；這間巧克力工廠的創辦人叫詹姆士．貝克（James Baker），這就是貝克巧克力名稱的來源。此外，有一位紐約的甜點師傅李歐．賀許費爾德（Leo Hirschfield）將他最暢銷的巧克力捲用女兒克萊拉（Clara）的暱稱小親親（Tootsie）來命名；另一位紐約糖果師傅的女兒運氣比較差一點，她爸爸在做堅果葡萄乾口味巧克力片時，把這種巧克力片取名為胖胖（Chunky）。

紅酒是最容易引發偏頭痛的問題食物之一，雖然有人懷疑這兩者並無關聯，但下面這份實驗報告卻支持了此論點。倫敦研究員測試了11位自認為紅酒造成偏頭痛的受試者，用來測試的工具是一杯經過處理，看不出是紅酒的西班牙紅酒以及一杯伏特加與檸檬汁混合液。沒有一位受試者喝了伏特加後頭痛，但11位中有9位喝了一杯紅酒後就開始頭痛。

然而，組織胺並非只來自於食物，身體也會自行製造。除了從食物吃進的組織胺之外，如果你對灰塵、花粉或者任何食物過敏，身體還會製造出更多組織胺。

研究員曾經提出這樣一個案例：一位19歲女性對牛肉有很特別的過敏現象，她只要吃一份牛肉，體內的組織胺量就會增加3倍，同時伴隨有偏頭痛的症狀。

假使你暴露在過敏原之下，組織胺就會在血液中竄升，此時如果你因為過敏而想用柏根地（burgundy）紅酒解悶，紅酒內的組織胺就會再度增加體內組織胺的含量。

這就是為什麼**過敏季節會讓你對含有組織胺的食物更加過敏**；反過來說，**吃下含有組織胺的食物也會讓你對環境過敏原更為敏感。**

當然，我們不用知道為什麼某樣食物會引起偏頭痛，就像我們也不會想知道為何蜜蜂的螫針可能有毒，我們只想趕快溜之大吉。

葡萄酒和啤酒中的組織胺含量

飲料名稱	微克／公升
紅酒	1,010
香檳酒	670
飯後甜酒	280
氣泡酒	46
玫瑰酒	40
白酒	37
啤酒（百威）	28
啤酒（青島）	21
非酒精性啤酒	26

甩痛對策3 擺脫偏頭痛的補充品

許多人發現，他們如果能多吃安全食物，同時避免任何會引起過敏的食物，偏頭痛都會減輕甚或完全消失。然而，**如果你實在無法擺脫偏頭痛，可以考慮服用下面5種補充品：款冬植物、小白菊、薑、鎂和鈣。**這些補充品對每個人的療效都不一樣，你可能覺得某一樣有用，但另一樣卻完全沒用。我的建議是依照下面的建議量，一次使用一種，看看哪一樣會有效。平時綜合其中幾種一起使用也可以，但我建議一開始先個別分開使用，這樣你才會知道個別產品的療效。我也鼓勵你和醫師討論過再行服用，這並不是因為這些補充品有危險性，而是因為我們需要綜合醫師的專業和生活型態的轉變，才能確實診斷並治療頭痛。

款冬植物

款冬萃取物是來自雛菊家族的一種開花植物根部，北美原住民用它來治

使用咖啡來治療偏頭痛

咖啡這種飲料讓人又愛又恨。對某些人來說，咖啡會引發頭痛。如果你已經習慣喝咖啡，只要一天不喝就很可能引起咖啡因戒斷性頭痛，可是咖啡這時卻又能治療頭痛了。

許多病人手術後常會頭痛，外科醫師以前對此十分困擾，他們會責備麻醉師、怪罪各種藥劑，甚至懷疑也許開刀的助理把手放在病人的額頭上休息，但此問題的答案卻十分簡單：即將進行手術的病患通常當日不能進食或喝飲料，因此頭痛只是因為早上少喝了一杯咖啡。只要在手術前服用咖啡因錠，就可以解決這個問題。

如果你習慣每天喝1杯咖啡，或2杯茶，或2杯可樂，這些大概都有100毫克的咖啡因。在喝完最後一杯後，最快8小時內就會開始頭痛。

然而，咖啡還是有其優點：它的止痛特質可以用來對抗頭痛。許多止痛藥如阿斯匹靈、乙醯胺酚、伊普，或ergotamine都會加入咖啡因來增強藥效。有點諷刺的是，咖啡因止痛的效果正是造成咖啡因戒斷性頭痛的原因。咖啡因止痛的作用壓抑了你自身天然抗痛的機制，所以當戒除咖啡時，身體正常的耐痛度反而變弱了。

如果你患有慢性頭痛，最好避免喝咖啡，但若只是急性的偏頭痛，其實可以拿咖啡來治療——只要在徵狀一出現時就喝1、2杯。如果對你而言，咖啡會引發偏頭痛，最好還是避免飲用。

療偏頭痛。對照實驗顯示，它能將偏頭痛發作頻率減半。一般使用量是1天2次約25到75毫克。就目前看來，來源安全的款冬萃取物並沒有任何嚴重的副作用。

小白菊：抗偏頭痛的藥草

小白菊是一種野生植物，有黃綠色的葉子和雛菊般的花，它的原生地在巴爾幹半島，後來普遍種植在歐洲各地。小白菊通常長在灌木叢間、牆壁上，以及最近沒修剪過的草地上。

小白菊之所以叫feverfew（譯註：fever，發燒；few，少），是因為古希臘人和後來的社會常用它來治療發燒；它也被用來治療關節炎、婦科問題以及其他疾病。近代幾乎已經快遺忘了這個草本植物，直到1970年代晚期，英國才又開始流行將它作為偏頭痛藥物。

小白菊對於治療偏頭痛的功效似乎因人而異，研究所呈現的結果也不盡相同。

有幾個實驗，包括一些經過精心設計的研究，發現小白菊的確在改善偏頭痛上面有顯著的效果；然而其他一些研究則顯示出小白菊對偏頭痛完全沒有影響。

小白菊在一般健康食品店就有販售。研究中有效預防偏頭痛的劑量是每天20至114毫克，而大部分醫師使用的劑量是250毫克的小白菊標準化膠囊，建議每天空腹食用1顆；如果能找到新鮮的葉子，一般用量是1天2到3片。

不要期待藥廠會宣揚小白菊的療效，因為它是天然植物，所以不能取得專利權，也就是說，沒有一家藥廠會具有較佳的競爭力或可以任意哄抬價錢——專利處方藥的利潤可比小白菊高多了。

小白菊的安全性如何？數千人都曾經長期使用過，亦沒有明顯的副作用產生，研究也未顯示出任何嚴重的風險，可是，目前很少有系統化的研究檢視長期服用小白菊的副作用。如果你已經懷孕或懷疑自己可能懷孕時，我會建議你避免服用，雖然沒有證據顯示小白菊會造成胎兒天生缺陷，但也沒有足夠資料證明它是百分百安全。此外，有凝血功能障礙或正在服用抗凝血劑的人，也都應該和醫師討論是否可以服用小白菊。若非有以上幾點考量，依照目前的資料顯示，你應該可以長期服用小白菊。

薑

1990年，荷蘭研究員公布了下列這則案例：一位女性在26歲時開始出現偏頭痛，起初頭痛還不算太嚴重——每隔一兩個月她會看到鋸齒狀的彩色光圈，持續約2至3分鐘，接下來是3至4小時輕微的頭痛。後來，症狀卻每天愈來愈嚴重，不但疼痛度增加，頻率也升高，每個月約會出現2至3次，每次持續的時間也更久。她的醫師開給她dihydroergotamine，雖然有一點用，療效還是差強人意。

早在好幾世紀前，印度的阿育吠陀醫學就開始應用薑來治療神經病症，包括頭痛、噁心，甚至癲癇痙攣，最近則被用來治療暈機。對照實驗已確證薑在治療暈機方面的療效，而且只需1克的劑量，服用一次就見效。

這位女性在得知此實驗後決定嘗試看看。當她一看到光圈，就趕快將500至600毫克（約¼茶匙）的薑粉放入一杯水中拌勻後喝下；30分鐘後，頭痛竟消失了！為了避免頭痛再次發作，她每隔幾小時就服用一些薑粉，持續了一兩天，一天總共約服用1.5至2克。她也開始在每天飲食中加入薑作為香料，結果發現，頭痛的頻率從每個月2至3次減為每2個月最多發作1次，而且如果偏頭痛真的發作，只要一劑薑粉就可輕鬆解決。

為何薑可治療偏頭痛呢？根據推測，薑會抑制組織胺和前列腺素分泌，這兩種化學物質都會引起發炎反應，這方面在第4章將有詳細說明。

極少人會對薑過敏或因為吃薑而偏頭痛。到目前為止（譯註：2008年），所有支持薑療效的證據都是來自傳統醫學或個案研究，所以我們還需要更多的對照實驗來建立薑的療效。

研究實驗中一般使用的劑量是1天半匙至1茶匙（1至2克）薑粉。薑沒有任何副作用，最多只是喝下去時，喉嚨會有溫熱的感覺。

維他命B2

維他命B2也稱核黃素，能防止偏頭痛，每天服用400毫克能將偏頭痛發作頻率減半。

鎂和偏頭痛的大對決

許多研究都顯示鎂能對抗偏頭痛，沒有人知道鎂抗偏頭痛的機制為何，但若是飲食中富含鎂，偏頭痛的確比較少發生。精神壓力之所以會導致偏頭痛，可能就是因為壓力會耗損體內的鎂。

研究員發現，每天除了從食物攝取鎂之外，若能補充200毫克鎂錠，將能幫助你預防偏頭痛。**在3,000位用鎂治療偏頭痛的受試者當中，有80%的人至少得到部分緩解。**最近一項調查顯示，鎂也有助於防止兒童罹患偏頭痛。

雖然研究員一般使用的是鎂補充品，其實光靠食物就能輕易攝取足量的鎂（可參考第33頁的表格）。事實上，假如你的飲食中鎂的含量低到需要考慮食用補充品，這代表你必須多吃些蔬菜、豆類和穀類。

富含鎂的食物包括全穀類（天然纖維未被輾除者），像是糙米、大麥和燕麥；非柑橘類的乾燥水果，像是無花果以及綠色蔬菜，特別是綠花椰菜、菠菜和瑞士甜菜，這些全都是安全食物。

堅果和小麥的鎂含量都很高，但對於某些人來說算是問題食物，所以在尚未確認其安全性以前，我們仍不建議食用。大豆也是一樣的情形，其他豆類則比較少會造成問題。肉類和乳製品不只鎂含量很低，而且經常會引起偏頭痛。

至於鎂的一般建議食用量，若是將食物來源和補充品一併計算，男性是420毫克，女性則是320毫克，不過這樣少量的鎂只能避免身體出現缺乏症狀。研究員相信，成年人若想達到最佳的健康狀況，理想服用量應該是每天400至700毫克。如前所述，某些研究員為了達到這個理想用量，會在受試者的一般飲食之外，額外添加200毫克的鎂。

在服用鎂時，若能搭配50至100毫克的維他命B6，對經前發作的頭痛特別有效，每天這樣搭配服用就會有療效，在經期前5天再服用亦可。每天切勿服用超過200毫克的維他命B6，因為高劑量有可能會造成神經問題。

用鈣和維他命D對抗偏頭痛

鈣和維他命D能避免偏頭痛。和鎂一樣，我們尚未完全了解鈣和維他命D這方面的機制。你可以選擇從補充品中攝取，而最佳的來源還是綠葉蔬菜和豆類。如第1章所述，一盤烤豆就有超過100毫克的鈣；一杯罐頭蠟豆（wax beans）就有174毫克。牛奶和其他乳製品的確含有鈣質，但因為牛奶是導致偏頭痛的頭號嫌疑犯，奶類的鈣質也不像大部分蔬菜的鈣質一樣那麼容易吸收，所以我們應該完全避免食用牛奶。

然而，留住身體骨骼的鈣質比吃高鈣食物更重要。在西方國家中，大部分的人正以非常快的速度流失鈣質，可喜的是，要逆轉這種情勢很簡單。

如第1章所述，某些原因會使鈣質從骨骼滲出，鈣進入血液後，再經由腎臟和尿液一起被排出體外。不過，一旦你避免攝取動物性蛋白質和過多的鹽和糖，就可以大大降低鈣質的流失率。此外，假如你一天喝超過2杯咖啡，最好改喝無咖啡因的品牌（譯註：一般無咖啡因的品牌仍有微量的咖啡因），因為咖啡因會加速鈣質從腎臟排出；吸菸和不運動也會加速鈣質流失。

控制以上幾點可以幫助你留住鈣質，而不需服用鈣片。若你基於某種原因，還是決定服用鈣片，研究中抗偏頭痛的建議量是每天1,000至2,000毫克的元素鈣；你也可以服用檸檬酸鈣，這種鈣片非常易於身體吸收。

維他命D能控制身體從食物吸收鈣質的能力，通常只要有曬太陽，身體就會製造維他命D，每天讓臉部和手臂曝曬陽光15分鐘就很足夠了。若服用維他命D補充品，一般建議量是50歲成人每天200國際單位（5微克）；51歲到70歲者每天400國際單位（10微克）；超過70歲則每天600國際單位（15微克）。實驗研究中要抗偏頭痛的劑量是每週50,000國際單位，這大大超出每日建議量，有可能會造成危險，只有在醫師指示下才可以服用這樣高的劑量。

甩痛對策4 甩掉生理期的偏頭痛

在女人每月的月經週期這段時間，血液中的雌激素（女性的性荷爾蒙）會像雲霄飛車般起起伏伏，在月經即將來到時，雌激素會快速降低，大概半成的女性此時會有偏頭痛。雌激素快速降低對身體的影響，就像突然戒除咖啡因一樣，都會引發偏頭痛。

安撫荷爾蒙變動的食物

雌激素變動會增加頭痛的機率，這就是為什麼偏頭痛通常在青春期開始發作、更年期後慢慢消失，且女性發作率是男性的3倍。懷孕時偏頭痛也會幾乎完全消失，因為此時雌激素的作用受到黃體素的壓抑。

食物可以安撫雌激素的強烈變動，某些食物能夠避免血液中雌激素上升幅度過高，藉此限制住它所能夠下降的幅度，這方面在第8章會有更詳細的介紹。

在此先扼要說明一些重點，如果你的飲食中能夠排除脂肪的主要來源（動物性食品和烹調用油），同時多吃高纖蔬菜和穀類，你體內雌激素的量不但比較低，而且會比較穩定。你也許還會發現，經期時腹部也比較不會絞痛，這樣做也可能降低你罹患乳癌的風險，而且在避免偏頭痛的同時，還能保護身體的骨質。

這方面我們可以向亞洲學習。亞洲人飲食的主角並非肉類、乳製品或油膩的炸物——這些都是西方國家常見的食物，他們的主食是米飯加大量的蔬菜，如果真的有使用動物性食品，通常用量都極少，主要是調味用。這樣非常低脂及高纖的飲食，使雌激素的水準在整個月經週期都不會過高。如果雌激素未過度升高，下降幅度也就有限，而這部荷爾蒙的雲霄飛車就會處於一個比較平坦的軌道（編註：不會大起大落影響身體）。

在亞洲，幾乎所有和雌激素有關的健康問題，像是熱潮紅、乳癌以及偏頭痛，都比較少見。**在美國，6%的男性和18%的女性曾經罹患過偏頭痛；相**

對而言，在香港，偏頭痛只影響3%的男性和7%的女性，這是因為他們的飲食雖然有點西化，大致說來仍維持亞洲傳統。而如果你再深入中國鄉間，此處完全未受到西式飲食影響，偏頭痛發作率更低；在拉丁美洲部分地區，主食仍是豆子、米飯和墨西哥薄餅，偏頭痛案例也是一樣稀少。

荷爾蒙的起伏轉變對女性造成的問題比男性要大，至少就偏頭痛而言是如此，但男性一樣可從相同的飲食轉變受益。這方面我們可以研究下面這個例子：有一個名叫亞陀斯（Athos）的小島，位於希臘北部，這島上居住了1,500位修道士，這些修道士從未吃肉或喝牛奶，而且時常斷食，結果亞陀斯島上的偏頭痛發作率只有美國的一半。這是什麼因素造成的呢？是因為修道士沒有攝取會引發偏頭痛的問題食物嗎？還是因為他們能夠維持體內荷爾蒙的平衡？或是有其他原因？這些問題都不重要！一份最佳的飲食能夠讓你同時遠離問題食物和保持荷爾蒙平衡。

你不需要為了遠離問題食物和改變荷爾蒙而分別設計兩套不同的飲食，防止偏頭痛的安全食物，例如糙米和蔬菜，恰好也最能夠抑制荷爾蒙的高低起伏變動；除非你在烹調時添加了油脂，否則這兩者都是高纖低脂的食物。然而，若想確實達到這兩個目標，你不但要避免動物性食品，還必須將植物油用量減至最低，這一步驟對平衡荷爾蒙很有幫助。

此外，有一種天然非處方藥的荷爾蒙叫做天然黃體素，也許可以抑制荷爾蒙的變動，對於偏頭痛的女性患者應該會有幫助，或至少對於在經期時發作的偏頭痛有效。

天然黃體素是由野生山藥萃取而成，第1章已經討論過它在保護骨質方面的卓越功效。就偏頭痛而言，致力於提倡黃體素的醫師約翰．李（John Lee）建議婦女使用一種非處方、經皮下吸收的黃體素軟膏，像是Pro-Gest。使用方法如下：月經來前10天，從一瓶55克的藥罐中，每天取一點抹在皮膚的細緻部位，在這10天內用完30至55克的藥量。李醫師也建議，當偏頭痛發作時，可以拿天然黃體素來治療，方法是每3至4小時塗抹一次，用量約¼至½茶匙，持續使用直到症狀消失為止。市面上也有販售經舌下吸收、含有綜合維他命E的黃體素滴劑，和皮下軟膏比起來，滴劑被人體吸收的速度更快。

重點提醒 使用食物來對抗偏頭痛

1. **多食用安全食物：**
   糙米；烹煮過的蔬菜，如綠花椰菜、綠葉甘藍、菠菜和瑞士甜菜；烹煮過的水果或乾燥水果。

---

2. **完全避免常見的問題食物：**
   如果你的偏頭痛症狀已經減輕或消失，則可以再次食用這些食物，每次應該只嘗試一種，藉以評估個別食物對你的影響。

---

3. 如果前兩個步驟無法減輕你的頭痛，採用「限制飲食減敏法」（第62頁）能幫助你找出不常見的問題食物。

---

4. **你可以用下列這些方式改善荷爾蒙的大幅變動：**
   避免食用動物性食品以及添加的植物油，飲食內容保留穀類、蔬菜和水果的纖維。

---

5. **和醫師諮商過後，試試下面幾種補充品：**
   款冬植物：每天2次25到75毫克。
   小白菊：每天250毫克或2至3片新鮮葉子。
   薑：每天半茶匙至1茶匙（1至2克）新鮮薑粉。
   維他命B2：每天400毫克。
   鎂：每天總食用量400至700毫克（食物加補充品），或每天補充200毫克元素鎂。
   鈣：藉由避免動物性蛋白質、咖啡因、菸草和過多的鹽、糖來減少鈣質流失。你也可以每天補充1,000至2,000毫克的元素鈣，搭配200國際單位（5微克）的維他命D。規律運動也能幫助骨骼留住鈣質。

甩痛對策5 偏頭痛發作的緩解祕訣

如果偏頭痛突然發作，試試下面幾個方法：

- **濃咖啡：**雖然咖啡因可能會引起偏頭痛，但對某些人來說，它卻能治療偏頭痛。用量約為1至2杯濃咖啡，在症狀一出現時就喝。
- **澱粉類食物，像米飯、馬鈴薯、餅乾或麵包：**沒錯，小麥對某些人來說的確會引起偏頭痛，但若你對小麥不會過敏，澱粉類食物可能會有幫助。有些人發現，當偏頭痛發作時，他們會更想吃澱粉類食物，吃些吐司、餅乾、義大利麵條、馬鈴薯或其他澱粉類食物，能減輕頭痛或噁心感，有時甚至能縮短頭痛持續的時間。個人經驗會告訴你這些食物是否會有幫助。
- **薑粉水：**個案研究顯示，每天取500至600毫克（約¼茶匙）的新鮮薑粉加水服用能治偏頭痛。每隔幾個小時反覆喝一次，一天最多約可服用2克。
- **補充鈣質：**鈣質不只能防止偏頭痛，甚至有治療的效果。研究員曾報導過一則個案：一位女性在偏頭痛發作初期就服用1,200至1,600毫克的元素鈣，結果成功趕走了頭痛。再強調一次，請勿試圖從牛奶、優酪乳或其他動物性來源攝取鈣質，這樣做最後會得不償失。
- **休息&按摩太陽穴：**平躺在安靜黑暗的房間，並盡可能讓自己入睡，使用熱敷墊或冷敷墊來按摩太陽穴的血管。
- **生物反饋療法：**這是藉由放鬆身體來控制血流的技術，對偏頭痛和緊張性頭痛皆有治療效果。生物反饋療法技師會在你的食指夾一個溫度監視器，當放鬆到某一個程度，血流可以順利通往指尖時，監視器就會告訴你。你也許不敢相信自己真的有能力控制通往腦部的血流，一旦成功做到這點，你就比較能掌控頭痛。大學醫療中心的精神學系或心理學系都有提供生物反饋療法的訓練，或者你也可以利用網路找尋有關心理醫師、生物反饋療法或心理醫師的資訊。
- **針灸療法：**針灸療法對許多人也都有不錯的效果，搜尋網路可以找到針灸師的資訊。

治療偏頭痛的藥物

如果你已經確實遵守上列步驟，頭痛依然不時發生，你一定會考慮服用止痛藥物。要注意的是，**在徹底研究問題食物和採行最佳飲食之前，請不要將治療重心放在藥物，否則只會事倍功半。**藥物雖不能取代營養療法，有時卻能夠適時彌補食療的不足。下面簡單介紹幾種抗偏頭痛藥物及其主要的副作用：

- 阿斯匹靈對輕微或中度的偏頭痛有效，主要缺點是可能會引發腸胃不適、出血以及過敏反應。小孩使用阿斯匹靈必須經過醫師同意，因為有可能造成雷氏症候群。
- 非類固醇類抗發炎藥（NSAIDs），例如伊普或那普洛先（naproxen），效果類似阿斯匹靈。易引起腸胃不適是其主要缺點。
- 乙醯胺酚也有助於減緩輕微或中度的偏頭痛；然而，長期使用會造成肝腎方面的問題。
- dihydroergotamine能使膨脹的血管收縮，在偏頭痛發作初期服用，對大部分的人都會有效，但有少數人感受不到效果。其最大的風險在於藥物依賴：每天持續服用會壓抑身體天然的抗痛機制，一旦某天突然停止服用，很可能會引發嚴重、長期的反彈性頭痛（編註：反彈性頭痛指因為藥物成癮所造成的頭痛），也無法治療緊張性頭痛。
- triptans對中度或重度偏頭痛有效。其作用是收縮通往腦部的血管，即使長期服用仍可維持藥效。過度使用和遭到濫用的情形很少見。
- 含4%利多卡因（lidocaine）的局部用藥液也可醫治偏頭痛，治癒率約為5成。使用時你必須平躺在床上或大桌上，頭部朝床緣往後傾斜，並將頭轉向疼痛那邊，此時花30秒鐘的時間，用半毫升的利多卡因藥液慢慢滴入鼻孔；如果頭部兩邊皆痛，則另一鼻孔也必須進行同樣動作。視個人需要，2分鐘後可以再注入第二劑。對大部分的病人來說，這方法只有暫時緩解疼痛的效果。利多卡因是藉由對鼻黏膜下的神經群產生作用來抑制疼痛。

- isometheptene（血管收縮劑）和dichloralphenazone（溫和鎮定劑）的綜合藥可治療偏頭痛和緊張性頭痛。
- 美托拉麥（metoclopramide）通常是和口服止痛藥一併使用，可增加藥物的吸收率和減緩嘔吐症狀。

止痛藥有用，但……

過度使用止痛藥或ergotamine可能會壓抑體內有抗痛效果的腦內啡，這會降低體內天然的抗痛防禦機制，結果反而造成每天固定發作的慢性頭痛。若你正有此困擾，醫師會協助你慢慢減藥，在這段戒藥期間，醫師或許也會建議你服用維他命B6來增加抗痛度。

多少藥量算過多？下列情況皆超量：長期下來，每日固定服用阿斯匹靈或其他一般止痛藥、每週服用超過3次綜合性藥物，或每週服用ergotamine的次數超過2次（為了抗偏頭痛）。若你正服用阿斯匹靈來防止心臟病，或許該和醫師商討如何將藥量減至最低。

治療緊張性頭痛的藥物或許對偏頭痛沒什麼效果，甚至完全無效；同樣的道理，治療偏頭痛的藥物也可能無法治療緊張性頭痛。這也是我鼓勵你請醫師評估頭痛的症狀的主因，況且有些藥物是必須透過醫師開立處方才能取得。

你應該和醫師討論藥物的利弊，尤其當懷孕（或可能懷孕）時更要特別注意這點。

甩痛對策6 預防偏頭痛的藥物

如果你已經努力改善飲食，而且也採取了像食用小白菊之類的防護步驟，偏頭痛卻依然很嚴重，或每月發作3次以上，你或許應該考慮服用預防偏頭痛的藥物。這些藥物雖然無法根治偏頭痛，卻能降低發作頻率。在服用的期間，請耐心等待一兩個月，看看這些藥物是否有效，而且務必先確實評估你的頭痛類型，因為大部分預防性藥物對緊張性頭痛並沒有效。

- 健心寧（propranolol）和美托普洛（metoprolol）對⅓的偏頭痛患者有極大幫助，而有⅓患者則只能得到一點療效。這兩種藥對大部分的人來說都很安全，而且可以長期使用，但氣喘和糖尿病患者切勿使用。此外，因為健心寧會防止心臟過度快速跳動，請和醫師討論適宜的運動計畫。
- 鈣離子阻斷劑有時候也被用來防止偏頭痛，特別是在歐洲，然而，基於副作用考量，醫師愈來愈不願意使用此藥。

- 安米替林（amitriptyline）可防止偏頭痛，此藥一般來說很安全，但有些常見的副作用，包括口乾、便祕和嗜睡，使用上切勿超過建議量。
- 托必拉美（topiramate）、甲巴平亭（gabapentin）、偉伯益酸（valproic acid）也能防止偏頭痛，偶爾會出現的副作用有體重增加、掉髮和顫抖。
- 阿斯匹靈或許能幫助你避免偏頭痛，在一項針對醫師的研究中，每2天服用一次阿斯匹靈，可以將偏頭痛發作頻率降低20%，由於這樣的療效並非十分顯著，使用前最好考慮上述副作用。
- 如果只是每個月短暫出現偏頭痛，可服用非類固醇的抗發炎藥，像伊普和那普洛先。

如果你已經懷孕（或可能懷孕），醫師比較不願意開立ergotamine、dihydroergotamine、sumatriptan和偉伯益酸等藥物，醫師會建議你暫時耐心等待，因為通常偏頭痛在懷孕期間會自行消失；醫師也許會建議你服用抗噁心的藥物來撐過這段等待期。

其他類型的頭痛與防範

上面的重點在使用食物來防止和治療偏頭痛，接著我們將繼續探討其他類型的頭痛：化學物質引起的頭痛、叢發性頭痛、竇性頭痛，以及到目前為止最為常見的緊張性頭痛。

⊙化學物質引起的頭痛

你或許不知道，我們平日會經由食物、空氣或工作場所接觸到大量的化學物質，其中有些可能造成頭痛。下列物質要特別小心：

- 味精是中國餐館最有名的增味劑，**大約有⅓的人在嘴唇碰到味精20分鐘之後，不但會頭痛，而且兩頰緊繃。**中國菜通常都是現點現做，所以只需要求廚師不要加味精即可。要注意的是，如果你先吃了一些沒加味精的小菜，這些小菜會減緩其他食物的味精在體內的吸收速度，因此你可能不會出現任何症狀。

- 一般大眾認為代糖阿斯巴甜和頭痛有關，但毒物學家對此仍有爭議。阿斯巴甜含有苯丙胺酸，對這物質過敏的人食用後會出現腦部損傷的現象，某些痙攣現象也和阿斯巴甜有關。
- 毒物學家目前尚未對阿斯巴甜的利弊取得共識，然而，阿斯巴甜並非不可或缺的食物，而且它對減重或其他方面也不是特別有幫助，因此，看到市面上販售用普通糖增甜的一般蘇打飲料，和用阿斯巴甜增甜的減重蘇打飲料的時候，與其在這兩者中做抉擇，為什麼不直接喝氣泡水或礦泉水呢？
- 安息香酸還有酒石黃也會造成頭痛。酒石黃被稱為食用色素黃色FD&C 5號。
- 亞硝酸鹽是用來保存醃肉的化學物質，出現在培根、火腿、熱狗、其他冷食肉片、燻魚和一些乳酪中。亞硝酸鹽有可能引起頭部隱約作痛，以及臉部潮紅。我們實在應該遠離這些食品，因為它們不但脂肪和膽固醇含量過高，而且還可能增加罹癌風險。
- 亞硫酸鹽這種防腐劑常見於沙拉和海鮮吧台，紅酒和白酒內也有，如果你本身是過敏體質，也許會對酒裡的亞硫酸鹽過敏，特別當你同時又接觸到花粉或其他過敏原時，症狀會特別明顯。
- 酪胺可能會使某些人頭痛，特別是正服用抗憂鬱劑MAO inhibitors者。此藥的商品名稱為Parnate和腦定安（Nardil）。酪胺出現於陳年乳酪、酸奶油、葡萄酒、啤酒、肝臟、發酵香腸、醃漬鯡魚、蠶豆、巧克力、咖啡、甘草、酸黃瓜、德國酸菜、液態氧、葡萄乾、無花果罐頭和酵母菌。
- 環境化學物質。**如果你工作時產生的頭痛在週末回家時消失了，那原因也許不是壓力，而是接觸到某化學物質，因為頭痛經常會在接觸到過敏原後1至4小時發作**，所以你可以從發作的時間來判斷是什麼物質引發頭痛。請特別留意化學溶劑，像是用來油漆或清潔的溶液、甲醛、氨水、殺蟲劑和柴油廢氣。

⊙最殘酷的叢發性頭痛

叢發性頭痛也許是最殘酷的一種頭痛，這不單因為它劇烈的疼痛程度，更由於發作時機不佳。**叢發性頭痛是放鬆引起的，而非壓力。**在你辛勤工作了一整個禮拜，正準備拋開一切煩惱，這感覺就像你把畫架置於湖邊，準備勾勒一幅輕鬆的圖案，但當你正拿畫筆沾上顏料時，眼睛卻突然感到前所未有的刺痛。這種情況可能發生於任何放鬆的時機，像下班後回到家、期待以久的假期來臨時、睡眠從做夢或快速動眼期轉變成非快速動眼期之際。

叢發性頭痛的名稱是來自發作的模式：頭痛通常在每天固定的同一時間發作，最久會持續3個月，之後便消失數月。最糟的情況是，頭痛持續拖超過1年。在這段時間，叢發性頭痛會持續影響頭部的同一側，造成該側眼睛發紅流淚，也可能造成眼皮下垂和瞳孔收縮，流鼻水或鼻塞。

叢發性頭痛似乎是因為發炎和腦內靜脈壓力所致，但也有可能是荷爾蒙造成的，因為在男性身上發作的比例是女性的5倍，這和偏頭痛不同，偏頭痛以女性患者居多。

叢發性頭痛處方箋

酒精是唯一確定會引起叢發性頭痛的問題食物，任何酒精飲料皆有嫌疑，這點和偏頭痛不一樣，紅酒是引起偏頭痛唯一的嫌疑犯。如果你是在叢發性頭痛消失的期間小酌一番，也許不會有明顯的症狀，但若你正處於叢發性頭痛發作期，那酒精鐵定會促使症狀出現。

至於哪些食物可能引起叢發性頭痛，目前並沒有詳細的研究，這是非常令人惋惜的一點，因為我們實在應該特別關照食物扮演的角色。如本章前面所述，酒精飲料和許多食物都含有組織胺，而當你接觸過敏原時，這種化學物質也會釋放入血液中。醫界早已知道組織胺很可能會引起叢發性頭痛，事實上，以前醫師診斷叢發性頭痛的方式，就是將少量的組織胺注射至皮下組織，然後看看半小時後頭痛是否會發作。

採取行動對抗叢發性頭痛

* 避免酒精
* 避免問題食物
* 特別當心有可能發作的時間點
* 必要時使用藥物預防或治療

如果你想找出引起叢發性頭痛的食物，首先可以避免常見的問題食物，然後視情況決定是否要進行本章前面介紹過的限制飲食減敏法（第62頁）。若你懷疑許多健康問題是食物造成的，都可以利用限制飲食減敏法檢查。

假設叢發性頭痛總在你開始放鬆的時候發作，這不代表你必須每天工作24小時，或永遠不能放假，甚至因害怕睡著會引起頭痛而不敢入眠，你可以留心哪些時機特別容易發作，並採取預防措施，有些人也許必須服藥。

唯律脈必利（verapamil，鈣離子阻斷劑）、鋰（lithium）、去氫可體松和ergotamine可預防叢發性頭痛；當叢發性頭痛發作時，純氧機對某些人也有效；你也能服用sumatriptan、dihydroergotamine或利多卡因滴劑；有一種抗腹瀉的藥劑octreotide對叢發性頭痛也有療效。

或許最古老的叢發性頭痛治療法是辣椒裡面辛辣的成分——辣椒素。辣椒素能夠清除P物質，P物質是一種神經傳導化學物，神經細胞必須利用它才能傳遞疼痛訊號。在一項特殊的實驗中，研究員將特殊的辣椒素物質放入15位受試者的鼻孔裡，這些受試者都正在接受急性頭痛的治療，其中有7人症狀完全消失、3人疼痛減少了75%，受試者每天只需使用1次辣椒素，其中許多人的頭痛整整消失了28到40天。第4章會更詳細討論辣椒素療法。

⊙ 過敏引起的竇性頭痛

竇性頭痛是過敏原引起的，包括花粉和灰塵，腫脹的黏膜組織除了會引發鼻塞和流鼻水之外，也會引起前額和眼睛周圍的鼻竇疼痛。

食物也可能是過敏原，而且**食物過敏原到達身體的數量是灰塵或皮屑的好幾倍，因此很容易造成鼻竇問題。**即使你覺得環境過敏原和細菌感染是你鼻竇問題的主因，也請你仔細想想，是否對食物的過敏使鼻竇更不舒服？因為食物過敏原會使鼻竇產生更多黏液，結果造成病菌感染。

很可惜的是，許多人雖然長年困擾於因食物引起的鼻竇問題，卻完全不曉得症狀的起源。例如，乳製品會使身體加速分泌黏液，這就是為什麼歌劇家通常不食用乳製品。乳製品會使黏膜組織腫脹阻塞，影響範圍包括喉嚨、支氣管、耳朵和鼻竇，然而，造成這種現象的原因或許不是單純的過敏，例行皮膚檢查測試可能也不會顯示出你對牛奶過敏，但我們可以很清楚地看到，許多喝牛奶的人都會出現類似過敏的輕度反應。

如果你有慢性呼吸道症狀或鼻竇問題，必須先檢查牛奶扮演的角色。牛奶造成過敏的成分是奶類的蛋白質，而非脂肪，所以脫脂牛奶和全脂牛奶問題一樣嚴重，只喝一小杯或許不會帶來明顯的反應，但持續每天飲用卻會讓症狀愈來愈惡化。

其他食物也會造成鼻竇問題，特別是小麥——有過敏體質的人，若每天食用啤酒和墨西哥辣椒，也會使鼻塞更嚴重。本章前面提到的限制飲食減敏法除了可以找出偏頭痛的過敏原，也可以用來確認竇性頭痛的問題食物：如果當你避免這些常見的問題食物後發現症狀減輕了，你可以再次將這些食物逐一加入飲食內容，逐步檢查哪一樣才是引發問題的罪魁禍首。

有些過敏症患者選擇使用草藥如款冬植物，來緩解偏頭痛（見第65頁）。

⊙緊張性頭痛

緊張性頭痛是目前最常見的頭痛類型，雖然發作時間短而且疼痛較溫和，但有時候疼痛度卻會升高，還會出現類似偏頭痛的症狀，你可以從下列幾點特徵來分辨緊張性頭痛：

- 壓力或緊繃感。
- 輕微到中度的疼痛。
- 發生於頭部兩側，而非單側。

- 日常身體活動不會使症狀加重。
- 不會伴隨出現噁心或嘔吐症狀，對光線和聲音也不會特別敏感。

緊張性頭痛處方箋

許多醫師認為緊張性頭痛是由於肌肉僵硬所致——包括前額、耳上和頭部後方的肌肉過度緊繃，結果切斷了動脈的血流。這樣的講法雖然不是很精準，但你可以作為參考，因為這理論提示了解決之道：放鬆這些肌肉。只要稍微練習，放鬆肌肉其實很簡單。下面幾點可以幫助你克服緊張性頭痛：

1. **先確定你的頭痛是緊張性頭痛。**排除其他可能造成頭痛的因素，如咖啡因戒斷性頭痛、牙齒或鼻竇問題、睡眠不足、飢餓或前面提到的種種原因。
2. **試試下一頁以及第16章介紹的放鬆法。**這些方法既快速又有效，一旦熟能生巧，效果就更顯著。每當你感到精神壓力快變成肌肉壓力時，趕快練習這些放鬆法，不久你的放鬆反應就會變成反射動作，頭痛也隨之消失。生物反饋療法除了能減緩偏頭痛，也可減輕緊張性頭痛。
3. **充足的睡眠很重要，睡眠品質不佳，你對抗壓力的能力也會比平常差。**許多人會用一些暫時性減壓的方法，像咖啡、酒精或鎮靜劑，卻不努力補充睡眠，長期下來，這樣的作法會讓頭痛更為嚴重，所以要特別當心。
4. **運動會讓壓力煙消雲散。**每天快走約半小時會相當有幫助。
5. **抽出3週的時間，嘗試「基本抗偏頭痛飲食法」，避免所有主要的問題食物。**即使你的頭痛和偏頭痛完全無關，這份飲食法還是會有幫助，箇中原因我們目前仍不甚了解，但一定要避免的食物是肉類、乳製品、高脂和高糖分的食物。這份飲食之所以有效，依我所見之因為：低脂食品降低了血液的濃稠度，因而改善了頭頸部的血液循環；避免動物性食品讓身體有多餘的維他命B6來勝任其他工作，像增加身體的耐痛度（代謝蛋白質會耗損體內的維他命B6）；遠離乳製品則等於消除了一個可能的潛在過敏原。
6. **謹慎使用止痛劑，止痛劑會壓抑自身天然的抗痛能力。**你之後將發現，善

按摩、放鬆4大肌肉部位，讓壓力Out！

你只需專注在4個肌肉部位：
* 挑眉和皺眉的前額肌肉
* 後頸部肌肉
* 兩邊太陽穴肌肉

你可以由外部按摩來放鬆肌肉，或是經由內在察覺壓力，然後冥想自身壓力正逐漸釋放。先閉上雙眼，試著感覺前額的肌肉，放慢呼吸速度，想像每一次吸進的空氣都正慢慢放鬆肌肉，每一次吐出的空氣都將壓力帶離身體，再挑動一下眉毛，看看壓力是否還在眉間，然後繼續將你感受到的壓力釋放出來。

接著把注意力集中在頭部後方，約莫是頸部大肌肉群和頭蓋骨相連之處，前後擺頭，再轉一轉頭，釋放出任何你所感受到的壓力，讓緩慢穩定的呼吸將壓力帶離身體。

隨後將注意力轉至雙耳上方的肌肉。狗、貓和鹿會利用這些肌肉擺動耳朵來注意周遭的危險；有些人用這些肌肉擺動耳朵來娛樂朋友。這些肌肉也和咀嚼有關，所以也發展出相當的力量，但當這些肌肉一旦緊繃起來，你就會很痛苦。試著感受這部位的壓力，然後將壓力解放。讓你吸進的每一口氣放鬆肌肉，同時也讓呼出的每一口氣釋放出壓力。

用放鬆技巧讓你比較能夠掌控頭頸部的壓力，所以你通常不會再需要使用止痛劑。

7. **若上述簡單方法都沒用，依舊反覆出現緊張性頭痛的患者，通常在服用抗憂鬱劑後會得到極大的緩解。**這並不代表你有憂鬱症，這只是意味引起憂鬱症的問題——體內化學物質的失調——也會引發頭痛，而抗憂鬱劑恰好能治療這方面的失調。然而，在你尚未採取健康飲食並充分利用放鬆技巧（第15、16章有更多減壓運動）前，請勿考慮使用抗憂鬱劑。

找回原來的自己

若頭痛一再害你錯失許多良機，或讓你覺得頭頂像有千斤重的磚塊，隨時準備要掉下來，你現在擁有最佳的策略讓頭痛消失。正確的食物能趕走疼痛，好像帶你進入私人小島，瞭望平靜清澈的海洋，完全忘記曾經頭痛。

Chapter 4

用食物搞定關節炎

我們在第3章曾經討論過有些食物容易造成頭痛，有些則能預防頭痛。食物對關節也有類似的影響。

早在1980年代初期，就有許多醫學期刊指出，某些人在改變飲食之後成功治癒了關節炎。起初，這些案例顯得很不尋常，但是效果卻好得令人難以置信。

在1981年，《英國醫學期刊》報導，一位女子原本忍受了25年的風濕性關節炎，後來竟然痊癒了。原來她對玉米過敏，當她從飲食中完全排除玉米後，症狀就消失了，她覺得自己好像頓時年輕了好幾十歲。

不過，在奇蹟似的康復以後6週，她的關節痛又發作了。醫師開始懷疑，先前神奇的改善只不過是類似安慰劑的暫時性效果，後來才發現，原來當時為她準備餐點的廚師開始使用玉米粉勾芡。在將玉米粉再次從菜單上排除之後，她的疼痛症狀立刻又消失了。

隨後此研究團隊又學會如何判斷個別食物對特定人士的影響，不是每一個人都能找得出影響自己的問題食物，玉米也只是嫌疑食物之一，但這個案例卻說明了一點：即使簡單的飲食轉變有時也會發揮強大的力量。

本章我將指導你設計一份個人化的抗關節炎菜單，若你有需要，也可參考使用一些營養補充品，這些補充品能像抗發炎藥物一樣對抗疼痛，且不會產生副作用。舉例來說，賓州大學的研究員就證明，**琉璃苣籽油能降低關節的疼痛、僵硬及腫脹現象**；此外，還有另外一個相似的例子：亞洲早在數千年前就使用薑作為抗發炎藥物，而現代科學也慢慢研究出薑的作用機制。

你可以選擇使用飲食療法或營養補充療法，也可以兩者並行。我們也將檢視一些非常令人意外的研究發現：例如，有些關節炎是細菌感染引起的，也就是說，此時最佳的治療方法也許不是阿斯匹靈，而是抗生素；近來的研究也發現，潰瘍同樣也是由細菌感染引起的（見第107頁）。

先吃2顆阿斯匹靈，明早再call我！？

我父親身體有數處關節都得到骨性關節炎，最後身上有多處人工關節，所以他戲稱自己是「無敵鐵金剛」。如果你有關節炎，一定會覺得服用止痛藥實在並非長久之計——雖然止痛藥有時的確很有幫助，但是有時卻於事無補，而且它根本無法阻止關節繼續惡化。

當然，還是有比抗發炎藥更糟糕的療法，例如中國有一種治療關節炎的方法叫作蛇酒。製作方法如下：將100隻死蛇和許多種藥草一起浸泡在5公升的紅酒中3個月，最後再將酒精濃度調為40%。關節炎患者每天得喝3次，不過這藥酒喝了只會醉，對關節完全沒有幫助。

雖然伊普等典型的抗發炎成分比蛇酒有效，卻有許多副作用，包括胃痛及胃出血等問題。此時你的醫師或許還是得開立更強效的藥物，但愈強效的藥物，其毒性也隨之增強，而關節的損害卻仍日漸嚴重。

本章重點在討論治療以下疾病的新策略：風濕性關節炎、骨性關節炎、痛風和顳顎關節症候群，其中最重要的「處方」就是食物。如果你的問題是背痛，請參考第1章。

攻擊自己的風濕性關節炎

在所有最令人痛苦的關節問題中，風濕性關節炎算是其中之一，此病不但會引起疼痛和僵硬感，而且長時間下來，還會導致關節變形。但**風濕性關節炎並非衰老造成的，也並非無藥可救**，對許多人來說，只要改變飲食就能有很大的改善，關節疼痛、腫脹和僵硬的現象都會減輕甚至消失。

⊙食物惹的禍

醫師稱風濕性關節炎為自體免疫疾病，也就是說，你的身體在攻擊自己；更精確的說，你的白血球正在攻擊關節的組織。白血球本應負責抵抗細菌、病毒和癌症細胞，但不知為什麼竟然開始攻擊自身敏感的關節薄膜。

某些食物會加速這個危險的反應，雖然一般人很難相信食物會影響關節的內部組織，但請試著想像一下，若你對草莓過敏，很可能會突然出大量的疹子；有時候過敏反應或許不是出現在皮膚，而是關節內部細緻的薄膜。造成關節炎的食物過敏症和一般的過敏不大一樣，但對某些有特殊過敏體質的人來說，有些特定的食物的確會造成疼痛。

當研究員開始懷疑食物有可能會引起關節炎時，部分研究員就指示病人在監督之下進行幾天的斷食。結果發現，斷食竟然奏效——大部分病人的症狀都減輕了，而且病情也得到相當大的改善。其他的研究員則是使用限制飲食減敏法，以求找出哪些食物是造成風濕性關節炎的元凶。在治療偏頭痛方面，醫師也會應用類似的限制飲食減敏法。

食物造成關節炎這個現象並非只是民間故事裡未經記載的個案，許多治療風濕性關節炎的醫師，都提供了不少病患對食物過敏的案例，其中有些還發表在醫學期刊中。這些案例已促使研究員去進行許多針對食物過敏的臨床對照雙盲實驗，最後這些實驗都證實了飲食的確和關節炎有關。要特別注意的是，並非所有關節炎的病患皆會對食物過敏，但對許多人來說，找出問題食物真是幫了大忙——有些病人已經被關節炎折磨了許多年，卻從不知道簡單的飲食改變就會有幫助。

到了1991年，這個議題總算獲得全面證實。一群挪威奧斯陸研究員在英國最權威的醫學期刊《刺胳針》裡發表了一個突破性的研究報告。在這項實驗中，研究員針對一組26位關節炎病患的飲食，謹慎地排除掉有可能造成關節炎的常見食物，結果令人不敢置信：病患關節僵硬的現象消失、腫脹和疼痛減輕，而手掌的抓握力也增強了。病人的疼痛指數（1至10）從原本超過5，降到低於3（這是平均值，每位病患疼痛降低的幅度不一）。 更重要的是，當研究員1年後再次檢查病患時，療效依然存在。

許多其他國家的研究團隊也都調查過食物是如何影響關節炎——雖然每個人會過敏的食物都不一樣，但很清楚的是，某些食物經常造成問題，而某些食物幾乎總是可以安心食用。

至於有多少比例的關節炎患者能夠受惠於飲食轉變，這則要視不同的研究報告而定。若以在研究員監督下的斷食研究來說，應該可以達到很客觀的結果，病患受益比率會超過一半以上。同樣的道裡，如果研究員非常謹慎地為病患進行問題食物的實驗，約有20%到60%的病患能找出自己的過敏原；有大約半數的關節炎患者能受益於純素飲食，其中包括找不出問題食物的患者在內。

⊙可憐的小女孩

另外一則相當特殊的案例是有關一位患有幼年期風濕性關節炎的8歲女童，此案例發表在《皇家醫學協會期刊》上。在她最初被送到醫院時，除了手腕有疼痛和腫脹的現象之外，疼痛部位還遍及手部、足部、髖部和膝部，在接下來的6年內，她總共住院9次。當她採取素食餐飲後，症狀消失了約3個月，直到某位醫師建議她不要再繼續吃素，於是她重拾以往的飲食方式，結果疼痛立即出現——這證實此醫師的建議並非一個明智的決定。

這位女童和其他醫師商討對策，這些醫師懷疑她的症狀是食物造成的，他們要這女孩特別留意乳製品（後來實驗果然證實了**乳製品是許多關節炎患者的問題食物**）並排除它們，1週內，她的關節腫脹現象消失；3週後，她的關節就不再疼痛。

然而，2星期的假期過後，她關節疼痛和腫脹現象又出現了。研究員在檢查她吃過的食物後，發現有2盒Kit Kat牛奶巧克力，這位女孩於是再次進行嚴格的無乳製品飲食，疼痛又消失了。2個月後，當這位女孩到奶奶家住，每天早上都吃麥片加牛奶，結果再次產生關節痛，她再一次避開牛奶，疼痛才解除，接下來的6個月都平安度過。

故事發展到這裡，你也許會以為，此時這些醫師已經確定牛奶和她的關節症狀有關，但醫師竟然決定再進行一項實驗。他們叫這女孩每天食用2次乳製品，3週內，又發生了無可避免的症狀：腫脹和疼痛。這女孩立刻停止食用乳製品，10天內症狀完全消失，她又可以運動和練習有氧舞蹈，而且身體狀況在隨後18個月都相當不錯，但她的醫師不知為何如此固執，又叫她再實驗一次，10天內，疼痛又發作，這次她拒絕再繼續進行實驗了。

⊙不信邪的醫師

許多醫師都對類似研究抱持著相當懷疑的態度，包括紐澤西州聖巴拿巴斯醫學中心醫學系主任理查．帕努胥（Richard S. Panush）醫師和另一位關節炎的權威，這兩位醫師決定要證明食物和關節症狀無關。

理查．帕努胥醫師開始測試病人，一開始大部分人似乎對食物沒什麼特別的反應，但後來還是有些人出現症狀。一位女病患非常確定她的關節症狀是牛奶、肉類和豆子引起的，所以帕努胥醫師就設計了一項實驗，他給這位病患服用一些膠囊，裡面是冷凍乾燥過的各式食物，病患完全不曉得哪一顆膠囊裝了哪種食物。可是病患出現的疼痛很快就讓她抓到罪魁禍首，在服用牛奶膠囊後24到48小時內，她的關節既酸痛又僵硬，但她只要避免牛奶，症狀就會消失，而在後續相同的實驗中，牛奶屢次都引起症狀。

醫界雖然很晚才認識到食物在關節炎上扮演的角色，但其實有些關節炎相關機構的認知進度更慢。例如，多年以來，關節炎基金會一直持續貶低食物的重要性，當本書在1998年首度出版時，關節炎基金會仍堅持舊觀點，還發表這樣的言論：「儘管如此，截至目前的研究尚未顯示出某些食物或營養素能改善或惡化主要的關節炎病症。」

由於醫界某部分人士對於這方面的認知進展速度實在太慢，許多患者的關節炎最後只能以悲劇收場。在1980年代晚期，我參加了一個研討會，會中介紹了許多病患，他們都是藉由飲食轉變而成功療癒了關節炎。返家的路上，我遇到一位醫學系的學生，她一直都敵不過關節炎病魔的摧殘，儘管她曾經接受完整的治療，最終她的手部和其他關節還是變形了。當時我鼓勵她測試飲食轉變是否會有幫助，她回答說她已經和醫師提過，而醫師也告訴她食物和關節痛無關，改變飲食只是浪費時間罷了。就這樣，她用那雙一舉即痛的手把我的建議拋諸腦後。

假如目前典型的關節炎療法很有效果，或許我們還能接受這樣的態度，但因為現代醫藥並沒有辦法阻止這疾病對關節造成的傷害，而且也無法減輕疼痛和僵硬的現象，我們應該要敞開心胸，接納更好的解決辦法。

可喜的是，目前情況比較有改善了，實驗研究已經證實飲食和關節炎的相關性。現在關節炎基金會已經同意我們的立場而發表這樣的聲明：「研究已經證實，飲食和營養補充品（維他命、礦物質和omega-3脂肪酸）的確會影響某些類型的關節炎以及其他相關症狀，例如痛風、骨質疏鬆症、風濕性關節炎和反應性關節炎。」

這份資訊能幫助你對抗關節炎的疼痛，讓我教你怎麼做。

關節炎處方箋

使用食物對抗關節炎的第一個步驟很簡單：避免常會引發關節痛的問題

食物，同時多吃安全食物。這點很容易做到，而且本書後面還收錄了許多安全食物的食譜。

安全食物通常不會引起發炎，這就是為什麼許多人若只食用安全食物，疼痛症狀得以減輕。

關節炎的安全食物表和偏頭痛的幾乎一模一樣，唯一差異是蘋果。關節炎患者不需避免食用蘋果，因為就我目前所知，沒有任何研究證據顯示蘋果內的蛋白質或由蘋果製成的食品會引發關節炎。

至於容易引發關節炎的問題食物表，則是來自研究員從1980年代早期開始，針對部分病患的檢驗結果。

引發關節炎的問題食物表和偏頭痛的也有相似之處，例如，乳製品和柑橘類水果有可能會引發這兩種病症；然而，這兩張表也有相異處，例如，紅酒和巧克力最常引起偏頭痛，但對關節炎的影響卻不大。相反的，玉米和小麥常引發關節炎，卻比較少導致偏頭痛。

有些不在表上的食物也會引起某些人的過敏症狀，雖然這些食物就目前看來，對大多數人來說並不會造成問題，但隨著受試者愈來愈多，這些食物也可能會變成主要的嫌疑犯，包括酒精性飲料、香蕉、巧克力、麥芽、亞硝酸鹽、洋蔥、大豆製品、香料（小豆蔻、胡荽、薄荷）和蔗糖。

引起過敏的小麥

小麥因為應用範圍廣泛，脂肪和膽固醇也很低，所以十分受到大眾歡迎。可惜的是，小麥的蛋白質會引起某些人的過敏反應，尤其是關節痛和消化問題。

這裡有必要談談小麥（wheat）在語言學裡的根源。瑪莎．巴奈特在著作《手指餅乾和修女肚肚》曾提出說明，wheat這個字源於古英文和日耳曼文，原意是「白」。此字後來演變成義大利麵之義，所以現在我們有了細麵vermicelli（小蟲）、中長度扁麵linguini（小舌頭）和用番茄、續隨子和橄欖做成的義大利麵pasta putanesca（妓女麵）等字。Lasagne（千層麵）則來自古希臘文lasanon，原意是夜壺。羅馬人隨後也稱大湯鍋為lasanon，後來湯鍋中的食物就成了lasanon。penne（筆管麵）則是來自拉丁文中的「羽毛」一字，因此叫羽毛管或筆管。tagliatelle（中寬麵）和fettuccine（寬麵）的意思是彩帶。1914年時，義大利一間餐廳的老闆艾爾法多．賴理（Alfredo Di Lelio）用奶油、鮮奶油和帕瑪森起司料理寬麵，從此大家都叫這樣料理的寬麵為艾爾法多麵（Fettuccine Alfredo），但這道麵點也同時被全世界心臟科醫師同聲譴責。

甩痛對策1 抗關節炎4星期飲食法

在這4週，請盡量多吃安全食物（見第59頁），在此同時，要小心避免食用主要的食物過敏原（見第60頁），而且一定要「完全」禁止所有的問題食物，即使只吃一點，也可能會引起關節炎症狀。你可以攝取不在這兩表內的食物，只要你將飲食重點放在安全食物，同時謹慎避免主要的食物過敏原即可。

你很可能不到4週就能感受到這份飲食對你的幫助；但對某些人來說，他們的關節慢性發炎現象可能需要4週的時間才能有所改善。

4週後，若是你的症狀有改善或已經消失，下一步就是要找出哪一種或哪幾種食物是你的過敏原。作法很簡單，只要把原本的禁忌食物每隔2天逐一加入飲食的內容即可。

當你再次接觸禁忌食物時，記得攝取的分量要足夠，然後再觀察關節炎是否會發作。假如症狀真的出現了，請暫時避免攝取這樣嫌疑食物，讓關節發炎現象先緩和下來，然後再繼續試驗其他禁忌食物。請至少等候2星期再實驗一次這項嫌疑食物。許多人的食物過敏原不只一種。

我不建議各位再次食用肉類、乳製品或雞蛋，這些食物不但是主要的過敏原，而且還可能造成荷爾蒙失調，使關節痛更為嚴重，下面將會提到此點。這些食物也會導致許多其他的健康問題。

如果避免主要的食物過敏原對你的關節炎並沒有幫助，有可能是因為你過敏的食物並不在表上，你仍然可以試用第62頁介紹的限制飲食減敏法，來找出你個人會過敏的食物。關節炎的限制飲食減敏法作法和偏頭痛的完全一樣，雖然要花點時間，但很簡單，而且將永遠改變你思考食物的方式。找到自己的問題食物就像掙脫了痛苦的枷鎖，感覺很棒。

若你還是有些關節炎的症狀，那下一步就是攝取能抗發炎的特殊食物。

意外的好處

南西原本在加入我們其中一項研究計畫時，只希望能改善她的糖尿病，她當時認為，研究中的低脂純素飲食似乎有助減重，也許能夠有效控制糖尿病，果然她很快就見到非常神奇的效果。

然而，後來南西卻得到一個額外的驚喜。有一天，當南西在準備晚餐時，她發現竟然可以輕易打開瓶蓋——自從她得到關節炎，已經有許多年沒辦法扭轉瓶蓋了。可想而知，純素飲食恰巧屏除了最容易引發關節炎的食物：乳製品；這份飲食也排除雞蛋和肉類。南西在痛苦了這麼多年後，現在關節炎可說是完全消失了，她不需服藥也不再疼痛了，她沒料到，只需簡單的飲食改變就能讓她擺脫數年來的病痛。

甩痛對策2 吃抗發炎的食物

當你的手指割傷或腳掌擦傷時，傷處會出現紅腫熱痛的現象，這就是發炎。**發炎反應代表身體正試圖增加患部的血流，加緊運送養分來修護細胞，同時帶進白血球來吞噬細菌。**

有時候身體會突然發炎，使你的關節瞬間變得又熱又痛，但這反應卻非受傷造成的，而是因為某種物質誘發了身體自然抵抗傷害的機制，情況就好比有人在擁擠的電影院裡亂叫「失火了！」一樣。發炎也會連帶造成頭痛、消化問題、經痛、牛皮癬、濕疹、顳動脈炎等其他病症。

沒有副作用的抗發炎脂肪酸

一般常見的止痛藥，像阿斯匹靈或伊普，就是藉由阻止發炎來抵抗疼痛，這些藥雖然有用，卻不能完全緩解痛苦，而且經常出現副作用。

其實有兩種來自植物的脂肪，機制類似抗發炎藥物，卻沒有副作用，它們在某些人身上能發揮強大的作用，對有些人則能帶來部分緩解。

第一種油脂叫做α－亞麻酸（簡稱ALA）。許多常見的食物都含有α－亞麻酸：蔬菜、豆子和水果；濃縮形式的α－亞麻酸則存在於亞麻仁油、菜籽油、小麥胚芽油和胡桃油，和魚油一樣屬於omega-3脂肪酸。

第二種叫γ－次亞麻油酸（簡稱GLA）的油脂則非常少見，只存在於幾種特殊的種籽油脂裡：琉璃苣油、月見草油、黑醋栗油和大麻油。

實驗結果一再顯示α－亞麻酸和γ－次亞麻油酸都能夠抵抗發炎。賓州大學和其他研究中心的研究顯示，這些天然油脂有助減輕關節腫脹、對疼痛敏感和晨間僵硬現象等等。

但下面幾種油脂沒有幫助：**橄欖油、玉米油、葵花油、紅花油、豬油、奶油和其他常見的油脂，這些油脂並沒有抗發炎的特質。**

若想知道ALA和GLA是如何抵抗發炎和疼痛，我們必須先了解是誰在燃燒關節裡的「熱火」。

發炎現象是由身體多種化學物質一起控制，當中最重要的是前列腺素。其中前列腺素E2就像著火的汽油，一旦受傷或發炎，它就會一馬當先到達傷口，關節的細胞也會在轉眼間就製造出前列腺素E2，傷口於是被「點燃」，然後前列腺素E2又會馬上消失。前列腺素E2的任務是幫助你攻擊入侵的病菌，並進行修護。不幸的是，前列腺素E2也會以同等的速度攻擊自身的組織。每個前列腺素E2分子的壽命都只有約1秒鐘，但如果細胞持續釋放它，就會像火花一樣使傷口不斷發炎，你的關節就會一直非常疼痛。

脂肪是製造前列腺素E2的原料，特別是肉類和烹調用油的脂肪，當你吃下這類食物，當中的脂肪就會儲存在身體細胞外層的薄膜，然後這些脂肪就會靜靜的待在那裡，等待時機變成危險的化學物。

小心花生四烯酸

引起發炎的前列腺素E2主要是來自花生四烯酸。肉類含有花生四烯酸（一般肉食者平均每日會吃進200至1,000毫克的花生四烯酸），另外，亞麻油酸這種脂肪在人體也會被轉變為花生四烯酸。亞麻油酸主要來自烹調用油，特別是玉米油、葵花油、紅花油和棉籽油。植物本身並不含花生四烯酸，因為植物缺乏製造花生四烯酸的酵素。

一般西方飲食中除了有太多飽和脂肪以外，亞麻油酸也是α－亞麻酸的20倍以上，這樣的飲食會使身體的每一個細胞都逐漸發炎。一份最佳的飲食法是排除肉類、乳製品和額外添加的油脂，並完全以植物性食品為主。

天然油脂

α－亞麻酸（ALA）		γ－次亞麻油酸（GLA）	
菜籽油	11%	黑醋栗油	17～18%
亞麻仁油（flaxseed）	53～62%	琉璃苣油	24%
亞麻籽油（linseed）	53%	月見草油	8～10%
大豆油	7%	大麻油	19%
胡桃油	10%		
小麥胚芽油	7%		

另外有兩種前列腺素的作用剛好相反，可以停止發炎現象，它們分別叫做前列腺素E1和前列腺素E3，這兩者就像是噴灑在「滾燙」關節上面的冷水，能夠澆熄紅腫熱痛的現象。

這些專有名詞並不重要，下面的知識比較實用：如果你服用琉璃苣油、月見草油或黑醋栗油的營養補充品，裡面的GLA就會轉換成前列腺素E1，進而澆熄你關節上的熱火。同樣的道理，若你能攝取富含ALA的食物，ALA就會轉化成前列腺素E3，然後發揮抗發炎的作用。

你吃進脂肪的種類會決定身體製造出哪一種前列腺素，**如果你吃進很多肉類和烹調用油，你身體的細胞薄膜外圍就會堆積許多會引起發炎的脂肪。**反之，若是你改攝取較多的ALA和GLA，這些健康的油脂會取代原本的脂肪，隨時準備提供抗發炎的成分，你不會喪失原本製造前列腺素E2的能力，受傷時還是會產生發炎反應，但卻比較能避免過度發炎。

GLA不需醫師處方，在健康食品店就能買得到。琉璃苣油的GLA濃度最高，所以你可以吃進最少的油就得到最大的助益。

攝取這些油脂後約需數週才能發揮作用，而完整的功效也許要6個月才能看見。若有副作用，像是腹瀉，症狀都很輕微，而且過一陣子就會消失，雖然如此，我還是希望你能先和醫師商討之後再使用抗發炎油脂，因為這些油脂的作用真的和藥物很像，就算目前看似相當安全，但我們仍不能確定長時間使用是否會產生副作用。**如果你現在懷孕或可能懷孕的話，請勿服用GLA，因為它會增加流產的風險。**

典型的關節飲食療法包含下面每一種補充品，每天1次，通常和晚餐一併服用。

1. 琉璃苣油、月見草油或黑醋栗油，含1.4或2.8克GLA。
2. 亞麻仁油1湯匙（或4顆膠囊）。
3. 維他命E，400國際單位或高血壓患者的劑量。維他命E能防止油脂氧化。

有些人會服用魚油作為抗發炎的油脂，不過，植物萃取的油脂不會使服用的人散發一種魚腥味，但這難聞的體味卻會出現在服用魚油的人身上；植物萃取的油脂化學成分也比較穩定，所以比較不容易氧化，飽和脂肪也比較低，而魚油裡有15%到30%是飽和脂肪，這含量是植物萃取油脂的2倍。事實上，屬於哺乳類的人類，是靠食用陸地植物來合成ALA，魚類也是一樣，是靠食用海底的浮游生物來製造體內的ALA。

• 食物中天然的ALA

雖然GLA很稀有，可是ALA卻很常見，在綠葉蔬菜、豆子、其他豆科植物和水果中皆有。這些食物的各式油脂量都不多，但其中的油脂大部分是ALA，你的細胞膜只能容納定量的油脂，如果你的飲食富含這類食品，那麼你的細胞膜就會充滿許多ALA。

注意！

雖然大部分的植物性食品的油脂量都很低，但是堅果卻例外，如在100克的胡桃中，就有57克是脂肪，只有7克是ALA。

糟糕的是，萬一你吃進許多肉類、乳製品、酥油和烹調用油，你的細胞膜就會被這些不友善的油脂所占據，而缺乏ALA。一塊雞肉或一個漢堡裡面的劣質脂肪量，大大超過了蔬菜裡的優質脂肪，所以會立刻將ALA排擠出細胞膜外。這些劣質脂肪會結合原本使用ALA的酵素，於是導致身體發炎。好

消息是，即使你已經吃了多年的漢堡和薯條，現在你仍有能力將這些劣質油脂排出細胞。正如你能夠幫汽車換機油，也可以幫細胞換油；雖然為細胞換油需要較長的時間，但絕對可行。

假設你長久以來都是採用典型的北美或歐洲飲食，也就是雞肉、牛肉、雞蛋以及用烹調油料理的餐點，你的細胞現在應該充滿了這些食物的油脂。如果你能夠**每天吃1湯匙的亞麻仁油或亞麻籽油，這些油脂裡面的omega-3就會逐漸取代你細胞中的脂肪，你將比較不容易發炎。**亞麻仁油和亞麻籽油約有一半的油脂是ALA；相較之下，玉米油、棉花籽油和奶油裡面的ALA只有約1%。

如果你能大量食用綠葉蔬菜、豆子和水果，同時避免和優質脂肪競爭的動物性油脂和烹調用油，你的細胞內優質脂肪的比重就會增加。

富含ALA的植物性食物

* **蔬菜**：馬齒莧、萵苣、綠花椰菜和菠菜等。
* **豆科植物**：海軍豆、花豆、皇帝豆、豌豆、扁豆等。
* **柑橘類水果**：這類水果富含ALA，如果你確定不會過敏就可以食用。
* **油脂**：亞麻仁油、亞麻籽油、菜籽油，以及胡桃油含量最高，其次是小麥胚芽油和大豆油。一般油脂像玉米油、紅花油、葵花油，或棉花籽油的ALA含量都很低。

• 攝取一點點就夠了

你的汽車需要加好幾公升的汽油，因為它必須燃燒汽油才有動力，但它卻只需一點機油防止引擎因摩擦而過熱；同樣的道理，你的身體需要從澱粉類中攝取足夠的卡路里來產生能量，像麵包、豆類、馬鈴薯和其他蔬菜，但你的總熱量應該只有3%到4%是來自脂肪和油脂才對。許多人的脂肪攝取量是這個數字的10倍，而且我們吃進的脂肪中大部分都是劣質脂肪，若平常多吃蔬菜、豆類和水果，你就可以讓體內優質脂肪的比例升高。

• 你的食物決定你的健康

你也許不相信，若是你拿一支針插進腹部或大腿，然後取出一點脂肪樣本做分析，就可以看出前一兩年你是吃進哪些種類的脂肪，不管是魚油、橄欖油或牛油，這些全都會累積到你的細胞膜內。整體而言，採取植物飲食的人的體脂肪較低，而且他們的體脂肪主要是ALA和其他由ALA製造出來的omega-3，素食者體內容易造成發炎的脂肪量，也比食肉者來得低。

如果對你而言，食物過敏原會引發關節痛，避免食用這些問題食物為你帶來的助益，要比多吃優質脂肪來得更快更顯著。然而，改變你攝取的脂肪總量和類型仍是很重要的一個環節。

尚在發展中的研究

雖然我們現在已經知道，類似GLA的天然油脂能夠澆熄關節裡的熱火，卻尚未徹底了解這作用背後的機制。事實上，在1982年以前，我們根本不知道飲食中需要omega-3，是一位6歲女孩改變了這一切。這位女孩在一起槍殺案中失去了大部分的腸道，而無法正常消化食物，所以只能由靜脈注射餵食。她逐漸產生神經異常的症狀，包括神經麻木和視力模糊，直至無法步行。最後發現問題是出在注射的食物中缺乏ALA，在醫師為她補充ALA之後，她的症狀很快就消失了。

蔬菜和水果還有其他附帶價值：富含天然的抗氧化劑。這些抗氧化劑本身也許就有抗痛功效，稍後我將說明這點。如果你現在正在試圖找出你的食物過敏原，你應該盡量食用煮熟的蔬菜和水果；然而，當確定某些食物的安全性後，我會鼓勵你盡量多吃生鮮蔬果。

好用的薑

我們通常認為香料是增味劑，但其實許多香料有健康益處，或許這就是為什麼有時候我們會很想吃到這些香料。大蒜大概是最負盛名的香料，因為研究證實它有降膽固醇的功效，然而大蒜絕對不是唯一有健康益處的香料。

試管實驗顯示，許多香料有抗發炎的功效，其中研究最徹底的大概就是薑了。人體內有某些酵素會製造引起發炎的前列腺素，而薑正能夠封鎖這些酵素的作用。傳統印度吠陀醫學早在幾世紀前就使用薑來治療關節炎。

早在1980年代早期，丹麥有一組研究團隊就開始調查薑的療效，他們在無意間促使大眾去探索薑的功效，於是展開了針對薑的自然實驗。事情經過是這樣的：其中一位研究員告訴報社記者：「試管實驗顯示出薑的抗發炎作用，因此也許薑可以用來治療關節炎或其他發炎性疾病。」許多讀者閱報後決定親自嘗試看看，隨後許多人開始向研究實驗室回報他們的試驗結果。

一位患有風濕性關節炎的50歲男性發現，在連續1個月每天吃新鮮薑粉後，疼痛竟消失了；一位骨性關節炎的女性患者則發現腫脹程度降低，而且關節靈活度變高了——總共有28位風濕性關節炎和18位骨性關節炎患者分享了他們的體驗，絕大多數人的疼痛腫脹現象都有顯著的改善。

下面是一則最有趣的案例：有個人一次吃進大量瑰柏翠牌的薑味葡萄柚果醬，裡頭薑的成分約占了15%，結果抗發炎的效果持續了好幾天。

針對人類受試者的血液測試顯示，**薑能夠調節體內酵素的作用，防止身體製造引起發炎的化學物**，效果和之前的試管實驗一致。然而，目前尚未有臨床對照研究來比較使用薑和使用安慰劑的差異，而且可能永遠也不會有這

舊藤變新藥？雷公藤的抗發炎功效

有項驚人的實驗性療法是取用一種令人意想不到的植物——雷公藤。雷公藤是生長於中國南部的蔓生灌木植物，它的葉子、花朵，甚至根部的皮皆有毒性。事實上，由於它的毒性非常強，因此還被用來做農業用殺蟲劑；吃下由它的花粉所製成的蜂蜜也會致命。

然而，有一位古人竟然發現這種有毒植物的內根可以治療關節炎，於是它被廣為中國鄉民使用。

雷公藤的現代歷史是從1960年代晚期的中國文化大革命開始，當時毛主席命令逐漸西化的醫師必須離開城市去做「赤腳醫師」，藉以學習鄉間的中國傳統醫學。許多醫師都百思不解：雷公藤竟然能對抗發炎的疾病，包括關節炎。於是，很多醫師開始研究起雷公藤的萃取物，到了1980年代晚期，臨床對照研究發現，和安慰劑比起來，雷公藤能有效改善關節的僵硬、腫脹和疼痛現象。事實上，雷公藤的療效比一般非類固醇的抗發炎藥更好。這項實驗結果將雷公藤帶到太平洋的另一岸——德州大學的研究員正以關節炎病患來測試它的療效。

雖然雷公藤是天然植物，它還是可能有潛在的副作用。雷公藤有可能造成身體出疹、腸胃道不適、月經暫時消失以及血球數量變少，但這些副作用並不能否定它對於關節炎的療效，因為一般治療關節疼痛的藥物也有相當大的副作用。舊藤真的能變成新藥嗎？請拭目以待！

樣的研究出現；因為沒有一個製造商會願意花錢贊助薑的測試，畢竟製造商不能申請薑的專利權，而且市面上到處都買得到薑。

雖然缺乏對照實驗，但醫師可以利用另一種方法測試——「一人研究」（n of 1，一般實驗研究都用n來簡稱參與實驗的人數）。在「一人研究」中，醫師和病人同意以下實驗方式：醫師會在不同的時間點提供病人一樣活性化合物（此處是薑）或安慰劑，然後要病人觀察效果。比方說，若病人在服用那樣活性化合物3個月後，發現關節有明顯的變化，而在改吃安慰劑後變化卻消失了，醫師可以繼續重複多次相同的實驗，直到確定結果為止。假如醫師和病人能謹慎進行「一人研究」，通常能得到具統計意義的結果。

一般薑粉的使用量是每天半匙到1茶匙（1至2克），有些人的服用量是這樣的4倍。要感受到療效，請耐心等4到12週。目前無任何報告指出薑會引起副作用，美國政府也將它列在「一般公認很安全」（GRAS）的資料中。

其他香料，包括丁香油、大蒜、薑黃和小茴香，都在試管實驗中顯示出類似的效果。在印度，薑黃也被作為抗發炎的物質，可以每天塗抹在皮膚上或直接食用，劑量最多為5克。可是，這幾樣香料都尚未經過臨床研究證實。

甩痛對策3 抗氧化食物終止傷害

我們不只想要遠離關節炎的痛苦，也希望能終止此病給關節造成的傷害。以分子的角度來說，這傷害是自由基所造成的。

小心自由基

自由基是細胞產生的廢物，屬於極不穩定且具傷害力的分子，以生化角度來看，等同於工廠排放的廢氣。你的白血球也會製造自由基來抵抗細菌，不幸的是，這些微小的毒物最後竟會攻擊自己身體的組織——一般相信自由基就是造成發炎傷害的元凶。

自由基對已經發炎的關節會造成更嚴重的問題，就發炎的膝關節為例，病患每走一步，膝關節的血流會暫時喪失；而關節休息的時候，血流又會湧進患處。這樣極不穩定的血流會加速身體產生自由基，造成關節部位產生更嚴重的傷害，若想保護自己，你必須中和這些自由基。

抗氧化的營養素

組成身體的細胞和你身體其他細胞一樣，都被一層細胞薄膜環繞，細胞膜裡面有內建的抗氧化物來趕走自由基。β－胡蘿蔔素是最有名的抗氧化物之一，胡蘿蔔和甘藷的橙黃色外皮就是富含β－胡蘿蔔素的證據。β－胡蘿蔔素會待在細胞膜內，準備要中和隨時會入侵的自由基。

各種食物的抗氧化劑含量

種類	維他命C（毫克）	β－胡蘿蔔素（微克）*	維他命E（毫克）**
蘋果（1顆）	8	4	0.4
綠花椰菜	74	175	3.0
球芽甘藍	96	56	1.4
紅蘿蔔（1根）	7	1,012	0.3
白花椰菜	54	2	0
鷹嘴豆	2	2	0.6
粉紅葡萄柚（1顆）	94	16	
海軍豆	2	0	1.0
鳳梨	24	2	0.2
糙米	0	0	0.4
大豆	3	0	3.4
新鮮菠菜	8	101	0.6
草莓	82	1	0.2
甘藷（1塊）	32	48	0.3

除非另有註記，每份為1杯量

資料來源：J. A. T. Pennington, Bowes and Church's Food Values of Portions Commonly Used, 第18版（費城：Lippincott, Williams, and Wilkins, 2005）。

* β－胡蘿蔔素含量是以維他命A活性量為計算值。

**維他命E含量是以α－生育醇當量為計算值。

細胞表面也有維他命E和礦物質硒，它們會和β－胡蘿蔔素合作，成為身體裡抗氧化防護罩的重要部分。礦物質硒存在於穀類、豆類和蔬菜中。

水果和蔬菜也提供維他命C。維他命C就像巡邏兵，在血液以及細胞之間充滿液體的間隙中偵察，它們的任務是找出還沒到達細胞的自由基；當維他命E因為抵抗自由基而受損時，維他命C能幫忙修護受傷的維他命E。

維他命營養補充品也許會有點幫助，但絕對無法取代富含抗氧化物的食物，畢竟β－胡蘿蔔素藥丸就只含有單一β－胡蘿蔔素；相對的，胡蘿蔔、甘藷和菠菜則含有上百種β－胡蘿蔔素，天然平衡的β－胡蘿蔔素最適宜人體吸收，這是維他命藥丸所無法比擬的。

油脂和鐵的危險性

你的飲食中有兩部分會加速自由基的傷害。

第一部分是油脂，之前提過，某些微量的天然植物油可以抵抗發炎；然而，若吃進過多，油脂反而會造成更多自由基生成。在這方面，魚油對身體的負面影響最大，但所有油脂皆是如此。

這就是為什麼一般說來，除非你想暫時緩解某些症狀，否則我會建議你著重在改善油脂的平衡，而非在飲食中加進更多種新的油脂。這也是為什麼油脂療法通常會要求病人服用維他命E，用意即是要避免油脂產生的自由基對身體造成傷害。

鐵質會加重自由基對身體的損害，它不但會加快身體製造自由基的速度，還會使傷害更為嚴重。當然，你的飲食中需要一點鐵質以幫助紅血球運送氧氣，可是鐵質很不穩定，這就是它這麼容易生鏽的原因。

大部分人飲食中的鐵質都大幅超過身體所需，這一方面是因為維他命補充品內通常含有鐵質；另一方面則是以肉類為主的飲食造成的。我們大多數人從小就是採用肉類為主的飲食，這種飲食含有太多容易造成吸收過量的鐵質，身體內部多餘的鐵質會等著隨時造成傷害。要檢查身體有多少鐵質很簡單，如果身體累積過多鐵質，要去除也不難。你應該要這樣做：

1. **請醫師檢查你體內的鐵質量。**檢驗方法通常是抽血檢驗血清鐵蛋白、血清鐵和總鐵結合能力。
2. **如果你的檢驗結果顯示鐵質過高——其實大多數成年男性和更年期女性皆是如此——你可以藉由規律運動和捐血來將體內鐵質降至正常值。**而常去當地的捐血中心捐血不但能幫助你除去多餘的鐵質，還能幫助需要的人。
3. **為保持體內的鐵質平衡，最好從穀類、豆類、蔬菜和水果中攝取鐵質。**這些食物都富含鐵質，且身體能輕易地控制植物性的鐵質。當你有需要時，身體會吸收多一點；當你有足夠的鐵質時，身體就會吸收少一點。
4. **避免食用肉類。肉類的鐵質屬於血基質鐵，你的身體無法控制這種鐵質的吸收。**即使你體內的鐵質已經過剩，血基質鐵還是會強行進入你的消化道，隨之進入血流，就像派對裡的不速之客。

甩痛對策4 使用抗生素治療關節炎

你可能會覺得很奇怪，某些形式的關節炎的最佳治療方法竟是抗生素。醫師早就知道某些細菌會造成關節炎，像生雞肉和生牛肉裡面常出現的汙染物：沙門桿菌、彎曲桿菌或耶氏桿菌。有時關節疼痛會持續數月甚至數年。

沙門桿菌感染很常見，但大家常不曉得自己受到感染，媒體也不常報導這些案例，許多人以為只是得到感冒。然而，**每7個感染沙門桿菌的患者，至少有1個會伴隨產生關節症狀，通常被影響的部位是膝蓋、手指和肩膀。**

有時候細菌會直接入侵關節；有時候問題則出在抗體：細菌入侵消化道時，身體會製造抗體，抗體隨著血流進入關節，於是引起發炎。

超市裡的雞肉包有30%會出現感染性細菌，牛肉則有15%；烹煮雖然能夠殺死病菌，但有些細菌會從雞肉包裝滴到流理台或被廚房海綿吸收。

除了感染性細菌，其他種類的細菌也可能會影響關節，這也是為什麼醫界愈來愈重視抗生素在治療關節炎方面的效果，雖然目前這議題仍有些爭議。多年前醫界就懷疑細菌感染會造成關節炎，現在這方面已得到證實，但發生的頻率仍未獲得證實。醫師會指導你如何應用最新的抗生素療法。

骨性關節炎

骨性關節炎也稱作退化性關節疾病，是身體日積月累的耗損所造成的，如果你能透視身體各處的關節，例如手部、手腕、髖部、膝蓋、足部、肩膀或脊椎，會看到骨刺和受損的軟骨。外傷以及工作上反覆的動作會造成骨性關節炎，奇怪的是，跑步似乎沒有這個負面影響。

骨性關節炎處方箋

治療骨性關節炎最重要的方法就是減重。

一個人每超重4.5公斤，就會提高膝蓋得到骨性關節炎的風險約30%。雖然超重會讓膝關節承受慢性壓力，然而，骨性關節炎卻不單純是體重所引起的。超重其實也會增加手部得到骨性關節炎的機率，沒有人知道確切的原因，但是有可能是因為脂肪細胞會製造雌激素，而太多雌激素似乎會造成關節受損。

這個理論是來自於下面這個觀察：女性患者比男性更容易罹患骨性關節炎，尤其如果是雌激素過多的女性，得到骨性關節炎的風險更高，例如，子宮肌瘤就是雌激素過多的徵兆。可喜的是，減重這個最佳方法，恰好也有助於平衡荷爾蒙。

甩痛對策1 低脂高纖的飲食

如果能避免高脂食品（肉類、乳製品、油炸物和植物油），同時平日多吃穀類、豆類、蔬菜和水果，即使你不特別計算卡路里，也能輕易減重。而且當你採用低脂高纖的飲食法，血液中的雌激素很快就會降至健康值，第7章會更詳細介紹這些食物調整荷爾蒙的功效。

維他命E能夠減輕骨性關節炎患者的疼痛並改善關節的靈活度，一般建議服用量是每天400國際單位，高血壓患者為100國際單位。

有些骨性關節炎患者發現，避免常見的食物過敏原對病情會有很大的幫助，可惜的是，研究員雖然已經確認某些食物會引發風濕性關節炎，卻尚未有研究證實骨性關節炎也是食物引起的，現在也沒有足夠資料顯示某些必需脂肪酸能治療骨性關節炎。然而，上述的基本抗關節炎飲食法和必需脂肪酸療法不但有益健康，而且十分安全，值得你試驗看看是否有效。

葡萄糖胺能有效對抗骨性關節炎疼痛。雖然一些較早期的葡萄糖胺是由水中生物的甲殼製成的，但現在已經有些較新的品牌是用玉米作為原料，蔬食生活（VegLife）牌即是一例，健康食品店及網路商店皆有販售。

魔鬼爪和白柳皮是有可能改善骨性關節炎的藥草，請參閱第1章。

甩痛對策2 用辣椒素減輕疼痛

一般人也許很難相信，辣椒竟然可以用來減輕疼痛。你不用真的吃辣椒，辣椒裡面的辛辣成分，也就是辣椒素，已經被製造商混合在一種乳膏內，可以拿來塗抹在疼痛的關節皮膚上。

如果我們能透視神經內部發生的現象，這治療策略看起來就像是以火制火；辣椒素在刺激疼痛神經後會引發短暫刺痛的感覺，此時辣椒素會耗損許多P物質，而神經正需要這種化學物質來傳遞疼痛訊號，所以在P物質消失之後，疼痛神經的感應系統也隨之關閉。這是一種古老的疼痛療法，早在1850年就開始被用來治療牙痛。

臨床對照實驗顯示，**骨性關節炎患者用辣椒素可以減輕疼痛度**，辣椒素這方面的療效已獲得權威醫師的肯定。因為辣椒素是用局部塗抹的方式，所以沒有藥物交叉影響的問題，也沒有嚴重的毒性；在最初使用的前10天左右，塗抹後的2小時內皮膚會有輕度到中度的灼熱感，這是最主要的副作用。隨著每週不間斷使用，止痛效果會愈來愈強，這可能是因為P物質已經全被消耗殆盡，尤其在使用的前2週效果最明顯。

這療法對於只有一兩處關節疼痛的患者最有效，而且可同時適用於骨性關節炎和風濕性關節炎。

痛風

痛風會帶來椎心刺骨的疼痛，一般是從腳部的大拇指開始發作，然後疼痛逐漸散布到其他關節，患者通常需要住院治療。如果你拿一支針刺進關節，然後取出關節液體樣本，就會看到疼痛的導火線：關節液體裡充滿了尿酸結晶。

大部分物種都會盡力清除掉體內的尿酸，它們體內都有酵素可以很快分解並排除尿酸。然而，人類、昆蟲、鳥類和爬蟲類卻想保留尿酸，因為尿酸像維他命C一樣，是很強大的抗氧化劑。在某些人身上，尿酸會累積在關節或在身體某些部位留下粉狀的沉積物，例如耳朵皮膚、上臂、手肘或腳跟與小腿間的大塊肌腱（阿基里斯腱）；在這些部位，白血球會試圖吞噬尿酸，結果就引起發炎、疼痛和關節損害。

飲食中有兩部分特別容易引起痛風：肉類和酒精。影響最大的是蝦蟹、沙丁魚、鯷魚、動物內臟（例如肝和腎）和啤酒。然而，一般的高蛋白飲食皆有可能引發痛風，雖然目前仍不清楚為什麼高蛋白飲食會造成痛風，最好還是能免則免。如果你的營養是來自穀類、豆類、蔬菜和水果，你可以攝取到適量的蛋白質，而且不會出現過剩的現象。

容易有痛風的人若是突然改變飲食，痛風常會發作，所以若你目前正在服藥，或在進行飲食轉變時，請勿擅自停藥。請和醫師商討是否可以停藥，並決定何時是最佳的停藥時機。

顳顎關節疼痛

下巴和耳朵前面連接的部位稱作顳顎關節，顳顎關節的任務十分重大，每天必須承受數百次我們咀嚼食物所帶來的壓力，如果牙齒排列整齊且沒有特殊的外傷的話，這些關節通常能自行修復。

不過，每3到4人中有1位會出現顳顎關節障礙症狀：靈活度降低、咬合困難以及觸摸時會有疼痛感。

上述通常是外傷所致，例如車禍或摔倒；而醫療手術或牙齒治療時，由於下顎長時間過度張開，也可能引起顳顎關節疼痛。然而，很多症狀乍看很像顳顎關節障礙症，像是偏頭痛、顱內腫瘤、動脈瘤，甚至萊姆症，因此務必尋求正確的診斷。

若診斷結果確定是顳顎關節障礙症，許多病人都不會太過擔心，因為此病會自行消失，通常不需進行重大的療程。有時候顳顎關節障礙症會持續1到2年，但之後就會不見。一般療法是使用抗發炎藥和運動，有時醫師會使用某種形式的口內固定夾板，這個方法至少對¾的病患有效。

在食物的選擇方面，為了降低關節壓力，顳顎關節障礙症患者必須選用較軟的食物以及小口小口進食。疼痛診所有時會建議使用維他命B6，維他命B6也被應用於腕隧道症候群及糖尿病疼痛等症狀，一般建議劑量是每天100到150毫克。

有時候風濕性關節炎或骨性關節炎的患者，也會出現顳顎關節障礙的症狀，這代表食物或許和顳顎關節障礙症也有關。目前仍需更多的研究找出引發顳顎關節障礙症的食物過敏原，而必需脂肪酸的療效也尚未獲得證實。

有些調查人員猜測，雌激素也許和顳顎關節障礙症有關，因為女性患者人數大大超過男性患者，而且研究員也發現，關節內部也有雌激素接受器。研究員相信，雌激素會增加細胞內部的發炎物質，所以若是外傷引起了顳顎關節障礙症，雌激素會讓病症加劇。

如果雌激素真的和顳顎關節障礙症有關，若能採取低脂高纖的飲食（見第7章），不只能降低雌激素，還能同時避免顳顎關節障礙症。就目前看來，燕麥粥或蘋果醬這類食物的主要價值，還是在於這類軟食能夠減少下顎的工作量。

下顎的工作很沉重，不需發生極大的外傷也會累積損害，但是，如果你能避免問題食物，同時採取行動來降低身體的發炎反應，許多人都能夠減緩症狀，使下顎恢復以往的功能。

Chapter 5

甩掉胃痛和消化道問題

消化道問題是藥廠的搖錢樹：胃腸痛的人每天不斷到藥房購買各式各樣的藥劑，諸如抗酸劑、胃酸抑制劑、瀉藥、纖維補充品，以及抑止排氣的藥品，但是這些藥物效果短暫，所以病人必須不停購買。

不過，你其實不必加入這些人的行列！很多人都以為腸胃痛或便祕是無法避免的問題；事實上，正確飲食對這些症狀有明顯快速的療效。

比方說，雖然潰瘍性結腸炎和克隆氏症有可能是基因造成的，但基因並不能決定一切，改變飲食內容經常能大幅改善病情；就另一方面來說，以前大眾都認為潰瘍是食物引起的，所以被迫放棄辣味食物和咖啡，但今天這些食物已被宣判無罪——大部分的潰瘍其實是細菌感染所引起的，通常使用抗生素就可以達到持續性的治療效果。

胃潰瘍&十二指腸潰瘍

所謂胃潰瘍是指胃壁有小部位出現腐蝕現象，若腐蝕處出現在腸道最上方，則稱之為十二指腸潰瘍。

⊙真正的病因

某些潰瘍是阿斯匹靈或其他抗發炎藥物造成的；至於其他種類的潰瘍，在不久之前，專家還一直認為是壓力、辛辣物，或過量的黑咖啡導致胃酸過多所導致。

因此，醫師以往會建議病人放鬆身心、忌食辛辣物，並服用抗酸劑或胃酸抑制劑，這觀念使這類產品到現在仍很暢銷。

然而，在1983年，一位名叫貝瑞．馬修（Barry Marshall）的澳洲醫師卻發現這些醫師都錯了，**不管是辣椒、印度咖哩、所得稅單或是卡布奇諾咖啡，全部都不會造成潰瘍。潰瘍其實是細菌感染所造成的**，就像鏈球菌性喉炎或肺炎一樣，造成潰瘍的罪魁禍首是——幽門螺旋桿菌。

胃潰瘍處方箋

甩痛對策1 抗生素療法

幽門螺旋桿菌造成的潰瘍只要靠2週的抗生素療程就可以消滅，而且95%的潰瘍不會再復發，一旦根除感染源，你的胃就不會像現在如此脆弱敏感，同時又可以再次享用墨西哥辣椒口味的番茄莎莎醬了。

幽門螺旋桿菌也會引發胃炎和其他消化道問題，這些細菌是從哪裡來的呢？其實可能在我們幼年時就已經受到感染了，也可能是被家人傳染，或是飲用受到汙染的水；如果沒有接受治療，我們將終身和這些細菌共處。

約有半數的美國和歐洲的成年人曾經感染幽門螺旋桿菌；其中，成長於擁擠或不潔環境的孩童，比較容易遭受感染。目前年輕一代因受惠於環境衛生的改善，感染率已經大為降低。這些細菌常會在身體潛伏數年之後才引發症狀。

幽門螺旋桿菌可以藉由血液、唾液或呼吸測試檢查出來。如果你除了胃痛，還伴隨有體重減輕、血便、黑便，或其他奇怪或令人憂心的現象，醫師會用內視鏡為你作檢查，並取一小份組織樣本檢查是否有幽門螺旋桿菌。

抗生素療程很簡單，一旦你成功消滅病菌，通常就可一勞永逸了。

幽門螺旋桿菌的發現徹底改變了潰瘍的治療方式，而這項發現也帶來其他更驚人的研究成果。有一種胃癌的類型稱為胃淋巴瘤，在胃淋巴瘤患者的體內，幽門螺旋桿菌的感染程度極為嚴重。在最近的一項實驗中，研究員使用抗生素來治療患者的感染，結果癌細胞竟然萎縮了。以前從來沒有人會想到用抗生素治療癌症，然而，這類腫瘤似乎就是因為受到刺激而生成的；換句話說——幽門螺旋桿菌竟然就是胃淋巴瘤的病因。

甩痛對策2 用甘草保護胃壁

如果胃痛不是幽門螺旋桿菌造成的，你可以考慮使用甘草治療。甘草既不能殺死病菌，也無法吸收胃酸，要了解甘草的作用機制，首先要知道**胃壁有一層保護膜，這層保護膜是由許多分泌黏液的細胞組成的，而甘草正可以增加這些細胞的數量。**

目前有各種甘草萃取物都被用來減輕各種胃痛，包括十二指腸潰瘍或胃潰瘍，但有時這些萃取物會產生副作用。在健康食品店可以買到一種較新且較無副作用的產品：DGL嚼錠。DGL可以預防各種胃部不適的症狀，包括非類固醇抗發炎藥給胃帶來的刺激。

甩痛對策3 避免引起胃酸逆流的食物

胃部會製造強烈胃酸來消化食物，但胃部也有一層特殊的胃膜來抵抗胃酸，可是，如果胃酸逆流至食道，就會引起心絞痛，也稱**胃食道逆流症**（GERD）。括約肌原本應該會阻止胃酸逆流，但許多因素都會削弱括約肌的功能，盤中的食物即是問題之一。

有時候胃食道逆流症會給患者帶來極大的痛苦，甚至誤以為是心臟病發作了。然而，胃食道逆流症的痛是一種燒灼感，這有別於心臟病發所帶來的胸部壓迫感；胃食道逆流症也不會伴隨呼吸急促、噁心或冒汗等現象；心臟病發時運動會使症狀更嚴重，但胃食道逆流症則不會。

我們該如何治療胃食道逆流症呢？如果你這幾年來體重增加了不少，減重將是最有效的療法之一。高纖低脂的食物能幫助減重，例如蔬菜、水果、豆類或全穀類；即使在你體重尚未減輕前，攝取這些食物也能避免胃食道逆流症發生。

此外，你也應該避免某些食物：**高脂食品、酒精、巧克力和薄荷常會放鬆括約肌，進而引起胃酸逆流**，如果你有心絞痛，應該要避免這些食物。你最好也遠離柑橘類果汁、番茄製品、咖啡和酒精，不管胃酸是否有逆流現象，這些食物都會直接刺激食道。

在夜間吃點東西也會有幫助。另外，幽門螺旋桿菌也有可能引起心絞痛，如前所述，治療方式很簡單。

大腸激躁症

大腸激躁症（IBS）亦稱為痙攣性大腸，是一種十分惱人的症狀，你的腸道似乎無法正常運作——腹瀉便祕交替出現，腹部時常有脹氣、排氣或疼痛的現象。在正常情況下，消化道是以很有秩序的方式來移動食物，胃部會指示大腸讓食物往下移動，這過程的方向是固定的，就如同我們必須從牙膏軟管最下面擠出牙膏一般。不過以大腸激躁症來說，腸道運作並不協調，好像同時從牙膏兩邊擠壓一樣。

若你患有大腸激躁症，你絕不孤單——約有15%至20%的北美人口患有大腸激躁症。醫師通常會依據你的病史來進行診斷，他會詢問你是否有下列這些現象：排氣多、脹氣、排便習慣改變以及解便完隨即消失的腹痛；同時也會檢查你是否患有克隆氏症、潰瘍性結腸炎、憩室炎、吸收不良症、糖尿病或甲狀腺機能亢進症。

此外，他還會研究抗生素、抗酸劑或瀉藥是否使問題更為嚴重；也必須判斷你是否受到變形蟲或梨形蟲的感染。

以上這些都可以透過簡單的抽血、糞便樣本、結腸鏡檢查或鋇劑灌腸攝影來檢查。雖然有些腸胃科醫師會要你作無數的檢查，但大部分醫師並不會如此大費周章，因為大腸激躁症其實是很常見的症狀。

大腸激躁症處方箋

只要應用幾個簡單的方法就能夠大幅改善病情，對許多人來說，唯一要做的就是多攝取能緩和消化道的食物，同時避免會造成腸道痙攣的食物。有些人會對某些特定的食物過敏，這並不難解決。**如果你的腸道問題一直無法改善，可能就需要使用天然薄荷油或薑來促進腸道功能。**這些方法將在下面詳細敘述。

甩痛對策1 安撫你的消化道

某些食物能安撫消化道，你應該要多多食用這類食物。當然，幾乎任何食物都可能是過敏原，所以若是你對某種食物過敏，請避免食用那樣食物。

舒緩消化道的食物

• 米

米既營養又極少引起過敏，如果你患有大腸激躁症，或暫時性的便祕、腹瀉，米對你會很有幫助，而且米的脂肪非常低，所含的蛋白質和複合碳水化合物又很好消化，因此能夠恢復腸道的正常功能。

糙米是最好的選擇，因為它保留了天然的纖維外皮。在第246頁，我將介紹個人簡單的煮米法，這方法能保留糙米的口感和風味；或者你也可以在抽屜裡放些米餅應急用，但請選擇原味、未加糖的種類。

- **燕麥**

此產品富含可溶性纖維，也就是可溶於水的植物粗糠；而小麥和許多穀類的纖維則是屬於不可溶性纖維。可溶性纖維就是燕麥出名的原因，因為這種纖維能夠降低膽固醇。燕麥也能幫助消化。

如果旅行常會減弱你的消化功能，燕麥將會是你的救星。旅館常會供應燕麥片，你也可以在行李箱中放一些即食燕麥片。食用時記得不要加牛奶。

若你的消化道問題是麩質過敏症造成的，因為無法消化穀類的蛋白質，所以得避免燕麥和所有其他穀類，只能食用米和玉米，這是很可惜的一點。

- **蔬菜**

蔬菜也富含可溶性纖維，若你將蔬菜煮到熟透且烹調時不添加油脂，它也很少引起過敏。豆子、豌豆和扁豆都富含可溶性纖維，但每個人對豆類的消化能力都不同，下段將說明此點。

動物性食品或精製糖內完全沒有纖維，你最好能夠完全避免這些食物。當你的消化道必須處理甜食、魚肉、雞鴨肉、紅肉、牛奶、優酪乳或乳酪，此時就會缺乏纖維來促進消化，結果可想而知。因為動物性食品是西方國家的飲食主角，所以西方人士常有便祕的困擾。人類腸道的結構原本就是設計用來消化植物性食品，如果我們還給腸道它需要的食物的話，便祕其實就能不藥而癒。

引發大腸激躁症的食物

高脂食品是造成大腸激躁症的主因，漢堡、油膩的薯條、洋芋片或棒棒腿都可能導致嚴重的消化道問題，症狀有時會持續數小時之久。原因在於，任何種類的脂肪只要一「接觸」胃部或十二指腸，即使在尚未被吸收的狀態下，還是會刺激腸道蠕動，但這不代表吸收速度會變快，如果腸道運作功能不夠協調，你就會有脹氣或絞痛的感覺，反而不會腹瀉。

腸道上布滿了許多神經，這些神經能夠察覺你吃進了什麼食物，進而促使消化液分泌並刺激腸道蠕動。舉例來說，當橄欖油接觸到胃部和十二指腸時，這些神經會引起腸道蠕動。實驗發現，當研究員將麻醉劑注入胃部神經後，橄欖油就不再引起腸道蠕動了。脂肪和油脂不單只影響局部腸道，這類食品還會引起腸反射，擾亂你的整個消化過程。

油膩食物對腸道的影響程度要視你吃進的量來決定。在一項實驗中，研究員要一組受試者吃麵包，然後使用氫氣呼吸檢查來衡量麵包的吸收率，結果發現，若在麵包加進2茶匙（11克）的奶油會降低麵包的吸收率；若加進5茶匙（26克）的奶油，效果更驚人，這麼多的脂肪竟然減緩了食物通過小腸的速度，這或許是因為油脂引起腸反射，結果干擾了腸道的運作。

約有半數的大腸激躁症患者會對某些食物過敏，其中最常引起問題的是乳製品、小麥和雞蛋，但每個人對食物的反應都不同，有時會有相當大的差異，下面將詳細討論這些食物以及其他可能的問題食物。

• 乳製品

乳製品有兩個問題成分：糖分和乳蛋白。**牛奶的糖分，也稱為乳糖，常會引發消化道症狀，而牛奶蛋白質也會導致消化道問題。**

如何減少脂肪攝取？

高脂食物會擾亂正常的消化功能。

* 避免肉類、雞鴨類和魚類。這些食物中暗藏著油脂，而且完全不含纖維。
* 遠離洋芋片、薯條、洋蔥圈和其他油炸食物。
* 不沾鍋讓你能避免使用烹調用油。
* 蔬菜不用油炒，改用一點水在鍋裡燜燒。
* 烤馬鈴薯上改用零脂沾料，例如莎莎醬、第戎芥末醬、蒸蔬菜或1小湯匙烤豆等。
* 沙拉上不要用油膩醬汁，改用零脂沾醬或一點檸檬汁。
* 吐司上不用乳瑪琳或奶油，改用果醬，或品嚐新鮮令人滿足的原味全麥麵包。

幾乎所有嬰幼兒都能夠消化乳糖，因為他們的體內有充分的乳糖酵素，能夠將乳糖分解成更小的分子——葡萄糖和半乳糖——讓身體能順利吸收，只是，當嬰兒斷奶之後，乳糖消化酵素便慢慢消失，大部分成人體內都幾乎沒有乳糖酵素，這就是為什麼只要喝一杯牛奶就足以引起消化不良或排氣的症狀。

有這些症狀並非代表身體異常或罹患疾病，乳糖酵素消失是完全正常的現象，事實上，這個新發現其實是近代營養學歷史中極為尷尬的一章。

在1960年代中期以前，美國和歐洲的營養師都認為，牛奶只會引起一小部分人的消化症狀，可是巴爾的摩的約翰霍普金斯大學的研究員卻在1965年發現，雖然只有15%的白人會因飲用牛奶而產生消化症狀，但非裔美國人出現症狀的比率竟高達70%。其他研究員之後前往馬里蘭看守所進行另一項調查，他們給20位白種犯人和20位非裔犯人多餘的伙食費，以吸引他們參與乳糖耐受性試驗，結果白人只有10%出現症狀，非裔犯人卻有90%產生問題。

隨後研究員繼續調查非洲和亞洲的人口，結果發現，這地區絕大部分的人在長大之後都會喪失乳糖酵素，如果他們喝超過一杯牛奶，很快就會後悔，有些人甚至不用喝那麼多也會有症狀產生。最後研究員發現，其實美國原住民也和亞非族群一樣。

許多族群的後裔若喝牛奶都會出現一些症狀，其中包括非洲、亞洲、美洲原住民、阿拉伯國家、猶太族群、西班牙、義大利和希臘等。《美國臨床營養學期刊》即這樣指出：「我們現在更加確認乳糖酵素消失是基因所造成的正常現象，而絕大部分還保有乳糖酵素的人口是來自北歐或一些地中海的國家。」換句話說，因為高加索人的祖先基因發生突變，所以他們現在才能夠飲用牛奶，而不會出現消化問題。在調查乳糖的研究員和營養師之中，有些是北歐後裔，他們從前都認為飲用牛奶不應該會引發任何症狀。

整體而言，**全世界有75%的人在斷奶後會喪失乳糖酵素**，其中包括25%的美國人。以前這些無法消化乳糖的人都被稱為「乳糖缺損」或「乳糖不耐」，現在都被視為正常。至於針對還保有乳糖酵素的族群，如今也出現了一個比較適切的形容詞：「乳糖酶續存性」。

為什麼造物者要剝奪掉我們消化乳糖的酵素呢？答案很明顯：造物者當

初是將奶類「設計」為適宜嬰兒飲用的營養配方，但正如同火箭發射後隨即就脫離推進器一樣，哺乳類在離開嬰兒期後，一旦能從其他來源攝取營養，就不再需要喝奶了。如果你一直以為喪失消化乳糖酵素是一種病症，請放心！這現象很自然，就像掉乳牙和甩掉嬰兒肥一樣。

嬰兒需要奶類的脂肪、生長因子和糖分，對成年人卻不適合，還可能對健康造成危害。長期接觸乳糖有可能增加罹患白內障、不孕症、癌症等疾病的風險，元凶似乎是半乳糖，也就是嬰兒酵素將乳糖分解後的單糖，半乳糖也存在於專為乳糖不耐症人士設計的乳製品內（例如Lactaid牌）。半乳糖會進入眼睛的水晶體，或許這可以解釋為什麼就流行病學的角度看來，飲用牛奶和白內障會呈現如此高度的相關性。牛奶對卵巢的影響更是令人憂心，因為卵巢癌通常來勢洶洶，而且目前研究並不徹底。飲用牛奶的族群，乳癌發生率也較高，這可能是牛奶內的生長荷爾蒙所致。

牛奶裡面的糖分並非唯一的問題。有些人會對牛奶的蛋白質過敏，飲用後不但會出現典型的過敏症狀，如流鼻涕、皮膚問題或氣喘，還會腹瀉及嘔吐。目前研究人員也正在調查牛奶是否會引發攝護腺癌和其他病症。

醫師可以用呼吸檢查來測試你是否有能力消化乳糖，因為沒被消化的乳糖會被細菌發酵而產生氫氣。然而，即使呼吸檢查顯示你能夠消化乳糖，飲用牛奶仍然沒有好處，因為你還是會接觸到源自乳糖的半乳糖。

如果你想要加一些飲料在麥片裡，可以試試豆奶或米奶，記得選擇低脂的品牌。有些還添加了鈣質，在第32頁，我介紹了如何不靠牛奶攝取到充分鈣質。

• 小麥

雖然大部分人對小麥都不會過敏，而且幾乎所有麵包和義大利麵都含有小麥，但某些人還是會在食用小麥後出現症狀。健康食品店可以買到不含小麥的麵包和義大利麵。

即使沒有消化問題的人，其實也無法完整消化小麥，一般人對小麥的吸收度一部分要視分量多寡而定——你吃進愈多小麥，消化率愈低。

其他穀類，像玉米、大麥或燕麥等，有時也會引發症狀，可是這些都很容易避免。至於亞洲國家的主食——稻米，通常都沒什麼問題。

• **雞蛋**

當胃食道逆流症患者被問及對什麼過敏時，答案經常是雞蛋。雖然從前大家認為雞蛋是每天早上必吃的營養食品，但現在許多人都改吃其他比較健康的早餐，因為雞蛋的脂肪和膽固醇實在太高了。

• **咖啡和茶**

約有⅕的大腸激躁症患者會對咖啡和茶過敏，無咖啡因的品牌可能比較不會造成問題。

• **生鮮水果**

生鮮水果例如柑橘類水果、蘋果、葡萄、葡萄乾、香瓜或香蕉，和某些果汁，特別是柳橙汁、蘋果汁和加州蜜棗汁，也經常引起消化道不適。

多嘗試一些可以剝皮或煮熟的水果。若草莓、紅莓或黑莓的籽會讓你消化不良，那就試試藍莓。**酪梨是很特殊的水果，其脂肪含量很高，因此和其他高脂食物一樣會干擾消化程序。**

• **生鮮蔬菜**

生鮮蔬菜有時候也會引發症狀，特別是十字花科蔬菜（例如：綠花椰菜、白花椰菜、球芽甘藍、甘藍菜）、番茄、芹菜、菠菜、甜椒和紅蘿蔔。請將蔬菜徹底煮熟，最好用清蒸或其他不用添加油脂的方式。有些蔬菜打成泥也不錯，像菠菜；如果你有榨汁機，也可以試試紅蘿蔔汁，或混合小黃瓜和其他蔬菜。若你無法適應洋蔥或大蒜，那就試試洋蔥粉或大蒜粉。

有時候某些蔬菜即使煮得再熟也會對你造成困擾，像綠花椰菜或甘藍菜雖然煮熟之後比較不會引起消化症狀，但某些人還是無法順利消化吸收這兩種蔬菜。

• 豆子和豆類製品

此類產品如豆腐，有時會引起排氣，但這不代表你必須避免豆類，只要減少分量並充分煮熟即可，世界上沒有所謂「有咬勁」的豆子。你也許會發現，不同豆子對你的影響也不一樣，例如海軍豆和花豆可能會引起排氣，鷹嘴豆和黑豆卻不會。

每個人對豆子的反應都不一樣，若持續食用一陣子，個人的消化能力也會有所改變。

優點一大堆的豆子

豆子是好東西，它沒有膽固醇，也幾乎不含脂肪，且富含蛋白質、鈣質和鐵質。豆子也含有可溶性纖維，許多人以為只有燕麥麩才有；它還含有omega-3脂肪酸，大家通常以為只有魚油裡面有。豆子唯一缺乏的，是一個厲害的遊說團體來宣傳它們的優點。

雖然現代社會認為豆子是卑微的食材，但其實至少有一個古文明曾經將它置於極為崇高的地位。食物歷史學家哈洛德．馬奇（Harold McGee）就在《論食物和烹飪》一書中寫到：「每一位顯望的羅馬家族名字都取自於一種廣為羅馬人熟知的豆子：費邊亞（Fabius）來自蠶豆、蘭特勒斯（Lentulus）來自扁豆、比索（Piso）來自豌豆，其中最顯赫的西塞羅（Cicero），他的名字是取自鷹嘴豆。沒有一個食物族群有這麼高的榮耀。」

• 堅果和堅果奶油

其脂肪量很高（除了栗子），和其他高脂食物一樣會引起消化道問題。

• 調味品和香料

留意下面幾種調味品或香料：黑胡椒、紅胡椒、肉桂、辣椒粉、丁香、肉豆蔻、乾燥荷蘭芹、芥末籽、柳橙皮和醬油，山梨醇有時候會出現在無糖口香糖和果醬中，若吃進過多山梨醇也會造成腹瀉。

如果你不確定某樣食物是否會造成困擾，請給自己一段短暫的試驗期。利用1週左右的時間，盡量多吃米飯、煮熟的蔬菜水果以及適量的熟煮豆子、豌豆和扁豆，同時避免攝取任何你確定無法順利消化的蔬菜，並完全排除乳製品、肉類、油炸物和額外添加的油脂。

一旦你的消化道穩定下來，就可以重新吃這些禁忌食物，看看是哪些食品造成問題。若消化問題還是沒有改善，你可能必須要嘗試比較全面性的限制飲食減敏法，這方法是用來找出比較特殊的食物過敏原，可參考第62頁。

甩痛對策2 補充益生菌

腸道裡的細菌能夠幫助消化，然而，如果你基於某種原因必須服用抗生素，有些益菌會被殺死，在抗生素療程結束之後，你可以到任何一家健康食品店或藥局買益生菌補充品，為腸道補充細菌。有些人會攝取優酪乳，因為優酪乳是牛奶添加細菌製成的，可是，我會建議你**直接購買益生菌補充品，不要食用優酪乳。**

雖然有些菌種有益健康，但某些菌種卻是有百害而無一利。沙門桿菌、彎曲桿菌、梨形鞭毛蟲、大腸桿菌，和許多其他邪惡的微生物，都潛藏在生雞肉和生紅肉內，誤食將導致嚴重的消化道問題。如果你有慢性消化道問題，醫師應該會檢查你是否受到這些常見的病菌感染。雖然大部分細菌感染會自行消失，但有時還是需要治療。

甩痛對策3 試試薄荷油

多數人在戒絕高脂食品、多吃天然高纖食物和避免食物過敏原後，病情都得到非常顯著的改善。不過，若你還是有些症狀沒消失的話，可以試試薄荷油。薄荷是綠薄荷和薄荷植物的天然混生品種，從1700年代開始，薄荷葉的油就被用來鎮定消化道的症狀，**薄荷裡面的活性成分是薄荷腦，能夠放鬆消化道的肌肉。**

薄荷油不只是民俗療法而已，許多臨床對照研究也證實它的確有效。有些腸胃科醫師甚至會在做內視鏡檢查時，使用薄荷油來緩和消化道痙攣，他只需透過內視鏡管子在腸內噴些薄荷油，肌肉在30秒內就會放鬆。

如果你直接服用薄荷油，它會放鬆食道和胃之間的括約肌，結果可能會造成心絞痛，製造商考慮到這一點，會將薄荷油設計成特殊的膠囊，讓它進入消化道的後方才開始溶解。這種膠囊在健康食品店都買得到，必須空腹食用，以免食物延緩吸收速度。**若你有膽囊或膽管問題，請避免服用薄荷油。**

甩痛對策4 用薑治療腸道不適和排氣

傳統印度吠陀醫學使用薑已經有很久的歷史，通常是用來治療**腸道不適和排氣**，有時也會應用於和發炎有關的病症，如關節炎。薑在治療「動暈症」上的成效已獲得明確證實。因為「動暈症」對於海軍、飛行員和太空人來說，都是很常見的問題，研究員一直設法想找出解決的方法。在一項實驗中，研究員決定測試薑對首次出航的水手的療效，在大浪開始的第一天，水手們有些服用含有1克薑的膠囊，有些則服用安慰劑，結果發現，和對照組比起來，服用薑的水手大大減少了嘔吐或虛弱的現象。

在另一項實驗中，研究員要受試者坐在傾斜的搖椅上，這種椅子的設計是要故意製造暈眩的效果，結果研究人員發現，薑的確有極高的抗暈眩療效。實驗中用來鎮定胃部的劑量是半茶匙到1茶匙（約1至2克）的薑粉，可視需要每天服用。

甩痛對策5 除了食物，正確進食也很重要

從容的進食對消化過程的每一方面都有幫助，這不代表你需要更長的午餐時間，但若你能慢慢徹底咀嚼食物，而且用餐時避免壓力，對消化來說，就是一個好的開始。

有時某些人會抱怨他們的消化系統一定有問題，因為他們在排便時竟會看到完整的玉米粒或其他未經消化的食物。如果你也曾經有類似情形，問題可能不是出在消化道，而是你在餐桌時的進食狀況。

蛇可以吞進一整隻小動物，而且順利消化，但你不行，你的消化道只能處理經過徹底咀嚼的食物，唯有如此，消化液才能順利混和分解食物。放鬆

心情進食也很重要。壓力會促使身體分泌一種特殊的荷爾蒙，它會催促你趕快選擇要打仗還是要逃跑，如果你的身體面臨壓力，消化沙拉就不再是第一要務，所以**和壓力有關的荷爾蒙對你的消化不但完全沒有幫助，而且還有負面影響，這類荷爾蒙會擾亂腸道肌肉正常的協調性收縮，食物不只無法照次序通過消化道，還會造成腹絞痛。**

有些人比較適合少量多餐，而非吃三大餐，這樣「隨意吃草」的飲食方式很健康，對消化道也比較不會造成太大的負擔。另外你也要小心食物的溫度；對某些人來說，熱湯或熱飲會刺激大腸活動，導致疼痛或腹瀉。如果熱飲也曾對你造成困擾，就盡量放涼再喝。

治療嬰兒的腸絞痛

小嬰兒也會肚子痛，大約⅕的嬰兒會出現腸絞痛的症狀，還好簡單的飲食改變通常就能解決這個問題。牛奶和配方牛奶的問題最大！如果情況允許，改以母乳哺餵經常就能改善症狀，或用大豆製成的配方奶亦可。

令人驚訝的是，視媽媽吃進的食物而定，有時母乳也會引發嬰兒的腸絞痛。舉例來說，假如媽媽吃進乳製品，有些牛奶蛋白質會從消化道進入血液，然後再進入母奶。不久以前還認為蛋白質在消化道內能完整被消化，而且動物性蛋白質最後不可能會出現在母奶中，但在1991年4月的《小兒科醫學期刊》中，研究員指出，媽媽若是喝牛奶，牛奶蛋白質的確會從媽媽的血液滲入母乳——現在已知這是很常見的現象。

幾年前，我搭乘火車去紐約對一群小兒科醫師進行有關幼兒飲食的專題演講，車廂前面的一對夫婦正設法安撫哭鬧不休的嬰兒，還好當時車內幾乎沒有幾個人。巧的是，剛好那陣子我正在審閱幾篇有關牛奶危害嬰兒的論文，其中有一篇就是關於嬰兒腸絞痛。雖然有點擔心會被認為多管閒事，我還是詢問這對夫婦是否有觀察到什麼食物會影響寶寶，這位媽媽回答：「因為我是親自哺餵，所以他只有喝母乳，但是每次只要我喝牛奶、咖啡或吃巧克力，他就會這樣哭鬧。」

其他父母也發現到類似情形。《美國飲食協會期刊》發表了一項調查結果：有272位親自哺乳的媽媽發現，當她們吃某些特定的食物，寶寶特別容易有腸絞痛。最常造成問題的食物分別是：牛奶、洋蔥、十字花科蔬菜（例如：綠花椰菜、白花椰菜或甘藍菜）和巧克力。解決方式就是避免這些食物，特別是哺乳的前4個月。另一項澳洲的實驗，研究員要求哺乳的媽媽避免攝取牛奶、雞蛋、堅果、小麥、大豆和魚。結果在實驗開始後的48小時，寶寶哭鬧的時間立刻降至以前的¼。

年紀稍大一點的幼兒出現的腹痛和成人的大腸激躁症類似，也需由小兒科醫師診斷，治療方式也和大腸激躁症相同。若能避免問題食物、多吃有舒緩腸道效果的食物，並使用薄荷油，對病情應該都會有幫助。

大腸憩室症

大腸壁上出現的小囊袋稱為腸憩室，當這些囊袋發炎並造成疼痛時，就稱為大腸憩室症。

根據以往的理論，質地緊實又缺乏纖維的食物，比較不會造成腸道的負擔，所以醫師都要大腸憩室症病人採取低纖飲食法。

然而現在醫界卻發現，事實剛剛好相反——**又小又硬的糞便對腸道的刺激就像石頭一樣，高纖食物比較能夠抓住水分，讓糞便保持鬆軟，使腸憩室得以癒合。**

高纖食物有分以下四大種類：穀類、豆科植物、蔬菜和水果。在這四類食物中，最能夠讓食物順利通過腸道的要屬全穀類，例如：糙米、燕麥、全麥麵包。豆科植物效果也很好，像是豆子或扁豆。

如果你除了患有大腸憩室症外，也有大腸激躁症，那你最好避免攝取小麥和其他穀類的不可溶纖維，考慮選擇可溶性纖維較多的食物，例如燕麥或豆子，而且每次食用豆子時分量不可過多。

如前所述，動物性食品完全不含纖維，而白麵包或義大利麵條這類精製碳水化合物的纖維也大部分都被輾除了（肉食族和素食者相較，更容易罹患大腸憩室症）。

市面也買得到纖維營養補充品，但屏除動物性食品的人很少需要服用這類補充品。

克隆氏症和潰瘍性結腸炎

以大腸激躁症的患者來說，雖然你的消化道常會鬧脾氣，但如果你能透視腸道內部，其實你的消化道看起來會是完全健康正常的。發炎性腸道疾病並非如此，發炎性腸道疾病的症狀可由病名得知：消化道不但發炎，而且已經遭受損害了。

最常見的消化道發炎疾病分別是克隆氏症和潰瘍性結腸炎。克隆氏症最常發生在大腸和小腸末端，但其實在消化道任一部位皆可能出現；年輕人的發病率較高，症狀是飯後疼痛，伴隨有輕度發燒和輕微腹瀉，而且症狀會愈來愈嚴重，發病頻率也愈來愈高。潰瘍性結腸炎則只侵犯結腸（即大腸），症狀包括肛門出血、腹瀉、疼痛、體重減輕和發燒等。

發炎性腸道疾病的成因仍是一個謎團，我們只能確定因素很多，其中包括基因在內。同卵雙胞胎因為基因完全相同，髮色和眼睛顏色將永遠一致，然而，如果其中之一有克隆氏症，另一位也有的機率約為½；潰瘍性結腸炎的機率更低，約為⅕。這代表有小部分風險的確是基因造成的，但絕大部分的風險和基因完全無關，而且還可能在我們的掌控範圍。

有些研究員認為，發炎性腸道疾病的病因，是消化道受到感染或過敏原的刺激，而腸道的傷害則是發炎反應過於強烈所造成的。有一種名為副結核分支桿菌的病菌，會導致牲畜罹患副結核病（Johne's disease），這疾病和克隆氏症很像。

最新研究發現，這些病菌會侵入牛的乳汁，而且一般的牛乳殺菌過程並無法將之消滅。調查顯示，多數克隆氏症患者體內都有這種病菌，因此由牛奶傳播的感染，確實有可能是造成疾病的部分因素。

隨著食物和許多疾病的關係日漸受到重視，最近大家也開始注意飲食在發炎性腸道疾病上所扮演的角色。發炎性腸道疾病和心臟病及糖尿病一樣，在亞洲鄉間很少出現，在飲食西化的亞洲地區卻較常見；在非洲也一樣很少發生，但非裔美國人的罹患率卻比較高。這些研究顯示，飲食之類的環境因素扮演了重要的角色。

發炎性腸道疾病發生率最高的地區為北美洲和北歐，這兩個地區的飲食都是以高脂食品或肉類為主。除此之外，最近幾十年來，許多飲食造成的疾病如病態肥胖和癌症，病例都有升高的趨勢，和同期間克隆氏症的病患增加率一致。

調查發現，**克隆氏症患者常習慣攝取低纖高糖的食物，和其他人的飲食內容比起來，他們蔬果攝取量更是特別低**。在英格蘭的一項研究中，醫師要求實驗組病人多吃全穀麵包、糙米、水果和蔬菜，同時減少攝取糖分、白麵粉和精白米；對照組病人則依舊採取以往的飲食方式。在接下來5年間，研究員持續追蹤每一組裡的32位病人，結果發現，實驗組病人的住院率不到對照組的⅓，而且住院時間較短，全部病患加起來的總住院天數是對照組的⅕，對照組有5位病人需要手術，而實驗組只有1位，而且手術原因是在實驗之前就已存在的疾病。

纖維能夠增加糞便的體積，如果你有腸道狹窄的病史，應該逐步增加纖維攝取量，不可一下增加太多。此外，要記得徹底咀嚼每一口食物。

發炎性腸道疾病處方箋

當發炎性腸道疾病患者住院治療時，通常需要以所謂的「基本飲食」來取代固體食物。基本飲食是一種液狀的營養配方，裡頭的營養都已被分解成最小的分子：蛋白質被分解成個別的胺基酸以避免造成蛋白質過敏；碳水化合物是以葡萄糖的形式供給；脂肪則被分解為單一脂肪酸。

甩痛對策1 找出問題食物

在英國劍橋的一項研究中，研究員也是採用基本飲食法來治療病患，但當病患症狀改善，回復他們平常的飲食習慣後，研究結果發現，乳製品和小麥最常造成問題，約有⅓到½的病患會產生症狀；綠花椰菜、玉米、酵母、肉類、番茄、柑橘類水果和雞蛋也常引發問題。其他研究實驗所調查出來的問題食物基本上和劍橋的結果都一樣。以個別案例而言，也有些人會對下面這些食物過敏：米、蘋果、洋蔥、大麥、黑麥、酒精和巧克力。整體而言，約有70%的病患能夠找出引起症狀的食物（見下表）。

令人驚訝的是，引發克隆氏症的食物，竟然和引起偏頭痛和關節炎的食物相當類似——乳製品和小麥再一次顯現強烈的相關性。對某些克隆氏症病患來說，牛奶的問題似乎是出現在乳糖，這和大腸激躁症的患者相同；也有些病患是對牛奶的蛋白質過敏，而非乳糖。

數十年前，當大家才剛開始認識到食物和疾病的關聯時，研究員就報導過簡單的飲食改變會帶來神奇的治療效果。哥本哈根的研究員曾描述了一位農夫的案例：這位農夫原本每天都會排出10到20次水樣的糞便，由於身體過度疲倦，他還必須申請殘障救濟金。後來他住院接受治療時採用零乳糖飲食法，結果2天內他的糞便就變正常了。接下來的2週，他體重增加了6.8公斤，而且堅持要出院，因為他必須回家下田播種。

引發克隆氏症的常見食物

1.小麥	6.酵母	11.咖啡或茶
2.乳製品	7.番茄	12.香蕉
3.十字花科蔬菜*	8.柑橘類水果	13.馬鈴薯
4.玉米	9.雞蛋	
5.肉類、家禽類或魚	10.花生	
*十字花科蔬菜包括綠花椰菜、白花椰菜和球芽甘藍。		

在實驗研究中，即使是沒有乳糖不耐症的病人，若能避免飲用牛奶，症狀也會減輕甚至消失。一項調查顯示，¼潰瘍性結腸炎患者在戒除牛奶後病情有所改善，而克隆氏症患者改善比率則有⅓。更深入的研究也更確認牛奶的壞處：**以母乳哺餵的嬰兒和喝牛奶配方的嬰兒比較起來，罹患克隆氏症的風險比較低。**除此之外，精密的免疫檢查也顯示，某些克隆氏症和潰瘍性結腸炎的病患會對牛奶蛋白質過敏。其他有可能造成這兩種腸道症狀的因素是糖分、乳瑪琳和缺乏纖維。

英國的研究員也找出了引發潰瘍性結腸炎的問題食物。在一項實驗中，他們要求患者持續記錄飲食1年，然後檢查哪些食物最容易使疾病復發，結果發現，肉類和酒精問題最嚴重，常避免這些食物的患者通常比較不會復發。

造成發炎性腸道疾病的食物過敏原，不像偏頭痛和關節炎一樣那麼好預測，而且會隨時間改變。然而，能夠找出問題食物並且予以避免的病患，他們每年的復發率只有10%。相較之下，大部分未接受治療的病患在康復後一兩年內就會復發。

在幾個比較特殊的案例中，有些接受基本飲食療法的患者竟也產生症狀，但當醫師選用其他品牌的配方後，症狀就消失了，這是因為有些品牌的原料是玉米澱粉、花生或紅花油，所以若是配方中出現微量的玉米或花生蛋白，那麼當然很有可能會引起過敏。

甩痛對策2 使用omega-3

omega-3脂肪酸或許可以改善潰瘍性結腸炎，第4章討論過這類油脂可以對抗發炎。研究人員也曾測試過omega-3在治療或預防發炎性腸道疾病方面的效果，但目前的研究顯示，效果並不大。一般的omega-3補充品應該不具療效，因為還沒抵達腸道就已被消化完畢了，若想解決這問題，可以考慮服用設計在腸道分解的膠囊。

雖然有些人會服用魚油來獲取omega-3脂肪酸，但我個人比較建議服用植物油，原因可參考第4章。亞麻仁油是omega-3脂肪酸的高濃縮來源，琉璃苣油、月見草油、黑醋栗油和大麻油則富含GLA，建議劑量和產品資訊請參照第94頁。

以上提到了各種非藥物的治療方式，然而這不代表發炎性腸道疾病一定能不藥而癒。有時候有些人能藉此成功治癒疾病，但對大多數的人來說，這些療法的目標主要是在降低疾病的復發率，使你可以像一般人一樣正常生活，不用每天憂慮症狀又要出現。

Chapter 6

難搞的纖維肌痛症與慢性疲勞症候群

找不出原因的纖維肌痛症 p.23 p.125

慢性疲勞症候群 p.126

約有3%到4%的女性身上會出現多處肌肉疼痛敏感的現象，這疾病稱為纖維肌痛症，病因可能不是在肌肉本身，而是神經系統對一般的刺激產生異常的反應。

比方說，當有人只是碰了一下你的手臂，你的神經卻不認為事情有這麼簡單，反而還傳導疼痛訊息給腦部，因此你不只感到疼痛，還會出現以下這些症狀：疲倦、睡眠不佳、晨間全身僵硬、消化問題和憂鬱。男性得到纖維肌痛症的比例則較少。

找不出凶手的謎團疾病

纖維肌痛症患者通常還會出現下列症狀：壓力性頭痛、偏頭痛、經痛、風濕性關節炎、紅斑性狼瘡、疲倦、大腸激躁症、上呼吸道感染、怕冷或怕熱、慢性膀胱或陰道痛，以及輕度發燒。許多人除了疼痛也有下列神經症狀：麻木或刺痛感、對聲音敏感、聽力喪失、眼球活動會有些不協調。

依照最新的治療標準，診斷病情的醫師必須詢問患者是否有慢性疼痛的現象，並且必須至少要檢查身體的18個部位是否對痛覺特別敏感。

纖維肌痛症的症狀在許多方面都很類似慢性疲勞症候群，兩者都很常出現疼痛、疲勞和憂鬱等症狀，由於這兩個疾病的許多症狀都一樣，有時可能也需要類似的治療方式。

要正確診斷**慢性疲勞症候群**，醫師會評估病患是否有至少持續6個月的疲倦現象，及疲倦程度是否導致病患無法工作，並必須排除是否有其他造成疲倦的因素。病患也可能出現下列症狀：記憶力或集中力的問題、喉嚨痛、淋巴結敏感、肌肉疼痛、關節痛、頭痛、睡眠品質不佳、運動後持續疲倦等。

慢性疲勞症候群的病因和纖維肌痛症一樣是個謎團，許多研究員相信這是由感染造成的，卻尚未找出引發感染的元凶。研究員原本認為是EB病毒，不過現在已確定它不是病因，所以目前仍未確認哪一種病毒才是元凶。慢性疲勞症候群也可能是免疫失調造成的，只是我們還不了解免疫系統失調的原因。

纖維肌痛症＆慢性疲勞症候群處方箋

纖維肌痛症最普遍的治療方式，是使用抗痙攣藥物或抗憂鬱劑，只靠一般的止痛劑比較沒有效果，若和抗憂鬱劑合併使用療效較佳。

最常用來治療慢性疲勞症候群的方法包括認知行為療法、使用抗憂鬱劑來減輕痛苦、治療憂鬱和改善睡眠。抗發炎藥物對頭痛和肌肉關節痛有效，但一般說來，這種慢性疲勞症候群的疼痛會持續數月甚至數年之久。

甩痛對策1 運動釋放腦內啡

運動能啟動身體釋放腦內啡，腦內啡是一種內在疼痛控制系統的天然化學物質，由腦下垂體製造出來，它作用在腦部和神經本身，並流經血液來降低疼痛。運動也能幫助睡眠，而充分的睡眠能夠降低身體對疼痛的敏感度。針對健康民眾的研究顯示，有規律運動習慣的人，能大幅降低身體對疼痛的敏感度（每週運動6小時以上）。

纖維肌痛症患者一樣能從運動中受益，通常患者在做一些規律的中強度有氧運動後，都會感覺身體狀況較佳，這些運動包括騎腳踏車、跑步或階梯有氧舞蹈。然而，運動對每個人的幫助程度都不一樣，有些人無法進行太過激烈的運動，而且可能運動過後身體更加疼痛。

許多慢性疲勞症候群患者和纖維肌痛症患者一樣會排斥運動，因為運動時很容易疲累，而且可能會累到要臥床休息。若患者能撥空從最簡單的運動做起，再逐漸拉長運動時間，通常會感到身體狀況變好，活力也更充沛。我們應該認識到一點：**雖然慢性疲勞症候群患者覺得自己很虛弱，其實檢查結果顯示，他們的肌力和運動能力都很正常，只是這個疾病使活動意願降低。**

《英國醫學期刊》指出，如果慢性疲勞症候群患者從最基本的運動做起，每天走路5到15分鐘，1週5次——通常這都在患者的能力範圍內——習慣後，每次多加1、2分鐘，慢慢可以進步到1天走30分鐘。要是患者不喜歡走路，也可用其他運動代替，例如游泳或騎自行車。

為期12週的研究結束之後，有超過半數的患者認為健康狀況改善了，而且運動對健康有持續性的助益，63%的受試者在1年過後身體狀況變得更好。相對而言，另一組受試者是做伸展運動和放鬆練習，而非有氧運動，這些患者當中，只有約¼的人症狀獲得改善。可見成功的關鍵似乎在於選擇正確的運動類型，也就是能讓心跳加速及肺部活動的運動，例如有氧運動。

小心！

請特別注意一點：有些慢性疲勞症候群患者當起身站立或運動時，血壓會突然快速下降，醫師稱這種現象為神經性低血壓——患者會突然感到暈眩、開始冒汗，而且需要坐下或躺下以避免昏倒。為了避免這個現象發生，醫師應該要評估你的運動能力，並指導你進行較安全的的運動計畫。

甩痛對策2 營養療法的焦點——鎂

就部分纖維肌痛症和慢性疲勞症候群的案例而言，營養扮演了十分重要的角色。在所有營養素中，鎂是目前最受關注的一種。

在一項實驗中，德州大學聖安東尼分校的研究員給纖維肌痛症患者服用鎂劑和蘋果酸：病患每天服用2次150至300毫克的鎂，再加上600～1,200毫克的蘋果酸，結果疼痛和敏感症狀都明顯降低。療程一開始是使用較低的劑量，之後再視情況慢慢增加。

英國的一項研究發現，**鎂能夠改善慢性疲勞症候群、增強精力，且8成患者的疼痛度減輕。**這項實驗連續6週，每週使用注射型的鎂劑，和使用口服式鎂劑一樣有效。

甩痛對策3 避免食物過敏原

有些纖維肌痛症患者發現，避免食用某些食物能大幅改善病情。居住在威斯康辛州密爾瓦基市的克萊兒．穆西崁（Claire Musickant）就是一例：某天，她在當地大學教書時，突然發生纖維肌痛的症狀，疼痛範圍從右足開始，沿著髖部一直蔓延到下背部，且疼痛程度逐漸增強，到下課的時候，她已經感到痛苦至極，幾乎走不到自己的車子。接下來的幾天，她的病情愈來愈嚴重，克萊兒全身上下都對疼痛異常敏感，而且還出現頭痛、腸道不適、疲倦、焦慮和憂鬱等症狀。

結果克萊兒和其他纖維肌痛症病患一樣，過了很久病情才獲得正確的診斷，而治療疾病則花了更久的時間。

最後她找出真正的病因：原來她對亞硫酸鹽過敏。**許多食物都加了亞硫酸鹽做防腐劑，例如沙拉吧台的蔬菜水果、甲殼類海鮮和葡萄酒等**；此外，她也對乳製品、蔓越莓、瓜類和玉米過敏。

從此為了要確實避免所有的食物過敏原，她開始仔細研究產品的成分表，也開始服用維他命和礦物質補充品來增強免疫力，並且進行規律的運動計畫，結果她的疼痛和疲倦感都逐漸減低，最後竟然完全消失，而且精力比發病以前還要好。

在這則克萊兒的故事當中，食物過敏原的檢驗，是由前國家衛生研究院研究員羅素．傑菲（Russell M. Jaffe）所發展出來的。羅素．傑菲發現到，對許多纖維肌痛症患者來說，食物過敏以及環境化學物會對病情產生很大的影響。

在一項針對25位纖維肌痛症患者的實驗研究中，羅素．傑菲分別檢查病患是否對某些食物或化學物過敏，並使用補充品來提供患者缺乏的營養素，同時建議患者持續規律運動3個月。

大部分病人的疼痛程度都有減輕，有些人甚至完全不再感到疼痛，肌肉敏感、僵硬和疲倦感也都有所改善，原本憂鬱的心情變開朗了，腸道運作也變得比以前順暢。

每個人會過敏的食物都不一樣，而大多數病患也不只單對一種食物過敏——事實上，**大部分的人會對約15到30種食物過敏，最常見的問題食物是味精、咖啡因、食用色素、巧克力、蝦子和乳製品。**

這項過敏測試叫ELISA/ACT，此法不同於以往過敏專科醫師使用的皮膚貼片檢測法，這項新的檢驗技術必須抽取血液樣本，然後檢查哪一樣化學物質會引起白血球的反應。雖然這項技術所費不貲，但羅素醫師認為這項檢測可以正確找出會使症狀加劇的過敏原。

ELISA/ACT和傳統的過敏測試一樣，偶爾會出錯，有時會出現假陽性或假陰性的結果。換句話說，有時這項檢驗測出來的嫌疑食物或化學物質，可能事實上根本不會對你造成困擾；相反的，有時顯示無罪的食物才是真正的過敏原。

因此，假如有某項物質似乎會引發你的過敏症狀，就算檢驗結果顯示陰性，最好還是避免接觸那樣過敏原。

克萊兒．穆西崁發現，只有當她偶爾犯戒時，症狀才會出現。一旦偏離飲食計畫，她通常又會感到疲倦和疼痛，只有當她重新採用正確的飲食法，症狀才會消失。

甩痛對策4 低脂純素飲食法

當我們展開以低脂純素飲食法治療經痛的研究時，一位同時有纖維肌痛症和慢性疲勞症候群的受試者發現，蔬食餐飲使她身體狀況變好了許多。

這項研究是採用純素飲食法，也就是完全不含乳製品和其他所有動物性食品，我們的目標原本是降低雌激素，很巧的是，這樣的飲食內容也剛好可以避免一些最常見的食物過敏原。我們也將植物油的用量減至最低，因為這樣可以增進免疫力。

這項飲食計畫聽起來也許有點困難，但受試者只要學會如何將大原則落實在日常生活中，他們最後都很驚訝這計畫竟如此簡單。如果我們能夠招募到更多纖維肌痛症和慢性疲勞症候群患者來測試低脂純素飲食法的療效，相信會得到更多有用的資訊。

甩痛對策5 碳水化合物增加耐痛度

當我們感到疼痛時，到底神經或腦部是出了什麼問題呢？許多纖維肌痛症的患者是因為腦部缺乏血清素。血清素是一種腦內的化學物質，有壓抑痛覺的功能，同時也掌管情緒和睡眠，這就是為什麼纖維肌痛症患者常會有憂鬱症，而且大部分患者的睡眠品質都不佳。**即使對沒有纖維肌痛症的人來說，睡眠不足都會降低對疼痛的忍受度。**

血清素的來源是色胺酸，它是一種組成蛋白質的胺基酸。當研究員測試纖維肌痛症患者的血液時，他們經常發現患者血液中的色胺酸濃度過低。

色胺酸→血清素的機制

色胺酸的作用機制如下：它是一種胺基酸，也就是組成蛋白質的分子之一。許多食物都含有色胺酸，但它有時無法順利從血液進入腦部，因為它必須和許多其他種胺基酸競爭。高碳水化合物的食物能刺激胰島素分泌，而胰島素的作用之一就是幫助其他胺基酸從血液進入細胞，此時由於競爭者消失了，色胺酸很容易就可以進入腦內，進而被轉化成血清素。

在一項實驗中，研究員以實驗機械引發受試者的痛感，結果發現，色胺酸補充品能夠減低受試者的痛感。

但我們不建議服用色胺酸補充品，因為市售品牌曾經因為遭到汙染而引發少見的血液障礙。然而，食物能自然增加血清素。富含碳水化合物的食物，像是麵包、義大利麵、馬鈴薯或水果，都能夠提高腦內血清素的濃度；這類高碳水化合物的食物也能增加正腎上腺素，這種腦部化學物質在控制疼痛和情緒管理方面相當重要。

甩痛對策6 高鈉飲食

最近的研究顯示，有一種食物或許能治療慢性疲勞。約翰霍普金斯大學的研究員發現，**大部分有慢性疲勞的年輕人似乎有低血壓的傾向**，所以研究員除了使用藥物治療，也要求患者採取高鈉飲食法，以提升血壓。結果發現，許多患者的病情竟得到戲劇性的改善。

重點提醒 打擊纖維肌痛症或慢性疲勞的步驟

如果你有纖維肌痛症或慢性疲勞的症狀，我建議你採取下列步驟：

1. **請醫師確實診斷病情**，排除其他可能引起疼痛或疲倦的因素（這有許多可能性，包括各式感染性疾病在內）。你的醫師也會檢查、評估你是否有能力運動。

2. **低震度的有氧運動**很有助益，這包括騎自行車、游泳、走路或任何你喜歡的運動皆可，但請循序漸進，特別是有慢性疲勞症狀的患者要特別留意這點。一開始可以從每週做5次3到4分鐘的運動開始，然後再慢慢增加運動的時間，注意不要勉強自己超越自己的極限。

3. **服用鎂。**實驗顯示，纖維肌痛症患者若每天服用2次150至300毫克的鎂，病情會有所改善，請在醫師指示下服用。

4. **釋放壓力。**有些醫學中心會使用認知行為療法，以降低患者的壓力，並控制疼痛和疲倦，這療法可能對你也會有幫助。你也可以靠按摩、放鬆練習或針灸來釋放壓力。

5. **確定是否有某些食物會引發症狀。**造成纖維肌痛症和偏頭痛的嫌疑食物非常類似（第60頁），我建議你撥出8週的時間，完全避免這些食物，然後看看健康狀況是否有改善。本書最後附有利用安全食物設計出來的食譜，可以善加利用。你或許也可以考慮用ELISA/ACT過敏測試來找出你的食物過敏原。

6. **藥物治療。**不論你採用任何一種療法，都可以考慮合併使用抗痙攣藥物或抗憂鬱劑治療。大多數人只需使用低劑量的抗憂鬱劑就會有幫助。

3

男人、女人都要看！荷爾蒙失調，痛起來要人命

Hormone-related Conditions

- 經痛和經前症候群
- 子宮肌瘤、子宮內膜異位和子宮肌腺症
- 週期性乳房疼痛
- 癌症

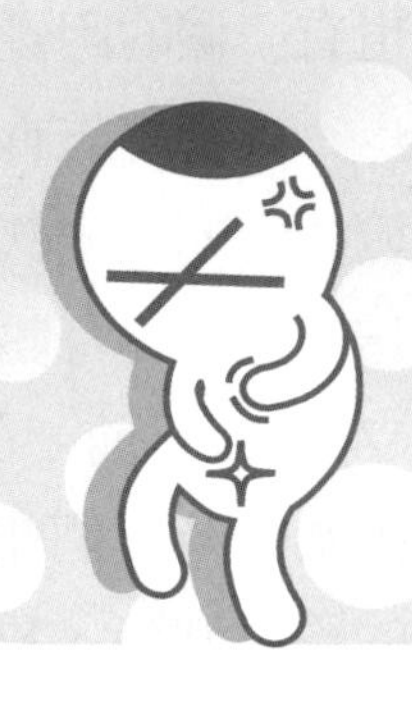

Chapter 7

高纖低脂不經痛

幾年前一位年輕女士打電話跟我要止痛劑，她的經痛嚴重到無法工作；事實上，她幾乎什麼事都不能做，只能躺在床上等疼痛消失。她母親也有一樣的困擾，每個月都要吃幾天的麻醉止痛劑Demerol才能起身工作。

我當時告訴她，我很願意幫她開幾天份的止痛藥，同時也建議她嘗試用4週的時間改變飲食，就當成實驗試試，而她同意照做。1個月後她再次來電，這次她覺得身體變好了，原本每個月都得忍受的椎心之痛竟然消失了。

1個月前，在我給她建議時，其實還不敢完全確定飲食改變是否會有效，因為當時我們並不像現在這麼充分認識食物對荷爾蒙的影響，但從這位女士的經驗判斷，我當時這項有理論根據的猜測還是相當有用的。我在《史上最有感！扭轉疾病的新4大好食物》中曾提過以下這個案例：書出版後幾個月，我收到一封住在德州休士頓的艾倫．姆爾（Ellen Moore）寄來的信，她在採用我建議的營養計畫後，洋裝尺寸竟小了4號，整個人也變得活力充沛。

她在信裡表示：「從1月起，我就沒有再因為經痛而必須服用超強效的泰諾（Tylenol），這是本計畫對我最大的幫助，真是奇蹟中的奇蹟！我從青少年時期開始，經痛就嚴重到即使服用Percodan、Demerol也沒有多大幫助，現在，我終於可以正常生活了！」

女人的惡夢——經痛

幾乎有半數的女性都有過經痛的經驗，而且有將近1成的女性，經痛嚴重到每月會影響到一兩天工作或其他活動。有些婦女在生產過後經痛就消失了，但許多婦女產後還是會經痛。

在1960年代，我們清楚認識到，有一些名為前列腺素的化學物質，是造成經痛的主因。第4章提過，體內前列腺素的來源是細胞膜上的微量脂肪，而這些化學物質會助長體內的發炎現象。前列腺素也掌控肌肉和血管收縮、凝血和痛覺等功能。

在經期快要開始的前幾天，覆蓋在子宮上面的內膜細胞會製造出大量的前列腺素，當這些細胞在經期之間崩解時，大量的前列腺素就會被釋放出來。前列腺素會緊縮子宮的血管並使肌肉層收縮，因而引發痙攣式的經痛；前列腺素也會進入血液中，引起頭痛、噁心、嘔吐或腹瀉。

研究員曾測量過經痛婦女的前列腺素，結果發現，**和其他婦女相比，經痛患者的子宮內膜會製造出比較多的前列腺素；她們血液中的前列腺素濃度也比一般婦女要高。**

這現象能夠解釋為什麼非類固醇類抗發炎藥物可以有效解緩經痛，像伊普、那普洛先和NSAIDs等藥物都能降低前列腺素濃度。

對許多婦女和醫師而言，這些藥物就是經痛唯一的解決方式，她們每個月都要靠止痛劑來對抗前列腺素。然而問題在於，對許多女性來說，這些止痛藥並不能完全減輕她們的痛苦，有些人甚至已經服用超過標準的劑量，症狀卻還是不能得到緩解。

經痛處方箋

或許我們該找出治本之道，與其將焦點擺在前列腺素本身，我們應該將目標鎖定在製造前列腺素的細胞工廠，畢竟我們已確知，避孕藥之所以能夠降低經痛，就是因為它能減緩子宮內膜成長的速度——子宮內膜層愈薄，能夠製造出前列腺素的組織也愈少。

在每月的經期循環中，女性體內的雌激素會有高低起伏的現象（註：雌激素一詞其實涵蓋一群荷爾蒙，包括雌素酮、雌二醇和雌三醇。為方便說明，這裡統稱為雌激素）。雌激素是女性的性荷爾蒙，你可以把它視為一種荷爾蒙「生長促進劑」，能夠激發體內細胞的成長，也能促進青春期女性的乳房成長；此外，它每個月還會使子宮內膜變厚以準備受孕。

當一位女性的月經結束，正展開一次新的循環之際，如果你從這個時間點測量她血液中雌激素的濃度，將發現雌激素在這段時期正逐漸升高。2週後，雌激素濃度會達到高峰，然後在接近排卵期時又快速下降；排卵後，雌激素會再度上升；等到月經快要來時，雌激素又會下降。子宮內膜剝落造成月經來潮，同時也會帶來腹絞痛。

當前述那位女性來電詢問經痛的解決方法時，我只是幫助她選擇一些不

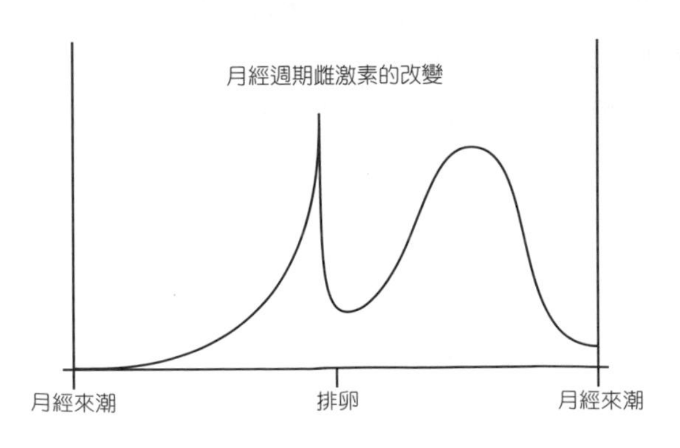

會使雌激素過度升高的食物。我的目標很簡單：盡量減少荷爾蒙的變動幅度，讓子宮內膜不致出現太急遽的變化。

甩痛對策1 高纖低脂，平衡雌激素

你的身體會不斷調整血液中雌激素的濃度，有些食物會使荷爾蒙濃度升高，有些則使荷爾蒙濃度降低。

脂肪會使雌激素濃度上升

讓我們看看荷爾蒙的作用機制。脂肪會使雌激素濃度上升，任何一種脂肪——雞脂肪、魚脂肪、橄欖油或菜籽油——都有這種效果，不論是動物性或植物性脂肪皆是如此。如果你在飲食中攝取愈多脂肪，身體也會製造出愈多的雌激素。

調查報告指出，如果你能夠將脂肪攝取量減半，體內的雌激素在第一個月就會明顯降低。癌症研究員對此現象非常感興趣，因為減少血液中的雌激素，也能夠降低罹患乳癌的風險，雌激素愈少代表刺激癌細胞生長的物質愈少。如果**一位習於西方飲食的女性將脂肪攝取量減半，她體內的雌激素就會降低20%**，如果她可以將脂肪攝取量降至更低，雌激素還會再下降。

因為許多婦女在採取低脂飲食法後改善了經痛，所以我猜測，也許雌激素濃度的變化幅度就是決定經痛發生與否的主因。於是我和安東尼．夏里（Anthony Scialli）醫師討論這項假設，夏里醫師當時在喬治城大學醫學中心擔任婦產科醫師，我們決定召募更多婦女來擴大研究範圍，藉此證明之前幾位婦女獲得的療效並非特殊的案例。在這項實驗中，我們要求19位有中度至強度經痛的女性改變飲食。每週二晚上，當這組受試者來到責任醫療醫師委員會時，我們會討論食物如何影響荷爾蒙以及如何依靠改變飲食來降低荷爾蒙濃度；本書食譜的作者珍妮佛．雷蒙（Jennifer Raymond）則負責指導學員烹飪的技巧。我們要求每一位受試者在2個月內避免所有動物性食品和添加的油脂，我們並鼓勵這些婦女多攝取單純、未精製過的食品，例如米飯、其他全穀類、豆類、蔬菜和水果，以增加纖維攝取量。

當我們追蹤這些受試者的進展時發現，只有幾位受試者沒有感到身體有任何變化，其他大部分受試者都發現身體狀況的確和以前不同，其中有些婦女的改變更是極為驚人。這些婦女當中，有些人的經痛獲得極大的緩解，有些人的經痛完全消失，她們從來沒有經歷過如此神奇的轉變，就算其中幾位婦女仍需服用止痛藥，她們所需的藥量也比以往降低了許多。

在2個月的實驗期過後，我們要求部分受試者重新採用之前的飲食方式，以便我們比較兩種飲食法的效果，可是許多婦女都不大願意再回到以往的飲食模式，這讓我們很驚訝。她們的疼痛程度已經減輕，活力變得比較充沛，而且體重也變輕了，雖然她們花了幾週的時間才習慣這種新的飲食法，但現在卻已經完全適應，而且完全不想再重蹈覆轍了。肉類和高脂食品已經變成了她們眼中的公敵，因為這類食品就是造成經痛的罪魁禍首。這項結果發表於2000年的《婦產科醫學會期刊》當中。

這項飲食改變的目標有二：第一，它屏除了所有的動物性脂肪和幾乎所有的植物油——減少飲食中的脂肪也就降低了雌激素的製造量。第二，多吃植物性食物能提高植物粗糠（纖維質）的攝取量，這有助於身體排除多餘的雌激素。一般說來，**血液中的雌激素是由肝臟過濾後從膽管排出至腸道，腸道中的纖維會像海綿般把雌激素吸起來，然後和廢物一起被排出體外。**你的飲食中纖維量愈高，這套天然的「雌激素排除系統」就能運作得更順暢。穀類、蔬菜、豆子及其他植物性食品都能幫助身體排除過多的雌激素。

動物性食品完全不含纖維，若飲食中大部分是魚肉、雞肉、優酪乳或其他動物性食品，那你消化道內的纖維量就會很少，纖維攝取不足會帶來很嚴重的後果——過剩的雌激素原本應附著在纖維上並和廢物一起被排出體外，結果卻又回流至血液中，身體回收荷爾蒙的機制會增加血液中雌激素的濃度。

總而言之，藉由避免動物性食品和多餘的油脂，就可以減少體內雌激素的「生產量」。此外，若能用穀類、豆類和蔬菜來取代雞肉、脫脂牛奶和其他無纖維的動物性食品，你就能加快身體「排除」雌激素的速度。

鼓勵和禁止的食物

你可以善用下面這套方法，關鍵在於確實遵守每一項原則，這樣才能知道這套飲食法是否對你有效。

盡量多吃下列食物：

- **全穀類：**如糙米、全麥麵包和燕麥粥。
- **蔬菜：**綠花椰菜、菠菜、紅蘿蔔、甘藷、瑞士甜菜、球芽甘藍等。
- **豆科植物：**豆子、豌豆和扁豆。
- **水果**

完全戒除：

- **任何動物性食品**：魚肉、雞鴨肉、紅肉、雞蛋和乳製品。
- **額外添加的油脂：**沙拉醬汁、乳瑪琳和所有烹調用油。
- **其他所有高脂食物：**甜甜圈、薯條、洋芋片和花生醬等。

這樣的規定聽起來似乎是要你進行一種極大的轉變，這的確是不爭的事實，可是我們發現，雖然每一個人在頭幾天都不大適應，但後來幾乎所有的人在2週內都成功達成改變的目標。其中有些人更是如魚得水，他們非常樂意嘗試新食物和新產品，而且還得到家人及朋友的支持。

你很快就會發現經痛沒那麼嚴重、較容易控制體重，而且活力變得充沛。當這些收穫降臨時，你將會懊惱自己為何沒有早點嘗試這項飲食轉變，畢竟從中得到的益處實在非常驚人。

最重要的是，你必須「完全」避免動物性食品和油膩的食物，如果你在某個月中吃進了少量的動物性食品和高脂食物，也會引發經痛的症狀。

請記住**要盡量選擇天然形式的食物**，例如吃糙米而非白米、全麥麵包而非白麵包，這樣才能攝取到食物中的纖維。

只要利用1個月的月經週期來做這項實驗，相信你很快就能看到成果，之後你將會用不同的眼光來看待食物的力量。

甩痛對策2 維他命E止痛

只要服用維他命E就可能發揮止痛的效果。伊朗的研究團隊曾經針對一組女孩進行這方面的研究：這些女孩在月經來臨的前2天開始每日服用200國際單位的維他命E，月經開始後繼續服用3天。結果，她們經痛的程度明顯降低，疼痛時間大幅縮短，而且經血量也變少了。在為期4個月的研究中，效果更是顯著。

甩痛對策3 鈣質平衡

除了脂肪和纖維以外，飲食的其他部分也會影響經痛程度，例如鈣質、維他命B6、必需脂肪酸都和健康息息相關，讓我們先討論鈣質。

證據顯示，維持體內的鈣質平衡，能同時改善經痛和**經前症候群**。雖然並非對所有女性皆是如此，至少對大部分婦女都有效，尤其是經過2至3個月調整鈣質攝取量的實驗後，實驗中，她們每天攝取1,000到1,200毫克的鈣質補充品，像是碳酸鈣（例如坦適錠【Tums】或許多補鈣產品）或檸檬酸鈣。

雖然這些研究都顯示，調節體內的鈣質濃度能改善經痛，但重點或許並不在於從飲食或補充品攝取鈣質——值得注意的是：**我們攝取的大部分鈣質最後都會被排出體外。約有60%至70%的鈣質無法為腸道吸收，就被身體直接排除**；即使是那些被身體吸收的鈣質，也有一部分會經由尿液流失。

因此，問題的關鍵在於減少鈣質的流失量。如第1章所述，你身體每分鐘所流失的鈣質量會受到許多因素影響。

首先我們要了解，動物性蛋白質會加速體內鈣質的流失，這種蛋白質會使腎臟從血液中吸取鈣質，然後鈣會伴隨尿液一起排出。只要我們避免食用動物性蛋白質，就能將鈣質流失量減少一半。下列方式還可以減少更多鈣質流失：

- 避免攝取過多鹽分或糖分。
- 限制一天最多只喝2杯咖啡。
- 避免菸草。
- 規律運動。
- 補充維他命D，可由日曬或補充品中攝取。

雖然鈣質補充品並非萬靈丹，但鈣質仍是飲食中不可或缺的營養素。要注意的是，**最健康的鈣質來源並非牛奶，而是綠葉蔬菜和豆科植物**（包含各種豆類、豌豆和扁豆）。牛奶不只缺乏纖維，而且還有許多壞處，關於牛奶對身體的危害，請參見第1章。

甩痛對策4 必需脂肪酸增加好前列腺素

如本章開頭所述，前列腺素和肌肉收縮及經痛有關，許多治療經痛的止痛藥就是靠抑制前列腺素來發揮作用。

前列腺素的原料來自細胞膜的脂肪，這些脂肪反映出你盤中的食物。綠葉蔬菜和豆科植物（豆子、豌豆和扁豆）的脂肪含量很少，而且所含有的微量脂肪大多是能抗發炎的omega-3脂肪酸。omega-3能增加抗發炎的好前列腺素，因此不會助長體內的發炎現象，如果你能多吃這些食物，同時避免肉類、乳製品和添加的油脂，就能獲得身體所需的omega-3。研究也顯示，飲食裡有較多omega-3的女性，她們的經痛症狀通常比較輕微。既然這份飲食計畫不只能降低體內的雌激素，而且又能讓飲食中的omega-3變多，那麼何樂不為呢？

有些人會在飲食中添加富含omega-3的食物（像亞麻仁油）來抗衡肉類和乳製品裡的壞脂肪。另一種方式則是使用GLA，這種omega-6能壓抑身體製造出導致發炎的前列腺素，關於GLA的來源和劑量，請參考第94和95頁。

這兩個策略的缺點是會增加5到6克的脂肪攝取量，其實低脂純素飲食法不需添加油脂，卻能有非常相似的效果。然而，如果原本你的總脂肪攝取量就不高，多添加5到6克的脂肪並不至於使總攝取量變得太高。平日採取低脂純素飲食法的人，即使多補充5到6克的優質脂肪也不用擔心，而且體內的優質脂肪因為不用和太多劣質脂肪競爭，還能發揮較多的功效。

有些調查人員警告懷孕婦女（或可能懷孕的婦女）不應服用GLA，因為有可能會增加流產的風險。

甩痛對策5 攝取天然的異黃酮素

亞洲和素食文化當中的某幾種食物也具有特殊療效。大豆製品，例如味噌湯、豆腐和天貝，都含有微量的植物性雌激素，也稱作異黃酮素，它有抗衡體內雌激素的作用，因此應該能夠降低乳癌風險，也可以減少和經期相關的症狀。

因為異黃酮素是一種微弱的雌激素，所以對體內雌激素產量較低的更年期婦女來說，也許能有不一樣的效果。以更年期婦女而言，異黃酮素反而能發揮輕微的雌激素作用，因此有些專家認為它有助於改善熱潮紅等其他更年期相關症狀。

雖然大豆製品的異黃酮素特別高，其他豆科植物、蔬菜和水果也都有一定的含量，你應該多多攝取這類食物。

甩痛對策6 天然黃體素療法

在每個月的經期循環中，雌激素在前半月是居於主導的地位，後半月的領導者卻是另一種荷爾蒙——黃體素。黃體素的任務之一是抑制雌激素的作用，以免子宮受到過度刺激。

身體只有在排卵時才會製造出黃體素，不管基於任何原因，身體若沒有排卵，體內就會缺乏黃體素來制衡雌激素的作用。

為了重建荷爾蒙平衡，醫師有時會開立合成的荷爾蒙衍生物，如普維拉（Provera）；可惜的是，這種藥物有許多副作用。另一種選擇是不需醫師處方的天然黃體素，例如Pro-Gest皮下軟膏，能夠經由皮膚釋放出天然的黃體素。在Emerita公司——Transitions for Health的子公司——可以買得到。Pro-Gest裡面的天然黃體素是萃取自山藥或大豆，這兩種植物中的天然黃體素分子構造和人類的黃體素一模一樣。

若要使用天然黃體素來治療經痛，一般劑量如下：從月經週期的第12天持續使用至第26天（以月經來潮第1日為第1天），之後暫停使用，下月再重新開始另一個循環。與其每天測量使用量，不如將目標設定在這期間內使用到約55克藥罐的⅓。

使用時將藥物塗抹在皮膚的細緻部位，例如頸部、胸部上方、腹部、手臂和腿部內側，盡量擴大塗抹的範圍，並時常輪替更換塗抹的位置，大約要等2至3個月才會感受到效果。只要在月經即將來臨的前一天停止使用，子宮內膜就會自然剝落。

如果你的經前症候群非常嚴重，那你可能需要使用更高的劑量。你需要從第15天到第26天，每天使用30至40毫克，每月大概會用到約55克藥罐的一半。幾個月後待症狀減輕，就可以開始減低藥量。另外請注意：情緒壓力會使身體釋放腎上腺皮質素，這種壓力荷爾蒙會和黃體素競爭搶佔細胞上的接受器，所以需要使用較高的劑量。

子宮肌瘤

在負責孕育嬰兒的子宮內膜下方，有一層肌肉層，這層肌肉使子宮得以收縮；有時這些肌肉細胞的囊孔會過度成長為一個瘤狀物，這就是俗稱的纖維瘤，正式的醫學名詞是子宮肌瘤。

子宮肌瘤並不會致癌，大部分的人甚至完全沒有症狀；但其實高達¾的美國婦女子宮內都有小型肌瘤，有時候這些小肌瘤會變大而造成疼痛。

目前，我們尚不清楚子宮肌瘤的成因，可確定的是，雌激素會促使纖維瘤成長，這就是為什麼一般婦產科的「建議療法」是耐心等待更年期到來，因為更年期婦女的雌激素會自然下降，所以纖維瘤會自行縮小。

閱讀本書至此，你應該已經知道，其實不用等到更年期才能掌控體內的雌激素，前述的低脂純素飲食法因為能大幅降低雌激素，因此也能有效對抗子宮肌瘤。

除此之外，我們也可善用植物性食品裡的某些天然化合物。一項針對日本婦女的研究顯示，豆腐之類的大豆製品或許有助於降低罹患子宮肌瘤的風險；另一項針對華盛頓州婦女的調查則指出，亞麻仁和全穀類裡的木酚素也有一樣的功效：**攝取較多高木酚素的婦女，罹患子宮肌瘤的機率比不吃這些食物的婦女少了一半以上。**

此外，你還可以考慮使用天然黃體素來抑制雌激素的作用。黃體素能防止肌瘤成長，甚至還能使其縮小，一般劑量是從月經週期的第12天持續使用至第26天，每天使用15至20毫克，也就是每月將1罐約55克的藥罐用完⅓。

子宮內膜異位症

有時候我們可以明確找出經痛發生的原因，其中最常見的就是子宮內膜異位症。顧名思義，這疾病代表子宮內膜上的某些細胞出現在錯誤的位置，這些細胞有可能是附著到卵巢、腸道、膀胱等處。這些異位細胞和子宮內的細胞一樣，每個月也會在膨脹後剝落，但當這些異位細胞腫脹出血時就會引發疼痛和造成不孕。

子宮內膜異位症極為常見，在具有生育能力的北美婦女中，罹患率約為1成。子宮內膜異位症的部分原因是家族遺傳，但基因的影響其實並不大。更年期婦女也很少會罹患此病，可是使用雌激素作為荷爾蒙「替代」療法的更年期婦女則是例外。

子宮內膜異位症發生的原因是細胞游離到錯誤的位置。正常說來，子宮內膜細胞會在每月月經來潮時隨經血排出，但有時這些細胞會穿過輸卵管到達腹腔，一旦抵達腹腔，它們就很有可能繼續轉移到身體任何部位。

所有女性的子宮內膜細胞或多或少都會產生異位的現象，一般說來，免疫系統一旦發現這些異位細胞，就會立刻出動白血球來消滅它們，如果這些異位細胞有辦法躲過免疫系統的防護機制，子宮內膜異位症就會發生。有時候某些婦女體內會有極微小的異位細胞瘤，但不會出現任何症狀，如果這些異位細胞變大了，患者不僅會感到極為疼痛，而且幾乎無法起身工作。

診斷子宮內膜異位症的唯一方法是採用腹腔鏡，醫師會在患者肚臍下方切一小開口，然後用一條細小的管子（腹腔鏡）檢查腹腔。在面對子宮內膜異位病患時，有些沒有做過腹腔鏡檢查的醫師可能會誤診為其他疾病，或是認為疼痛只是暫時的現象。密爾瓦基的子宮內膜異位症協會指出，7成子宮內膜異位症患者的初診醫師認為，她們身體沒有任何會造成疼痛的問題。

子宮內膜異位處方箋

遭到某些化學物質汙染的食物似乎會加速腹腔內異位細胞的繁殖速度，多氯聯苯（PCB）就是其中一例，這種化學物質通常出現在一般電子儀器、液壓機液體、無碳碳紙和一般農業使用的有機氯殺蟲劑裡。1992年，德國研究員發現，**血液中多氯聯苯濃度比較高的女性更容易罹患子宮內膜異位症**，後續更多的調查也得到類似的結論。

這些化學物質也會使免疫力降低，研究證實，子宮內膜異位症患者體內的自然殺手細胞和白血球比較無法執行原本的任務——也就是消滅異常的細胞。除此之外，某些有機氯也具有類似雌激素的作用。

甩痛對策1 植物性飲食比動物性飲食安全

上述毒素最常累積在動物脂肪內，而人類的攝取途徑通常是經由食物，尤其是魚類。肉類和乳製品裡面也有這些毒素，雞、牛、豬和其他動物的飼料裡如果有殺蟲劑或其他有機氯，這些化合物通常會以高度濃縮的形式，殘留在肌肉細胞或牛的乳汁內。雖然非有機的蔬菜水果裡也可能會殘留有機氯殺蟲劑，但濃度並不像動物細胞內的那麼高，且部分的殘留物可透過清洗或削皮等方式去除；此外，有機蔬菜水果的栽培過程中，農夫不會使用化學物質，所以沒有毒素殘留的問題。

研究員有時會以母乳樣本檢測女性體內有機氯的濃度。一般來說，**脂溶性化學物質會自然累積在乳房組織當中**，事實上，婦女藉由哺乳，最多能排出一半的身體組織毒素，不幸的是，吃進這些毒素的正是小嬰兒。

素食餐飲有許多明顯的優勢，只要避免魚類、其他肉類和牛奶，就不會吃進含有最多有機氯的食物。研究也證實，素食婦女母乳內的汙染物濃度比一般婦女來得低，所以愈早開始吃素對身體愈好。

可喜的是，自從1970年代美國政府禁止工業使用某幾種化合物以來，我們接觸到這些汙染源的機率下降了，只是身體原本累積的毒素還是很難立刻排除。

甩痛對策2 平衡荷爾蒙的餐飲

某些子宮內膜異位症患者會自然康復，但在一般的情況之下，大部分患者的症狀不僅不會消失，而且還可能日益嚴重，因此醫師通常會使用抗發炎止痛劑，或採用縮小子宮組織的荷爾蒙療法。

手術療法通常包括下列方式：摘除細胞瘤、切斷疼痛神經、切除子宮，有時候甚至還需要合併切除卵巢。切除子宮內膜細胞的手術效果和藥物差不多，可是兩者都只有短暫的效果，因為**手術並無法完全百分之百徹底切除所有問題細胞。**

不管子宮內膜異位症的成因為何，異位細胞都要不斷補充雌激素才能持續成長，基於這個原因，改變飲食應該能夠對抗這個疾病。這些細胞瘤若是缺乏雌激素，將無法每月持續增長，於是自然很快就會縮小；也就是說，能降低雌激素的飲食療法，對子宮內膜異位症應該也能發揮療效。我曾和一些嘗試過此療法的婦科醫師討論這個問題，結論十分明顯——至少就部分病患而言，改變飲食對病情有很大的影響。

在伊利諾州洛克福執業的一位婦產科醫師羅奈德．伯麥斯特（Ronald Burmeister），曾經提出下面這則案例：一位24歲的女性自從開始有月經以來，每個月的經痛都相當嚴重。她已經做過2次腹腔鏡手術，疼痛仍未消失；她也試過避孕藥，但卻帶來憂鬱症等其他副作用。阻斷荷爾蒙的藥物能減輕疼痛，可是這種藥物不但昂貴，而且最多只能服用6個月，才不會增加罹患骨質疏鬆症的風險，她在停藥之後，疼痛的症狀又再次出現；黃體素衍生物則有一點療效，卻無法抑制疼痛。有一位醫師建議她切除子宮，但她不願意進行如此極端的手術。

伯麥斯特醫師建議她採用能夠平衡荷爾蒙的餐飲。以往許多伯麥斯特醫師的病患在採用低脂純素飲食後，都能夠減緩荷爾蒙變化的幅度，平衡荷爾蒙的餐飲也不像藥物或子宮切除術一樣，會影響她受孕的機率，於是伯麥斯特醫師給了她一套食譜，同時也推薦她閱讀一些相關書籍。

3個月後，她感到身體明顯變好；6個月後，疼痛症狀已經完全消失。於是，她停止使用黃體素衍生物，並努力準備懷孕。

基於這個成功的案例，伯麥斯特醫師也開始推薦其他婦女採取一樣的飲食方式，結果他發現這項策略一樣能夠減輕她們的疼痛。一位病患反應，如果她的飲食稍微有點疏失，像是吃了一些乳製品或是一點雞肉，疼痛症狀又會立刻出現，這種模式就像是「如果忘記服用一、兩顆藥丸，就會使處方藥失效」一樣。

目前還沒有人針對低脂純素飲食對子宮內膜異位症的療效，進行臨床對照研究，但應該很快就會有研究員開始進行這項調查，因為飲食策略不像荷爾蒙療法，會降低病患受孕的機率。除此之外，飲食療法既便宜又安全，而且還能帶來許多有益健康的好處。

甩痛對策3 有氧運動

有氧運動也會對病情有所幫助，**每週跑步、慢跑或健身2小時的女性得到子宮內膜異位症的機率只有其他女性的一半**，據推測，原因應該是運動會降低荷爾蒙的活性，且運動和荷爾蒙這方面的關聯性早已獲得證實，事實上，有些不斷進行激烈運動的婦女有時甚至某月的月經不會來潮。運動也會增強免疫系統，讓身體比較有能力消除異位細胞。

甩痛對策4 天然黃體素

天然黃體素也能抗衡子宮內膜異位症患者體內雌激素的作用，一般使用方法如下：從月經週期第8天持續使用至第26天，每月用完1罐容量55克的藥，每天使用量約為40至50毫克，正常情況下可持續使用4個月，之後可視個人疼痛減輕的程度來減少藥量。

子宮肌腺症

子宮肌腺症，是指位於子宮內膜上方的細胞，游離至子宮肌肉層的囊孔。高達40%的婦女體內有此現象，只是嚴重程度不一，除非異位細胞已經深入肌肉底層，通常不會有明顯的症狀。

子宮肌腺症的成因可能和子宮內膜異位症一樣，刺激異位細胞成長的物質也許都是雌激素，這也再次意味著，經由飲食改變來減低體內雌激素也許能改善病情。令人惋惜的是，目前尚未有這方面的研究。此外，子宮肌腺症的異位細胞能自行製造雌激素，因此研究人員更難精準衡量出飲食改變對局部雌激素的產量所造成的影響。

我們現在已經證實，飲食改變能夠幫助患有一般經痛的婦女，至於同樣的飲食改變，是否也能幫助子宮內膜異位症，或子宮肌腺症等特定經痛的婦女，這還需要進一步研究調查。

有許多方式可以緩解經痛，有些研究人員正在測試薑的抗發炎特質，是否也能減緩經痛，一般實驗使用的劑量是每天½至1茶匙（1至2克）。可惜的是，雖然薑在治療暈機症和關節炎的效果已獲得證實，但是在經痛方面的療效仍侷限於零星的個案報導。現在市面上有愈來愈多的藥草補充品，你不妨多方嘗試，看看這些補充品對你是否有效。

想成功控制經痛，最大關鍵在採取低脂純素的飲食法。藉由避免動物性食品、將植物油用量減至最低、多攝取高纖食物、避免攝取到許多化學汙染源，你將能自然降低雌激素對子宮的作用，同時強化你的免疫系統。

Chapter 8

平衡荷爾蒙，乳房不疼痛

週期性乳房疼痛 p.149

在女性每個月的經期循環中，荷爾蒙會有高低起伏，這現象會影響身體的每一部位。

有些女性會因為經期的荷爾蒙變動而有乳房疼痛、腫脹或是異常敏感的現象，而醫師的診斷結果會告訴你這個病名——**週期性乳房疼痛**（cyclic mastalgia），但這個名稱並不能說明疾病的成因，只是將你對病情的描述改成較正式的說法而已；希臘文mastos原意是乳房、algia是疼痛，cyclic則是代表「每月一次」。這名詞至少比以前的「乳房纖維囊腫疾病」（fibrocystic breast disease）來得中肯，以往乳房檢查，或乳房X光攝影片所發現的現象，不管正常與否，都統稱為「乳房纖維囊腫疾病」。

乳房疼痛並不代表你有癌症或是其他嚴重的病症，只有在一些罕見的案例之中，醫師會在乳房切片中發現異常或者過度增殖的細胞，這時才比較有可能會是癌症（註：有關食物和癌症的關聯，以及減輕乳房切除術之後的疼痛方面，請參閱第9章）。

一般女性的乳房疼痛，是因為體內準備哺乳的荷爾蒙過度旺盛，也就是雌激素和泌乳激素濃度過高導致。

乳房疼痛處方箋

雌激素會刺激乳房細胞生長，此荷爾蒙負責女性青春期的乳房發育，在每個月的經期循環週期，都有一波雌激素會抵達乳房組織。

如前一章所述，雌激素在月經週期的前2週會上升，然後在排卵時會快速下降，在月經週期的後2週又會逐漸上升，之後在月經來臨前幾天又再度下降。

雌激素上升會使乳房疼痛，而飲食改變能夠幫助你掌控雌激素，如果減少脂肪攝取並多增加纖維量，血液中的雌激素就會快速下降。

在一項為期3個月的研究中，有一組婦女原本食用的脂肪占總熱量攝取量的35%，這是美國一般的平均值，她們在將脂肪攝取量降至20%之後，血液中的雌激素也降低了⅓。

降低荷爾蒙的變動幅度對健康有許多好處，其中很重要的是，降低罹患乳癌的風險。

然而，有乳房疼痛困擾的婦女更能獲得一種特殊的幫助：一項為期6個月的研究指出，**減少脂肪（尤其是動物性脂肪）攝取量的女性，能大幅降低乳房對疼痛的敏感度。**

甩痛對策1 低脂是第一步

想知道詳細的作法請參考第139頁。

簡而言之，第一步驟即是避免食用高脂食物，如肉類、雞蛋、乳製品和額外添加的油脂；同時要多吃蔬菜、豆類和全穀類——這些食物裡面的纖維能加速身體排除多餘的雌激素。低脂肪和高纖維的相乘作用能控制住雌激素變動的幅度。

我強烈建議你嘗試這項飲食轉變，你必須確實遵守第139頁所列出的原則，這樣在1到2個月後，你才會知道這份飲食產生了什麼幫助。本書最後所列的食譜能幫助你更順利地進行這項改變。

甩痛對策2 避免咖啡因

1979年，俄亥俄州一位外科醫師提出一項建議：避免咖啡、茶、巧克力裡的咖啡因等相關化學物質，能減輕乳房疼痛。如每天喝超過2杯的咖啡或4杯355c.c.的可樂，高劑量的咖啡因會引發體內許多荷爾蒙的改變，包括一種名為雌素酮的雌激素會上升；此外，咖啡因還會增加體內一種特殊蛋白質的含量，這種蛋白質會和雌激素結合在一起使其喪失活性。

後續有許多研究員的實驗結果並不一致。有些婦女發現，避免咖啡因對病情會有幫助，有些則不然。就我看來，每個人還是得親自實驗看看比較準確。**如果你準備要戒除咖啡，記得不要立刻完全一滴都不喝，而是要慢慢戒除，因為突然戒除咖啡因會引發頭痛。**

甩痛對策3 天然黃體素的運用

黃體素是大自然設計用來對抗雌激素的物質。由於大自然的奧妙所致，野生山藥裡竟然有和人類一模一樣的黃體素。如第1章和第7章所述，業者現在將黃體素製成由皮下吸收的高濃縮軟膏，黃體素由皮膚吸收後到達血液，就會發揮抗衡多餘雌激素的作用。用法是每天從一瓶55克的藥罐中取一點抹在皮膚的細緻位置，如此在經期來10天可用完30至55克，月經即將來的前1天左右暫停使用。

甩痛對策4 天然GLA抗發炎

如果上述方式仍無法解決痛苦，你可以考慮嘗試琉璃苣油或月見草油，約有半數的女性服用後疼痛有明顯的改善。這兩種油脂皆富含GLA，如第4章所述，實驗證明GLA有抗發炎的效果。實驗研究中的有效劑量是每天服用3,000毫克月見草油，可能要持續使用4個月後才能見效。

琉璃苣油的知名度不若月見草油高，但它的優點是GLA濃度比較高，所以服用較少的油卻能得到較強的效果。琉璃苣油的適當劑量是每天1,000到1,500毫克（可提供240至360毫克的GLA）。

若你目前懷孕或可能懷孕，切勿用這兩種油，因為可能會造成流產。

亞麻仁油的ALA和omega-3很豐富，因此也常被用來治療乳房疼痛。多倫多大學瑪格莉特公主醫院的李東（Tong Li）醫師進行過一項為期3個月的調查，127位婦女在食用亞麻仁瑪芬蛋糕後，發現乳房疼痛的症狀有明顯改善，但通常要2個月後才能見效。實驗中每個瑪芬蛋糕含25克磨碎的亞麻仁。

若你的乳房疼痛似乎和月經週期無關，上述幾個方法對你也許還是有幫助，但是你應該請醫師為你做正確的診斷。有時乳房疼痛其實是肋軟骨發炎造成，這種關節炎通常發作在肋骨和胸骨的交接處，相關資訊請看第4章。

重點提醒 乳房疼痛處理法

1. **請乳房專家做檢查。**雖然大部分患者的乳房細胞並未癌化，確實檢查還是非常重要。

2. **食用能平衡荷爾蒙的食物（第139頁）。**這是建立防護罩的第一步，同時也可預防許多相關疾病。

3. **戒除咖啡因。**如果疼痛沒有改善，可以考慮採用這個方法。

4. **嘗試使用天然黃體素。**在經期來前10天用完30至55克。

5. **如果疼痛症狀沒有改善，可以嘗試每天服用240至360毫克的GLA。**這等同於1,000至1,500毫克的琉璃苣油，或3,000毫克的月見草油；你也可以攝取黑醋栗油或大麻油補充品。

Chapter 9

吃對食物，癌痛有得救

我們很難想像食物竟然能對癌症或是癌症帶來的痛苦發揮作用。一般人都認為，只有手術、放射線或化療，才能控制癌症，而且有時甚至連這些手段都沒有效果。

目前有一些調查報告的結果會讓你有不同的想法，讓我在本章中和你分享這些研究成果。面對這個相當棘手的疾病，我們目前仍未找到所有的解決辦法——甚至可以說還差得很遠——但卻已經能清楚看到，食物所帶來意想不到的療效，而我們現在才要開始運用這神奇的力量。對抗癌症最有效的武器就是防止癌細胞產生！本章的重點將著墨在討論食物如何預防癌症、避免癌症復發並延長患者的壽命；後半部則討論如何使用一些止痛藥物。

安東尼醫師的抗癌故事

你可能有聽過安東尼·沙堤拉若（Anthony J. Sattilaro）醫師，他是《重獲生機》一書的作者。我第一次見到他是在1986年，下面這則故事是發生在更多年以前：

安東尼是位成功的醫師，他一路從麻醉醫師做到成功的費城循道宗教醫院的院長，由於他是醫院裡許多計畫的負責人，所以並沒有時間特別注意身體的健康狀況。一天，醫院為安東尼進行例行的X光檢查，結果放射線師在他的左胸腔發現一大片濃密的影像。安東尼覺得很奇怪，因為他除了慢性背痛之外，身體並沒有其他症狀，但檢查結果看起來卻十分嚴重，他必須進行更精密的檢查。

放射線師當天就為他安排進行骨骼掃描，檢查還未結束，他就知道結果可能不妙了。X光上顯示的可疑處，證實了安東尼的肋骨上有一大坨腫瘤。此外，他的頭骨、胸骨和脊椎骨上也正慢慢生長出癌細胞叢。

健檢當天，安東尼並沒有預料到會得到這樣的結果。他非常害怕，沒想到，在短短幾小時內，他就從一位忙碌的醫師變成一位癌症末期病患。

為了擬定最佳的醫療方式，他的醫師希望能找出癌症最先發生的部位。他們安排他進行組織切片檢查以找出癌細胞，最後是從攝護腺切片找出病因。

⊙搭便車小伙子的禮物——長壽飲食

攝護腺癌在年長男性中很常見，如果是高齡男性得到攝護腺癌，癌細胞成長的速度相當緩慢，有時醫師甚至建議不用做任何治療。但是安東尼當時才46歲，在這樣年輕的患者身上，攝護腺癌進展速度通常十分猛烈，以他的病情來說，癌細胞已經擴散到幾乎無藥可醫的地步，也無法藉由手術摘除。腫瘤科醫師坦白地告訴安東尼：你必須開始準備後事了。

不久，安東尼骨頭裡的癌細胞開始引發劇烈的疼痛，當情況愈來愈嚴重後，他每天都需要服用麻醉止痛藥，可是麻醉止痛藥有副作用，特別是噁心嘔吐，有時反胃的程度更是極為嚴重。雖然安東尼此時必須承受癌痛和麻醉止痛藥的副作用，他還是努力繼續進行他在醫院的工作。

然而，安東尼．沙堤拉若很清楚這種疾病的真面目；身為醫師，他見過無數的癌症病患，而且當時他父親也正在和肺癌病魔搏鬥。安東尼才剛被診斷出罹患攝護腺癌沒多久，他就必須埋葬父親，同時還要盡一切努力地安慰母親。

葬禮儀式過後，他開車經由紐澤西公路要回到費城，路上遇到兩位20來歲、想搭便車的旅行者。他們雖然看起來衣衫襤褸，安東尼還是決定載他們一程，畢竟可以有個聊天的對象。他向他們敘述父親過世的故事，以及自己也正準備面對死刑的悲慘狀況。巧的是，這兩個年輕男子剛完成長壽飲食的烹飪課程，在學習長壽飲食後，他們感受到食物神奇的力量，所以認為癌症並不一定就是絕症，他們認為安東尼有機會藉由改變飲食來讓癌症消失。

這番話讓安東尼覺得很火大。這兩個小子年紀只有他的一半，而且不具醫學背景，也不曉得他是位訓練有素的執業醫師，非常清楚自己的疾病，安東尼覺得他們完全不曉得病情的嚴重性，但他還是讓他們滔滔不絕地評論食物的「陰陽」，以及它們如何影響體內的能量平衡——這些在他聽來全都是胡說八道。

當安東尼送他們下車時，他們記下了安東尼的住址以便寄給他相關資訊，幾天後包裹寄達安東尼家，他還得補67美分的郵費差額。包裹裡有一本關於飲食和癌症的書，書裡大部分內容其實和這兩個小子說得差不多，一樣無法讓他信服，除了一段由醫師寫的聲明例外。

這位醫師是一位女性乳癌病患，她在採用長壽飲食後，病情得到很大的改善；她清楚地發現，長壽飲食讓癌細胞停止生長。這段文字讓安東尼眼睛一亮，因為**乳癌和攝護腺癌都是和荷爾蒙相關的疾病**，而且為這飲食療法背書的是一位醫師。雖然安東尼仍然半信半疑，但為了更進一步的了解，他還是來到了費城的長壽飲食教學中心。

Macrobiotic意思是「長壽」，而長壽飲食法的重點食物是穀類、蔬菜和豆類，這些食物的分量比例是取自中醫的一些理論。**現代長壽飲食法很強調**

傳統的亞洲食物，實踐者可吃多量的米飯和蔬菜，但嚴格禁止乳製品、肉類、糖分高的食物和精製食品。

⊙長壽飲食的奇蹟

安東尼知道目前並沒有雙盲研究來支持這項飲食的療效，一方面出於好奇，一方面已經接近絕望，他決定試試看。在教學中心裡他和其他學員一起用餐，而工作人員也準備一些食物讓他帶回家；這些食物的口味和他以前所習慣的很不一樣，但後來發生了一件奇妙的事，讓安東尼決定全面改吃這些風味完全不同於以往的食物：他的疼痛症狀竟然開始減輕了！

他每天都能感受到身體的轉變，他需要服用的止痛藥愈來愈少，3週內疼痛就消失了。雖然不曉得是否該將成果歸功給這份飲食，但他可不願意半途而廢，他每天都帶筷子去醫師用餐室吃飯，同事看了他的餐點都覺得很有趣，因為安東尼吃的都是些亞洲鄉下的傳統食物，完全沒有西方美食，不過他重拾了以往的精力，不用依賴止痛藥也可以專心從事醫療工作。

翌年他的健康狀況還是不錯，所以決定請醫療團隊看看究竟發生了什麼事，他想再做一次骨骼掃描，因為醫師之前就是靠這項檢查發現癌細胞擴散的現象。於是醫師安排他進行測試，等到一拿到結果，大家都十分震驚，現在已經完全找不到癌症的蹤跡——脊椎骨裡面沒有、頭骨裡面也沒有，身體上上下下都找不到。醫師推斷，癌細胞也許尚未完全消失，但已經萎縮到骨骼掃描也偵測不到的地步了。安東尼的健康狀況持續改善，最後他離開循道宗教醫院，決定全心鑽研食物和健康的關係，並致力於寫作和演講，他還將自身抗癌的經歷結集成書，最後變成暢銷作家。

我和安東尼碰面時，他當時居住在佛羅里達，每天讀書、寫作和運動。他給我看當初發現癌細胞的骨骼掃描造影和後來那張記錄癌症消失的影像。無數的癌症患者寫信給他尋求建議，但他都誠實的回答：他並不確定飲食是否真的是他康復的關鍵。沒錯，他的康復過程實在令人稱奇，至於對他有效的療法是否對其他人也同樣有效，他並無法妄下定論。

之後他講了一段話，讓我相當憂慮：他竟然決定中斷這份飲食。癌症既然已經將近10年沒有發作，他決定測試癌細胞是否真的已經消失，他開始吃魚肉和雞肉。

我實在不能了解他這樣做的動機。**成功抑制住的癌症和完全消失的癌症並不一樣**，而且不管他是否相信飲食是成功的關鍵，為什麼在此時要故意興風作浪呢？長壽飲食的教授也告訴他，當初好不容易才讓癌細胞消失，他們不贊成安東尼故意讓癌症復發，一切又要捲土重來。

果然，中斷長壽飲食不久，安東尼的癌症便復發了，消失多年的疼痛再次席捲身體，他必須再次服用麻醉止痛藥，而且這次完全沒有後路可退。我們最後一次見面時，他已言語不清、思想混亂且無法集中注意力了。

安東尼過世後，他想解開的謎團依舊存在。當初癌症消失是否該歸功給飲食改變？放棄長壽飲食後是否就是癌症復發的主因？我們現在仍舊無法篤定回答這些問題。可是有愈來愈多的證據顯示，食物的確能夠影響一些會造成癌症的荷爾蒙濃度；食物也能決定癌症是否會萌芽或繼續進展。

雖然如此，這不代表癌症病患應該放棄其他傳統的治療方式，手術、放射線、化療或荷爾蒙療法，在癌症醫療上仍扮演重要的角色。不過這些新的研究發現提醒我們，除了這些癌症病患慣用的療法之外，我們也應該善加利用食物所具備的力量。

癌症與飲食密切相關

當身體某一個細胞開始過度複製，此處就會開始產生癌症的病灶。細胞過度複製的現象有可能出現在攝護腺、肺部、乳房、消化道或是身體任何一個部位。細胞不斷複製之後就會變成一顆侵犯臨近組織的腫瘤，最後有些癌症細胞將從原本產生的位置，逐漸散布到身體其他的部位，這過程就稱為「癌症轉移」。

西方國家成人的罹癌率高達⅓，這個統計數字和往年比起來要升高了許多，在尚未養成西方飲食習慣的國家，他們的癌症罹患率則低了許多。

美國國家癌症研究所曾經研究過，一般人罹患癌症風險有多少是基因造成的，而又有多少是我們可能可以掌控的因子，如吸菸、飲食、X光或鐳射光束等。**從最嚴謹的調查結果看來，假如生活環境因子包括飲食和吸菸，那麼80%到90%的癌症都可歸因於生活環境。**30%的癌症是吸菸所引起，其中包括發生在肺部、口腔、喉嚨、腎臟和膀胱等處的癌症；而高達30%到60%的癌症是食物所引起，許多部位的癌症都和促進癌細胞生長的食物有關，包括發生在攝護腺、乳房、卵巢、子宮、大腸、胃部甚至肺部等處的癌症。雖然這些部位的癌症並非百分之百是食物所引起，但某些食物的確會促進癌細胞的成長；其他危險因子還包括接觸毒素、放射線和天生基因缺陷等。

此外，各種研究都陸續讓調查人員開始推測食物的確有可能會影響癌症的進程。研究人員針對一些飲食文化差異極大的國家，例如日本和美國，進行癌症發生率的比較。為了將基因所造成的變數排除，他們鎖定那些原籍亞洲，後來移居美國且改採西方飲食的人士；研究人員也調查癌症病患的飲食習慣，然後將他們的習慣和居住在同一社區的居民做比較。調查結果非常清楚的顯示，某些食物會引發癌症，有些食物卻能發揮防衛的效果。

我們可以利用這項新發現來避免自身罹患癌症，如果你已經被診斷出罹患癌症，本章也提供食物如何影響癌症進展的資訊；假使你的目標是避免癌症復發、解除疼痛以及降低癌症對生活的影響，這部分相當重要。和以前比起來，我們現在更了解食物預防癌症的機制，只是對於已經產生的癌症，我們尚未全面認識食物的療效，但不管是預防或治療，現在都有豐富的資訊可供參考。

和飲食最密切相關的癌症種類，是發生在由性荷爾蒙控制的器官，也就是攝護腺、乳房、子宮和卵巢；與消化有關的器官也和飲食密不可分，如食道、胃、大腸、肝臟和胰臟。然而，經由實驗證實，其他部位的癌症也都和飲食有關。

如果你已經被診斷出罹患癌症，我鼓勵你和醫師共同找出最適合的治療方式，同時慎重考慮營養的療效。並非每位醫師都善於指導病患飲食，因為大多數醫師都只受過極少的營養學教育，不過，你的醫師可以為你推薦一位專業的營養師，你也可以請醫師多了解本書的觀念，這樣他們或許會將這些資訊融合在自身專業的療法之內。

攝護腺癌

亞洲的攝護腺癌發生率比歐洲和美國少很多。香港男性罹患攝護腺癌的機率只有瑞典男性的一半；在中國尚未西化的鄉村，攝護腺癌罹患率更低。

多年來的人口調查持續顯示，攝護腺癌和攝取動物性食品有關，例如牛奶、肉類、雞蛋、乳酪、酸奶油和奶油，這些都是西方國家的主食，這些食物含有高量的脂肪，且完全不含纖維──高脂肪低纖維的飲食，會增加男性體內的睪固酮，睪固酮會使攝護腺細胞增殖，這不但會造成攝護腺肥大，也會促使癌細胞成長。

攝護腺癌處方箋

素食者和常吃蔬菜、水果及大豆製品的男性，較少罹患攝護腺癌，這些食物有許多降低癌症風險的特質：

這些食物都是低脂高纖，所以能夠降低睪固酮；高纖食物降低睪固酮的機制，和第7章所討論如何降低雌激素的原理相同。**肝臟過濾血液之後會將睪固酮從膽管排除至腸道，而腸道的纖維會吸附睪固酮然後和其他廢物一起排出體外，蔬菜、豆類和穀類，能讓這套系統正常運作。**相反的，魚肉、雞肉、雞蛋和其他動物性食品完全不含纖維，動物性食品占飲食內容的比率愈高，腸道裡能夠吸附多餘睪固酮的纖維也愈少。有些睪固酮最後被消化道再次吸收，一旦進入血液後又再度活性化。

以植物性為主的飲食，能夠降低睪固酮的活性。植物性食物攝取愈多，體內「性荷爾蒙結合球蛋白」（SHBG）的活性度愈高，這種蛋白分子能夠和睪固酮結合在一起，使其暫時失去活性，等到身體需要時，再將其釋放出來。有趣的是，「麻州男性老化研究」顯示，男性體內性荷爾蒙結合球蛋白的濃度愈高，他就愈不會展現過度的侵略性或主導性。就此推斷，多吃蔬菜的男性，比較能夠抗拒睪固酮的陰暗面，這不會讓你喪失男子氣概，你反而會變得比較好相處。

植物性食品對抗癌症的部分功效，是來自紅色色素，也稱茄紅素。哈佛大學一項針對47,000醫護人員的調查顯示，常吃草莓和番茄的男性，比較少罹患攝護腺癌。**每週吃10份以上和番茄有關食物的男性，可降低45%罹患攝護腺癌的機率**，這些食物包括番茄汁、番茄義大利麵、生鮮番茄，甚至披薩。番茄的茄紅素含量很高，烹煮過的番茄效果比生番茄更好，這或許是因為烹煮的過程能讓番茄釋放出茄紅素。當然，對番茄過敏的人也不用擔心，西瓜、粉紅色的葡萄柚和番石榴也都含有茄紅素。

食物不止能決定癌症發生與否，如果癌症已經發作，食物也能影響癌症的進展。

一般說來，當病人被診斷出罹患攝護腺癌，醫師會全力降低睪固酮的作用，不論是使用女性荷爾蒙，或是切除睪丸。而統計數字也顯示，不僅香港男性得到攝護腺癌的機率只有瑞典男性的一半，他們死於攝護腺癌的機率更只有瑞典男性的⅛。研究人員推測，這可能是植物性為主的飲食給睪固酮帶來的影響。

狄恩．歐寧胥醫師的研究，證實了低脂純素的飲食，對心臟病人非常有效。因為植物性食品完全不含膽固醇和動物性脂肪，所以能讓膽固醇大幅下降並通暢動脈，許多人因此認為相同的飲食策略應該也可以幫助攝護腺癌患者，於是歐寧胥醫師決定對此進行實驗。

有些攝護腺癌患者不需立刻進行治療，因為癌症進展的速度十分緩慢，醫師通常會監控病患的攝護腺抗原（PSA），這數值若是突然升高，就代表癌症快速擴散。

歐寧胥醫師將93位病人隨機分派至不做任何改變的控制組，和進行低脂純素飲食的實驗組。隔年，控制組的PSA值平均上升了6%，代表疾病日漸惡化，其中6位必須立刻進行癌症治療；但純素組的PSA值卻平均下降了4%，而且在這組中，沒有人在實驗期間需要進行癌症治療。

其他研究也顯示，類似的飲食方式對癌症曾經復發的病人也有幫助。

沒有人能保證，所有人都能像沙提拉若醫師一樣，因為改變飲食而重獲生機，可是我們應該善加利用目前研究的成果——飲食療法能夠降低罹患攝護腺癌的風險、減緩癌細胞生長的速度，甚或減輕癌痛。這療法有幾點最基本的原則：

- 為了降低體內睪固酮的濃度，應該避免所有動物性食品，並將植物油用量減至最低。
- 多攝取高纖食品（穀類、蔬菜、豆子、豌豆和扁豆）以加快身體排除睪固酮的速度。蔬菜也富含多種抗癌維他命，稍後將進一步說明。
- 為了確保能攝取到完整的營養素，記得補充維他命B12。你可以從一般綜合維他命、營養強化豆奶或麥片中攝取，也可以每天服用1顆5微克的維他命B12補充品。
- 如果你想要進一步了解「長壽飲食療法」的話，請利用信件或電話聯絡Kushi機構。

乳癌

當我還是醫學院學生時，最先照顧過的病人就是女性乳癌患者，許多患者的年紀都很輕，當時我非常訝異乳癌竟如此常見，現在乳癌仍然像當年一樣，是3、40歲女性的頭號殺手。從前，女性一生當中的罹患率為1/14，今日已經變成1/8。

一些針對乳癌患者所做的研究指出，在乳癌發生率很高的地區，也常見到攝護腺癌。在1950年代以前，日本很少有女性罹患乳癌，他們通常是採取低脂飲食，主食是米飯以及許多蔬菜，日本人當時幾乎沒有攝取乳製品的習慣，如果有使用肉類，用量也極少，基本上是以調味為主。然而，過去幾十年來，日本飲食文化經歷了極大的轉變，西方飲食文化（偏重於肉類和乳製品）已經滲透了亞洲，速食餐廳也像病毒般，快速蔓延至全日本。

在1950至1980年代間，日本人的米飯和蔬菜攝取量急劇降低，但肉類、雞鴨類和雞蛋攝取量卻成長了8倍，乳製品使用量比1950年代暴增了15倍，而脂肪攝取量也增加了3倍，這期間，乳癌發生率快速升高。比起幾乎從不吃肉的貧窮女性，每天食用肉類的有錢女性的乳癌罹患率高出了8倍。

有些地區的乳癌發生率較高，有些則較低，而許多研究的重點就在比較這些地區飲食習慣的差異。研究人員也比較過乳癌患者和非乳癌患者的飲食差異，這些研究都顯示，飲食內容愈像西方文化，也就是含有愈多肉類和高脂肪食物，罹患乳癌的風險也愈高。

乳癌處方箋

如第7章所述，飲食中脂肪愈多、纖維愈少，血液中的雌激素也愈高。研究也證實，女性乳癌患者血液中雌激素的濃度比其他婦女來得高。

動物性脂肪的問題似乎比植物油更嚴重。紐約大學的研究員曾比較過250位女性乳癌患者和499位健康女性的飲食，她們都居住在義大利西北部同一省，這兩組女性都攝取很多橄欖油和碳水化合物，唯一不同的是乳癌患者的動物性食品攝取量。**吃最多肉類、乳酪、奶油和牛奶的女性，她們罹患乳癌的機率是其他女性的3倍。**

純素飲食有許多優勢，首先，這種飲食法當然不含動物性脂肪，而富含纖維，所以素食婦女體內雌激素較低，素食婦女體內的SHBG也比較多，這種蛋白質能結合雌激素使其喪失活性，機制正如同男性的SHBG可以降低睪固酮一樣。植物性為主的飲食也富含植物性雌激素，這種微弱的雌激素會和體內的雌激素競爭乳房細胞上的受體，進而降低體內雌激素的作用。大豆製品含有特別高量的植物性雌激素，許多蔬菜也有這種天然的化合物，這或許能解釋為何亞洲國家的癌症發生率較低。

酒精也會促使癌症發生，**女性每天喝1杯酒就會使罹癌機率增加10%。**環境化學物質和癌症也有關聯，這類物質通常累積在肉類、魚類和乳製品的脂肪中，而非有機的農作物上偶爾也會出現微量的殘留物。

會增加乳癌風險的因子還包括雌激素替代療法，但許多醫師都建議停經婦女採用這類療法；其他因素包括口服避孕藥、病態肥胖、放射線及環境毒素，有時則是基因造成的。另外，你吃進的食物種類能決定你是否會接觸到環境毒素，就像我在第7章中所描述的一樣。

甩痛對策1 高纖低脂延長壽命

在1960年代，任職於紐約市美國健康基金會的安尼斯．溫德（Ernst Wynder）注意到一個現象：日本婦女罹患乳癌的機率不但比美國低，而且就算得到乳癌，預後也較佳。證據顯示，造成此現象的部分原因在於，和西方婦女比起來，日本婦女的體型比較纖瘦，**體脂肪愈低代表助長癌細胞成長的雌激素也愈少。**這種以米飯和蔬菜為主的傳統飲食，含有較少的肉類且幾乎沒有乳製品——高纖低脂的飲食能預防癌症發生。

更進一步來看，有些婦女的乳癌細胞已經擴散至身體其他部位，紐約水牛城的研究員曾檢視這些婦女的飲食習慣，結果發現，**每個月多吃1,000克的脂肪，死於乳癌的機率就會增加40%。**以通俗一點的方式來講，如果你將美式飲食每月所攝取的總脂肪量加起來，每天攝取1,800卡路里的人，約會吃進2,000克的脂肪。相較之下，料理時沒有添加油脂的植物性飲食，每月脂肪量約只有600克。假如上述研究結果正確無誤，以植物性為主的飲食能使乳癌死亡率降低60%。

但這不代表每個人的死亡機率都是60%，這只是代表美式飲食會使她死於乳癌的機率上升60%，且健康狀況必須和實驗中的女性雷同。

其他陸續的實驗研究也得到類似的結果，在一項由美國國家癌症研究所贊助的「女性營養研究」裡，研究員針對停經婦女進行低脂飲食的實驗，這些婦女在接受一般手術和癌症治療以後，已經持續5年進行乳癌的治療，實驗的隔年，這些婦女的乳癌復發率減少了24%。

「女性健康飲食和生活」所研究的3,000名對象，包含了尚未停經以及已進入更年期的婦女，她們都曾接受乳癌治療。實驗中使用的是富含蔬菜水果的飲食。結果顯示，正確的飲食轉變果然能降低癌症的復發率。在接下來的7年間，每天吃5份以上蔬菜水果並規律運動的婦女，和沒有做這些健康轉變的婦女比起來，再次罹癌的機率少了一半。

富含蔬菜的飲食不止脂肪含量低，而且含高量纖維、複合碳水化合物以及β－胡蘿蔔素，這些都能延長患者的壽命；這份飲食也能讓身材保持苗條，而理想的體重對預防和治療癌症皆有幫助。

甩痛對策2 運動提升預後狀況

別忘了運動！**接受癌症治療後的婦女若能規律運動，將可使預後變佳**，但這並非代表你必須激烈運動，只要每週快走3至5小時，這等於每天走半小時或每週找3天走1小時，就可以使自己變成低危險群一族。

甩痛對策3 辣椒素可緩解乳房切除術後的疼痛

經歷乳房切除術的婦女之中，約有1成的手術部位會持續出現疼痛的症狀。一般說來，手術過後，症狀會立刻發作，但有時候疼痛卻會持續很久，這現象很明顯是神經受傷所造成的。

現在出現了一種令人意想不到的治療方式，如第4章所述，辣椒裡面的辛辣元素，即辣椒素，能夠緩解疼痛，如果將辣椒素和乳膏混合在一起，然後塗抹在皮膚上，辣椒素會消耗掉體內的P物質，也就是負責遞送痛感的神經傳導物質。一開始使用時，皮膚會有一點刺痛感，可是持續使用一段時間後，這種刺痛感將慢慢消失。

有幾項實驗都顯示，辣椒素對乳房切除術後的疼痛的確有治療效果。其中一項實驗包括了14名婦女，她們承受乳房切除後疼痛的時間平均為4年。這些婦女在連續使用4週0.025％濃度的辣椒素之後，有8位婦女的疼痛度變輕，有4位疼痛度至少減輕了一半；許多婦女都必須持續使用3至4週後才能感受到最大的效果。另外有兩項實驗的結果也類似。

一般藥局皆有販售辣椒素軟膏。使用時塗抹在皮膚上，持續3至4週，每天塗抹4至5次，如果有強烈的刺痛感，你可以先塗抹一小片區域，之後再慢慢擴大塗抹範圍。你也可以在塗抹前先在患部噴一點力多卡因劑，像是Solarcaine，持續使用1週後，刺痛感通常會消失。

子宮癌和卵巢癌

正如同攝護腺或乳房是由性荷爾蒙主掌，子宮和卵巢也和性荷爾蒙密切相關。在以西方飲食為主的國家，乳癌和攝護腺癌發生率比較高，而卵巢癌也同樣好發於西方婦女。女性若降低脂肪攝取並多吃蔬菜水果，她們將能夠降低罹患卵巢癌的風險。

肉食和肥胖也和子宮癌有關，另外還有其他重要的危險因子，包括荷爾蒙補充品在內。

有些證據顯示，牛奶可能會增加卵巢癌的罹患率，但這個理論目前尚有爭議。乳製品的高脂肪量是不爭的事實，可是這並非卵巢癌研究員鎖定的焦點，他們研究的重點在於牛奶的糖分，也就是乳糖。乳糖是由兩種更小的糖分子所構成，分別為葡萄糖以及半乳糖。研究顯示，**半乳糖對卵巢可能有毒性作用。**

在一般情況下，某些酵素能幫助身體排除半乳糖，不過有些婦女體內這些酵素量特別低，若這些婦女規律食用乳製品，她們罹患卵巢癌的機率會是其他婦女的3倍。因為半乳糖是來自牛奶的糖分，而非脂肪，所以不只全脂牛奶裡有半乳糖，連脫脂牛奶裡面也有，優酪乳、冰淇淋、乳酪等所有其他乳製品也全都含有半乳糖。

目前證據尚未充分顯示食物是否能延長卵巢癌或子宮癌患者的壽命，但既然性荷爾蒙能夠影響乳癌患者的存活率，而卵巢和子宮也都是由相同的性荷爾蒙所主導，所以答案應該是肯定的。此外，超低脂高纖的飲食法既然能夠降低雌激素，是否也能延長卵巢癌或子宮癌患者的壽命呢？我們現在也急需一項實驗來回答這個問題。

結腸癌

結腸也稱大腸，你吃進的所有食物都會接觸到大腸，所以我們不難想像，食物和大腸癌發生率密切相關。

肉類是最嚴重的問題。首先，動物性食品通常潛藏著會引發癌症的化學物質，你大概有聽過烤肉裡的致癌物質：當你在後院烤肉時，牛脂肪會滴到煤炭上產生煙霧，這些煙霧會將牛肉包覆上一層致癌物。這的確不假，即使你不使用戶外烤肉架，也不代表你就不用擔心肉裡的致癌物質——**肉類烹調的過程就會產生致癌物。**當動物性蛋白質被高溫加熱時，會產生一種叫做雜環狀胺化合物的致癌物，只需透過烹煮就會生成，烤肉煙霧所造成的致癌物更容易產生。

不要怪罪任何人

當我們找出了食物會致癌的證據，有些癌症病患就會覺得，自己好像應該要為這個疾病負責，所以就怪罪自己；有些人則認為，研究員或提倡健康的人士只是隨便將罪過丟給食物。如果你也有這些想法，我建議你把這些想法拋諸腦後，不要怪罪誰。沒有人能預知研究結果，而且時至今日，也很少有醫師會指導病人運用食物的力量。當我們獲得科學新知時，應該多多善加利用，這樣我們才能做出對健康最有益的明智決定。

雖然大家很早就知道煮熟的牛肉含有致癌物，但是在北美飲食中，雜環狀胺化合物最大的來源其實是雞肉。根據美國國家癌症研究所的一則報導，在一份全熟的漢堡中，每克漢堡肉含有33毫微克的PhIP這種致癌物，這和全熟的燒烤牛肉差不多；而烤雞則嚴重得多，每克烤雞含有480毫微克，比牛肉高出了15倍。

這些危險的化學物質和大腸癌密切相關，而且也有可能造成乳癌和其他疾病。

引起大腸癌的另一個危險因子是流進消化道裡的膽汁。膽汁從膽囊流出後能幫助身體吸收脂肪，可是消化道裡有某幾種細菌會將膽汁轉變成引起癌症的化學物，稱為二次膽汁酸。肉類會使這幾種壞菌特別猖獗，形成二次膽汁酸，植物性飲食卻能幫助無害的細菌繁殖。

這現象不只是理論空談，因為有關癌症的統計資料也都提供了證據。「哈佛護士健康研究」顯示，每天吃肉的婦女和很少吃或完全不吃肉的女性比起來，罹患大腸癌的機率高了2倍以上；哈佛大學另外一項針對男性的研究也指出，**經常食用肉類會使大腸癌的罹患率增加3倍以上。**另外，還有許多其他實驗也都指出，攝取高量的肉類、乳酪和動物性脂肪都和大腸癌有關。酒精也屬於危險因子之一。

比較安全的飲食應該著重於穀類、豆類、蔬菜和水果。植物不含動物性蛋白質或動物性脂肪，而且植物的殘渣能幫助食物快速通過大腸，幫助身體去除致癌物，纖維也能吸收淡化膽汁並且改變腸道細菌的生態，如此有害身體的二次膽汁酸比較不會形成。

上述原則對每一位想預防大腸癌的人來說都相當重要，如果你已被醫師診斷患有大腸息肉，那你將更迫切需要應用這項原則，因為**息肉有可能變成惡性腫瘤。**康乃爾醫學中心的傑若米・德高（Jerome J. DeCosse）外科醫師做了一項實驗，他給息肉反覆發作的病患食用麥麩，結果在6個月內，患者的息肉不但萎縮而且數量也減少了。但這不代表我們必須服用麥麩補充品。穀類、豆類和蔬菜都富含天然纖維，而且完全不含動物性脂肪和膽固醇，後兩者都有可能引發大腸癌。

那麼已經罹患大腸癌的病患又該怎麼辦呢？位於波士頓的代那法伯癌症中心曾經調查過一組為數不少的大腸癌病患，結果發現，採取西方肉食的病患，他們的癌症復發率比採取較健康飲食的病患高出3倍，這證實食物不止能決定你是否會罹患癌症，還能決定你的存活率。

其他癌症

你所選擇的食物和罹癌風險及存活率皆密切相關，雖然每一種癌症都各有其特殊的危險因子，不過研究證實，有兩大基本原則適用於所有的癌症：攝取動物性食品和高脂食品皆會增加罹患癌症的機率；蔬菜和水果則能降低此風險。

素食者的罹癌風險比食肉者大約低了40%，如果素食者可以避免乳製品和油炸物，同時多攝取新鮮蔬菜，還能使這風險降至更低。

不管你現在正採用何種癌症療法，都可以同時進行健康的飲食。我強烈建議你和醫師共同計畫最佳的治療方式，並讓營養助你一臂之力。

止痛藥

許多癌症末期病患都必須使用止痛藥，然而，有時醫師給予的劑量不是太低就是不夠密集，當我在評估憂鬱或消沉的病患時，常常到最後才發現，原來是病人的疼痛症狀沒有得到適當的治療。通常醫師會開立麻醉藥來治療疼痛，效果也還不錯，可惜的是，許多醫師為了避免病人對藥物上癮，會過度限制劑量或服用的次數，有時這樣做的確是明智的決定，但也時常使病患的疼痛沒有得到適當的治療。

止痛藥其實有點像抗生素，使用上必須遵照一定的劑量和頻率才能解決問題，不可半途而廢，除非病患自己希望減低藥量。當我早期實習照顧住院病患時，我們當時都固定每4小時給予病患一次止痛藥，結果卻發現藥物通常3小時就失效了。醫師應該視病人需要適時給予止痛藥。

我們也常看到住院病患時常得主動要求醫師給予止痛藥，有時還必須經歷很長一段痛苦的等待時間，護士才會過來給藥，甚至醫師或護士會鼓勵病人「咬緊牙關撐過去」以盡量減少用藥。目前比較好的作法是依照固定時間給藥，這樣病患既不用開口要求，也不需和醫師為了藥量而討價還價，而醫師也不用教訓病患。但如果病人願意，也可以拒絕服用，否則在一般情況之下，所有病人都應該依照固定時間給藥。

如果你（或你所愛的人）正在接受慢性疼痛的藥物治療，我建議你要安排專家評估欲採用的飲用療法是否可行。一般說來，擅長使用治療精神異常藥物的精神科醫師能提供最佳的建議，他們通常對你會有極大的幫助。

4

絕不能小看！

代謝和免疫力出問題，難怪你會痛

Metabolic and Immune Problems

- 腕隧道症候群
- 糖尿病
- 泡疹和帶狀泡疹
- 鐮狀細胞性貧血
- 腎結石和泌尿道感染

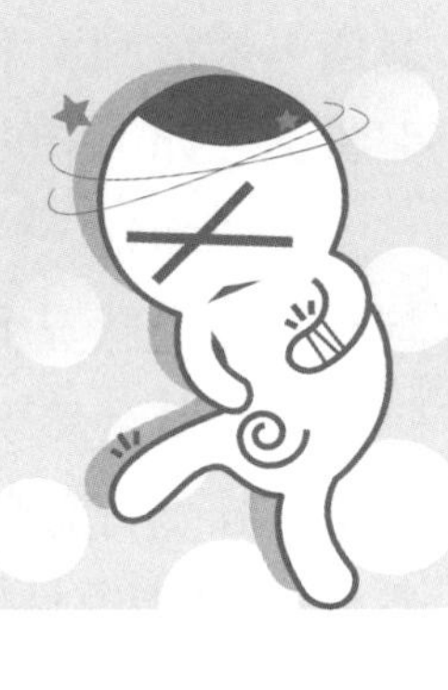

Chapter 10

又麻又痛的腕隧道症候群

你是否每天在收銀台前工作？還是鎮日使用電腦鍵盤？某天你突然發現手指有點麻麻刺刺的，接著刺麻感慢慢加劇成疼痛，然後手指開始抓不住東西。當你就診時，醫師一下就找出問題——這就是腕隧道症候群。也就是說，某一條神經在通過手底部的腕骨時遭到壓迫。

這個受到壓迫的神經叫做正中神經，負責掌管腦部和大拇指、食指及中指之間的訊息傳遞。正中神經活動的路線是先穿過由腕骨與韌帶圍成的狹窄通道，最後到達手部，通常這過程不會發生問題，但這個神經中有許多血管與肌腱，你手指的每一個動作都會運用到這些肌腱。

可想而知，假如你很努力地在電腦鍵盤前打字或是彈奏鋼琴，此時你手腕部的交通狀況會比中央車站還繁忙。如果你用一根手指觸摸另一手腕的肌腱，很快就會發現手指的運動會讓手腕非常忙碌。有些人因為工作的需求，常常不斷進行**激烈的手部動作**，這些人的手腕很容易發炎或腫脹。手腕一旦發炎，肌腱和神經的位置也會變得不大協調，神經因此就會受到壓迫。

有時即使你沒有特別運用手指，腕隧道症候群也會突然出現。此外，有些人也特別容易得到腕隧道症候群，例如**糖尿病患、類風濕關節炎患者、痛風患者、甲狀腺功能低下者、因為腎臟問題進行血液透析的患者、懷孕婦女**以及**中年婦女**。

腕隧道症候群處方箋

腕隧道症候群算是很新的疾病。希波克拉底記載了許多我們現在都知之甚詳的各式各樣疾病，但在他的著作中，並沒有任何有關腕隧道症候群的文字記載。此外，中古時期醫藥書籍的作家也未曾提及這個疾病。就算這個疾病很早以前就已經存在，也一直要等到1880年代的醫學教科書裡才有記載。我們實在不曉得這個疾病發生的原因，而有些研究員推測，現代工作環境和飲食都對神經造成很大的壓力，所以才出現這樣的病症。

外科醫師已經準備好鋒利的手術刀，要用它來為你解除神經的壓力，但你也許可以先考慮其他的治療方式。

用痛對策1 抗痛的維他命B6

治療腕隧道症候群可能只需靠一種普通的維他命就能解決，也就是維他命B6，又稱吡哆醇。因為維他命B6有鎮痛的特質，所以常被用來增強某些病患的耐痛度，像是想戒除偏頭痛藥物的人士、糖尿病神經痛的患者，以及顳顎關節疼痛的患者。

醫界當初之所以會使用維他命B6來治療腕隧道症候群，原因在於許多患者血液中這種維他命的濃度過低。只是並非所有的患者都有這個問題，這項觀察結果顯示，改善維他命B6缺乏的現象，也許可以減輕疼痛。事實上，許多實驗都證實，維他命B6能減輕手部腫脹刺痛等不舒服的現象，有時甚至能讓症狀消失——某些人服用後在短短幾週內就有改善，也有些人在12週之後才見效。

就某方面來說，維他命B6的效果並不令人驚訝，我們很早就知道，身體必須使用維他命B6來製造神經傳導物質，這些化學物質負責指揮神經訊息，其中有些物質會影響我們的耐痛度，例如血清素和GABA，這兩種神經傳導物質都能抑制神經的痛感。

使用維他命B6來對抗腕隧道症候群

* 維他命B6負責製造抑制疼痛的神經傳導物質。
* 每天劑量為50至150毫克，避免超過這個標準。
* 有時需持續使用12週才能見效。
* 在醫師指示下服用維他命B6。
* 配合使用腕部夾板來避免腕部持續受到創傷。

不過維他命B6似乎只能干預痛覺，並不能治本，當研究員在檢查腕隧道症候群或糖尿病患者的神經「功能」時，發現**維他命B6並沒有根本治療病症的效果，它主要的作用只在於減輕疼痛。**

至於維他命B6解除疼痛的成功率，每一項研究的結果都不盡相同，一般說來，約有½至⅔的病患的病情能得到非常顯著的改善，其餘的受試者的效果則較普通。此外，有些研究員也發現，服用維他命B6沒有比安慰劑治療好，受試者並沒有任何改善，目前研究員尚無法解釋為什麼維他命B6對某些人沒有效果。

維他命B6一般服用的劑量為每天50至150毫克，有時需使用12週左右才能見效。目前看來，這樣的劑量很安全，但每天若服用超過200毫克，有可能反而會引起神經方面的症狀。

在實驗中，研究員通常是使用營養補充品來增加患者體內的維他命B6，因為補充品的維他命B6含量高於任何食物，然而，若是長期攝取富含維他命B6的天然食物，效果也許能和短期服用補充品媲美。全穀類、豆類、香蕉和堅果都富含維他命B6，多攝取這些食物就能達到每日的建議量。一般來說，每日建議量女性是2毫克，男性則是2.2毫克。當然，突然出現劇烈的腕隧道症狀可藉由服用補充品大幅改善病情，但利用天然食物攝取維他命B6則有預防之效。

西方國家的人民有維他命B6攝取不足的現象，這有兩個原因：第一，西方飲食內容較缺乏全穀類和豆類等維他命B6的來源；第二，蛋白質會耗損體內的維他命B6，而西方飲食因為偏重紅肉、雞鴨和魚肉，蛋白質攝取量通常過高，可能使維他命B6被過度消耗。維他命B6的任務之一是轉換蛋白質的形式，所以和低蛋白質飲食比起來，高蛋白質會消耗較多的維他命B6。

維他命B6的健康來源

種類	毫克	種類	毫克
酪梨（1個）	0.85	海軍豆（1杯，煮熟）	0.30
香蕉（1根）	0.68	斑豆（1杯，煮熟）	0.27
綠花椰菜（1杯，煮熟）	0.24	馬鈴薯（1顆，烤熟）	0.63
球芽甘藍（1杯，煮熟）	0.45	菠菜（1杯，煮熟）	0.28
鷹嘴豆（1杯，煮熟）	0.23	甘藷（1杯，煮熟）	0.80
大紅豆（1杯，煮熟）	0.21	番茄汁（1杯）	0.27
皇帝豆（1杯，煮熟）	0.30	素食烤豆（1杯）	0.34
資料來源：J. A. T. Pennington, Bowes and Church's Food Values of Portions Commonly Used, 第18版（費城：Lippincott, Williams, and Wilkins, 2005）。			

甩痛對策2 小心菸草和酒精

還有其他的危險因子也會引發腕隧道症候群。假如你還需要另一個戒菸的理由，讓我告訴你：**菸草也會引起腕隧道症候群。**另外，針對酒精的研究結果並不一致：攝取過量酒精會增加風險，但適量飲用卻可能降低罹患率。我們目前尚未了解酒精如何發揮保護神經的功能。

甩痛對策3 平衡荷爾蒙

女性的性荷爾蒙在腕隧道症候群也扮演明顯的角色，只是我們並未完全了解其作用機制，以及該如何處理這方面的問題。女性腕隧道症候群患者的比率比男性高出許多，通常會在懷孕時發作，尤其是第三期，此時某些荷爾蒙（尤其是雌三醇和黃體素）的濃度都正達到高峰，但生產後症狀通常就會消失。在幾個零星個案中，患者在開始哺乳後才得到腕隧道症候群，而斷奶後症狀就不見了。此外，當避孕藥被大眾廣泛使用後，大家很快就發現這種藥物可能會引發腕隧道症候群，這或許是因為避孕藥裡綜合了一些荷爾蒙。

此外，腕隧道症候群和荷爾蒙疾病有一個相同的特質：這兩類疾病都是到了近代才開始流行。因此，腕隧道症候群和荷爾蒙可能密切相關，這些和荷爾蒙有關的疾病都因為近代飲食文化而愈來愈嚴重。在過去150年間，西半球就開始流行多肉高脂的飲食，而蔬菜、穀類、豆類和水果的攝取量愈來愈低，亞洲從第二次世界大戰後也是一樣的情形。

荷爾蒙是如何引起腕隧道症候群呢？**雌激素造成身體水分滯留和局部腫脹，容易使正中神經受到壓迫。**此外，避孕藥很明顯會降低血液中維他命B6的濃度。

飲食低脂高纖

如第7章所述，食物能減少荷爾蒙的變動幅度，簡而言之，平常若能偏重攝取低脂高纖的食物，你就能避免血液中雌激素過度升高。研究員很早就實驗過，這種飲食針對乳癌和其他荷爾蒙相關症狀的功效，可惜就我目前所知，還沒有任何研究員測試過低脂高纖飲食對腕隧道症候群的療效。

甩痛對策4 控制血糖

糖尿病患罹患腕隧道症候群的機率比一般人高出4倍，原因我們仍不完全了解。但是，這統計數字仍顯示，控制血糖除了對健康有許多好處，或許還能預防腕隧道症候群。

治療糖尿病聽起來相當困難，這的確是不爭的事實，但我的研究團隊已經發展出一套新的策略，這方法為許多糖尿病患帶來新的力量，我在下一章將更詳細說明這項策略。

甩痛對策5 天然黃體素療法

在第1、第3和第7章，分別討論過如何使用天然黃體素對抗骨質疏鬆症、偏頭痛和經痛。

有些專家相信，天然黃體素也能治療腕隧道症候群，但這方面尚未經過對照實驗證實，所以目前尚無定論。使用天然黃體素治療腕隧道症候群聽起來有點矛盾，因為腕隧道症候群好發於身體黃體素最旺盛的懷孕期。不過，提倡黃體素的人士指出，黃體素能抗衡雌激素的作用，因此可以矯正結締組織的問題。

利用黃體素治療腕隧道症候群的醫師，通常建議患者使用皮下天然黃體素軟膏。

以月經來潮當日為第1天算起，從經期第12天持續使用至第26天，每天使用15至20毫克，也就是將55克的藥罐用完⅓。停經婦女則必須每月固定使用25至26天，在這段期間將整罐55克的藥全部用完，之後暫停使用，下個月初再開始使用另一罐。可能需要持續使用幾個月後才會見效。

腕隧道症候群處理法

1. **尋求正確的診斷。**醫師須確定你是否有罹患和神經症狀相關的疾病。在採行任何治療前，都須先和醫師慎重討論，特別是在懷孕期和哺乳期。

2. **注意手部的姿勢。**工作時避免重複相同的手部動作，或持續一些不舒服的手部姿勢，並適時休息。

3. **在醫師指示下使用維他命。**每天服用50至150毫克維他命B6。通常要12週才會見效。

4. **可以利用夾板固定手腕**，這樣做會很有幫助。當症狀減輕後，再改成只在夜間使用夾板。

---

5. **藥物與手術。**若是傳統療法都沒有效果，醫師可能會建議你使用利尿劑、局部注射類固醇或手術。手術不一定有效，應該在萬不得已的情況才進行。如果你正處於懷孕期，更應該慎重考慮手術的利弊，因為通常在生產後，腕隧道症候群就會自行消失。

Chapter 11

症狀愈來愈多的糖尿病

糖尿病患會產生一種很特殊的疼痛症狀——有些人在長期罹患糖尿病後，小腿和足部會有劇烈燒灼的痛感，這是神經功能失調的症狀，有時還會有被針扎或麻木的感覺。此症狀稱作糖尿病性神經疾病，這很可能是滋養神經的小血管循環不佳或血糖過高引發的毒性作用所造成的。

神經和身體其他部位一樣，都需要氧氣和養分，如果因為循環不佳而得不到充分的供給，神經將無法正常運作。同樣道理，糖尿病患的循環問題有可能損害眼睛、腎臟和心臟。

神經病變所造成的疼痛症狀會讓你的身體愈來愈衰弱，你會覺得自己好像正走向一條不歸路，症狀愈來愈多，而且完全沒有減輕的跡象。你可能有嘗試過藥物，而有些藥物的確對某些人有效。例如，實驗證實，由於某些抗痙攣藥物或抗憂鬱劑可以抑制神經裡負責痛感的化學傳導物質，所以能減輕糖尿病患的疼痛。

然而，有時候藥物並無法根本改善神經功能，而且對許多人來說，疼痛舒緩的效果並不明顯，對有些人甚至完全沒用，這時候，就是食物發揮功能的時候了。

若你能選擇正確的食物並進行一套簡單的運動計畫，有時疼痛症狀會完全消失。事實上，有些人的糖尿病因此不藥而癒，或至少得到顯著的改善。

許多研究員都曾研究過食物對糖尿病的影響。米爾頓・克倫（Milton Crane）醫師在加州威瑪市進行了一項重要的實驗，調查重點在食物和神經症狀的關係。他研究了21位成年期糖尿病患，受試者都因為長期罹病，而產生腿部和足部的神經症狀。克倫醫師的研究採取了一套特殊的飲食和運動計畫，這套計畫內容和現在一般大眾普遍採行但效果低落的計畫相距甚遠。

結果證實這套計畫相當有效，短短2週內，有17位病患的疼痛症狀完全消失，而其餘4位也獲得部分緩解，有5位受試者完全停藥，其餘病患則能將藥量減半。下面我將討論這項飲食運動計畫的成功因素，並指導你如何採取這些強力的方法。

什麼讓你得了糖尿病

糖尿病是指血液中糖分過高，這裡提到的糖分是葡萄糖。葡萄糖一般是來自飲食中的澱粉類食品，肝臟中也儲存了一些葡萄糖分子，這些分子如同備用電池，當身體需要能量時肝臟就會將其釋放出來。

胰島素這種荷爾蒙是身體細胞的看門人，負責迎接血液中的葡萄糖進入細胞。然而，糖尿病患的胰島素並無法勝任這個任務，它無法幫助葡萄糖進入細胞，這使得血液中的糖分愈積愈多，一旦血液中的葡萄糖過多，部分葡萄糖就會從腎臟進入尿液，故一般尿液檢查很容易就會發現葡萄糖的存在。

以**第一型糖尿病**而言，原本負責製造胰島素的細胞已經喪失功能，以前這種病症又稱為幼年期發病的糖尿病。**不管採用什麼樣的飲食方式，第一型糖尿病患一定還是需要注射胰島素，但正確的食物類型能幫助你將藥量減至最低，同時降低罹患併發症的風險。**稍後我們將討論，採取一些有關營養的步驟或許能避免罹患此病。

以**第二型糖尿病**（舊稱成年期糖尿病）而言，血液中仍有胰島素，身體的細胞對胰島素卻反應不良，這稱作胰島素阻抗。這種類型的糖尿病患如果能進行正確的飲食和運動計畫，通常都能得到非常顯著的改善。

沒用的療法

傳統的糖尿病飲食法療效不彰，舊式的飲食法是依據下面這套理論：既然澱粉會在消化過程中釋放出糖分，所以飲食內容必須避免大部分的澱粉類食物。

不幸的是，這樣的作法會排除掉一些非常有益健康的穀類、豆類和蔬菜，病人只剩下高脂或高蛋白的食物可以吃。**飲食中的脂肪會讓胰島素阻抗更為嚴重，而蛋白質攝取過多則會加快腎臟受損的速度，並引發其他疾病。**

近來，典型糖尿病飲食法要求病患計算碳水化合物的克數，或是使用食物交換表。

食物交換表嚴格要求病人每天吃進固定分量的牛奶、水果、蔬菜、肉類和脂肪，這樣的作法能讓你比較容易估算出來要服用多少藥劑才能控制血糖。和以前舊式飲食法比起來，食物交換表已經算是有點進步，可是這種飲食法仍然沒有辦法讓多數病人減輕藥量，也無法有效防止嚴重的併發症產生。大部分採取這種飲食法的病患還是覺得病情每下愈況，不但症狀愈來愈多，還要服用愈來愈多種藥物、進行更多療程。

現在一些最新研究已經丟棄了食物交換表，而將焦點著重在某些能加強胰島素功能的食物上。這些研究讓我們發現：克服糖尿病也許有更強而有效的方式。

在這些實驗中，許多受試者確實能夠完全停藥，其餘的病患也都能大幅減低藥量。

從2003年開始，國家衛生研究院贊助了我的研究團隊測試最新的飲食策略，我們的研究結果發現，這項飲食策略的療效不只能和其他飲食法媲美，而且還比口服藥物更有效。

糖尿病處方箋

我們的研究團隊使用的是一套嶄新的飲食轉變，目標不單是要彌補失效的胰島素，這項新方法還能夠強化胰島素本身的功能。換句話說，這是糖尿病的「治本之道」。

病患不需計算碳水化合物的克數，也不用避免米飯、義大利麵、豆類，和其他含有碳水化合物的食物，本計畫的重點是戒絕高脂食物——**脂肪碎粒會累積在身體的細胞裡，脂肪若累積在細胞中，將會影響胰島素正常運作**，本飲食法的目標在清除細胞中的脂肪，讓胰島素重新發揮最大功效。

為了達到這個目標，本計畫排除所有的動物性食品。早餐不再是培根加蛋，而是一大碗燕麥粥，上面灑了一些肉桂粉和葡萄乾，也可以是半顆香瓜或是黑麥吐司（不抹奶油）——你可以發現，以上這些選擇都完全不含動物性脂肪。午餐或晚餐則可能是番茄紅醬義大利麵、豆泥捲餅、墨西哥式辣味燉豆子，或其他健康的選擇。

不論是烹飪或調味上，我們都將油脂的用量減至最低，所以我們不油炸食物，改用其他不用添加油脂的烹調方式，像是清蒸或烘烤。

最後一點，本計畫強調攝取一些身體可以慢慢消化的食物（低GI值），這類食物不會一次釋放出所有的葡萄糖，而是一點一點慢慢釋到血液裡，所以豆類、蔬菜、水果和義大利麵都是很好的選擇。你可能很難相信麵條是安全食物，和其他食物種類比起來，這些食物對血糖變動的影響較小。白麵包、用小麥製成的麵包、高糖食物和大部分即時麥片都不是很好的選擇，因為這些食物的消化速度太快，所以很快就會將糖分釋放入血液中。

本計畫**毋須限制熱量攝取、不用計算碳水化合物克數，也不用擔心食物的分量**，這項策略也不特別限制咖啡因和酒精（當然你還是必須考慮這兩者對其他疾病的影響）。

這些飲食改變的療效十分卓著，如我們在2006年《糖尿病看護》期刊中所報導，本計畫對患者的血糖控制療效比傳統飲食法強3倍，療效不輸給口服藥物。此飲食法還能幫助患者減輕體重、降低膽固醇和血壓。

有其他實驗也使用類似的飲食法，並加入規律的運動，如步行、騎自行車等，這些研究都顯示，許多第二型糖尿病患能夠減少藥量，甚至完全停藥，並且降低眼睛、腎臟和神經併發症的風險。

如果你想更深入了解這項策略，請參考我的著作：《糖尿病有救了：完全逆轉！這樣做效果驚人》。

甩痛對策1 植物性飲食可能讓你完全停藥

在前述威瑪中心所做的實驗中，克倫醫師也應用了本計畫相同的原則，他使用的是純素飲食，包括蔬菜、穀類和豆類，同時排除所有動物性食品，並將植物油的用量減至最低。結果顯示，病患能夠更有效控制疾病，而且腿部也不再疼痛，即使是長期罹病的患者也能快速見到效果。

據我們的推斷，植物性食品因為能控制住糖尿病，所以可以防止神經產生疼痛的症狀。

然而，**糖分可能會讓你對痛覺更加敏感。**

明尼亞波里州的退役軍人醫學中心曾經以8位年輕的健康男性來測試糖分對痛覺的影響，研究員在受試者的手指皮膚間隙繫上夾子，然後將夾子連上一台電子刺激器，研究員逐漸增加電流的強度，並同時詢問受試者感受到疼痛的時間點，以及何時開始無法忍耐。當研究員注射一劑糖分至受試者的靜脈以後，受試者發現他們不但更快感受到疼痛，而且疼痛度變得更加強烈。

研究員再測試糖尿病患，糖尿病患血液中糖分通常較高，結果一樣顯示他們的痛覺比一般人來得敏感得多。

總而言之，傳統的糖尿病飲食法，不管是以計算碳水化合物為主，或是著重於食物交換表，效果都不明顯。不過，如果你採取的是低脂純素的高纖飲食，療效卻十分卓著。要是你同時還加入運動的話，將會獲得更明顯的效果，因為即使在體內胰島素不足的情況之下，活動肌肉也能將糖分從血液中抽出。

接著，讓我和你分享一位男士的親身經驗——布魯斯．伯狄克（Bruce

Burdick）來自堪薩斯州的萊納克薩市，在他得知我建議的這套方法後，寫了一封信給我，內容如下：

我的女兒海瑟是一間健康食品店的老闆，她希望我撥出3週的時間，嘗試你的飲食策略。當時我是個患有高血壓的糖尿病患，我的血液簡直就和香腸醬汁一樣濃稠，並超重32.6公斤。

直覺告訴我，這樣做是對的，於是我說服太太瑪莉和我一起進行這項計畫，當21天的素食者。在這段期間，我們完全沒有故意限制熱量的攝取，還吃了很多豆子、米飯、義大利麵、水果和蔬菜；我們也買了一台麵包機，每天都吃現做的新鮮麵包。此外，我們還進行輕度的運動計畫：每天到購物中心走路30至45分鐘（編註：現在頗受歡迎的一種運動方式，又稱mall walking）。

結果成效不斐。這3週試驗期一下就過去了，我們還發現了各式各樣的新食譜。在過去6個月間，我總共減了約21.3公斤；襯衫尺寸從3X、2X、XL，一路掉到L；血壓從160/100降至130/80。除此之外，我現在已經能自行將血糖控制得非常好，不再需要注射胰島素了。

現在我的身體狀況真的改善了許多，朋友也不停讚美我現在的外表，好處實在說不盡，感謝您和大眾分享這些寶貴的知識和資訊。

其實還有許多人都有類似布魯斯的體驗，雖然這些見證在乍聽之下，似乎有點不可思議——不只可以減輕藥量，甚至完全停藥，還可以解決疼痛、重獲健康。但是如果你能做出正確的飲食改變，這些其實都是我們預料中的成效。

甩痛對策2 維他命B6和辣椒素

第10章介紹過維他命B6能夠解決腕隧道症候群的神經痛，維他命B6對糖尿病神經痛也有效，雖然它無法根本改善神經功能，但能夠降低疼痛度。要注意的是，維他命B6和藥物並不能取代低脂純素飲食和運動的角色；正確說來，應該是有需要進一步幫助的人，才以維他命B6作為輔助的工具。使用上，一般劑量是每天50至150毫克，通常需數週後才能見效。切勿服用過高的劑量，因為有可能反而會造成神經問題。

有些乳膏含有辣椒裡面辛辣的元素「辣椒素」，可以解除某些病患的疼痛，如乳房切除術後疼痛、關節炎和帶狀泡疹。它也被運用於糖尿病性神經疾病。

我個人認為，維他命B6和辣椒素可以輔助低脂純素飲食與運動計畫，但如果你尚未嘗試本飲食和運動計畫，你應該先將這兩者視為第一要務，因為善用飲食和運動將有助於大大改善病情。

甩痛對策3 小心牛奶引發的問題

近來研究員正密切關注牛奶是否會引發糖尿病。多年來的研究顯示，牛奶蛋白質會使身體製造一些特殊的抗體，這些抗體會破壞胰臟製造胰島素的細胞。根據1992年《新英格蘭醫學期刊》報導：一項針對142位第一型糖尿病童的研究發現，每位孩童血液中對某種牛奶蛋白質的抗體濃度都很高。

你可能不相信牛奶蛋白質會引發健康問題，但請記得大自然創造牛奶並非是給人類食用的。牛奶有適宜初生小牛的完美營養組合，和人類嬰兒的營養需求卻完全不同。**以糖尿病而言，問題不在脂肪或乳糖，而是會使身體製造抗體的牛奶蛋白質，根據研究，這些抗體會損害胰臟。**此外，約⅕的嬰兒有腸絞痛的問題，而牛奶蛋白質就是造成嬰兒腸絞痛的常見原因之一；牛奶蛋白質也最常引發偏頭痛、關節炎和消化道問題。

當《新英格蘭醫學期刊》這篇文章當初發表之時，已經有研究顯示牛奶可能會造成幼童鐵質缺乏和其他幼兒健康問題。令人惋惜的是，父母常被灌輸牛奶是鈣質良好來源的觀念，卻很少聽說牛奶的壞處，也不曉得有其他更健康的鈣質來源。

因為愈來愈多證據顯示牛奶會引發其他健康問題，責任醫療醫師委員會協同多位醫師，以及其他健康專家，共同舉辦了一場記者會，其中包括幼兒健康專家班傑明．史包克（Benjamin Spock）醫師、約翰霍普金斯大學小兒科主任法蘭克．奧斯基（Frank Oski）醫師，這些與會醫師和我一起建議政府，我們有必要告知父母乳製品的潛在危險。

可想而知，乳製品工業立刻予以反擊，試圖駁斥這些研究發現。但在記者會召開不久，美國小兒科醫學會就召集一個專案小組來負責調查這個爭論。調查結果發現，接觸牛奶蛋白質的確很有可能會引起糖尿病。小兒科醫學會根據超過90份調查這個議題的研究，發表了這樣的聲明：**有糖尿病體質的嬰兒若是避免接觸牛奶，將可延緩發病時間或是防止疾病發生。**此外，現在有一項重大的研究正在測試特殊的嬰兒配方乳是否能夠防止糖尿病，實驗中使用的是牛奶蛋白質已經分解的特殊配方，目前得到的結果很令人興奮。當然媽媽若是可以親自哺餵母乳更好，這樣可完全避免接觸牛奶（哺乳媽媽也必須戒除牛奶）。若是媽媽無法親自哺育，請使用非乳製品的配方。

如果你已經罹患第一型糖尿病，那現在即使發現牛奶可能是病因，也許也不算是多好的消息，儘管如此，我仍應該在此提供這份資訊，因為雖然目前牛奶受到各方研究的強力關注，許多父母親仍持續被牛奶廣告所蒙蔽，對此重要資訊也一無所知。

不管你是患有第一型還是第二型糖尿病，選擇正確的食物類型都能大幅改善病情，不但疼痛症狀非常可能會消失，也將能夠減低藥量並減少罹患併發症的風險。如果你的糖尿病是屬於第二型，疾病還有可能不藥而癒。

重點提醒 糖尿病療法

1. **採行低脂純素飲食法，避免所有動物性食品和添加的油脂。**本書最後有各式各樣靈活變化本原則的食譜。如果你不大熟悉這種飲食法，請下定決心用3週的時間確實遵守這些原則，這樣你不但能有充裕的時間嘗試各種不同的食物，也不用做太大的承諾。

2. **盡量攝取富含複合碳水化合物與纖維的食物。**多攝取豆類、蔬菜和全穀類，避免纖維已被輾除的食物（如白麵包、白麵條和精白米）。

3. **在醫師的准許範圍內進行規律運動。**對大多數的人來說，每天散步半小時或每週散步3次，1次1小時，都是很好的運動計畫。如果體力變好，你也可以拉長運動的時間，運動肌肉能將血液中的糖分抽出。

4. **為了攝取到完整的營養，維他命B12相當重要。**你可以服用一般綜合維他命、營養強化豆奶或麥片，或是每天服用5微克維他命B12補充品。

5. **適當服用維他命B6。**如果疼痛症狀仍未消失，可以考慮在醫師指示下，每天服用50至150毫克維他命B6。醫師會追蹤你的進展。

Chapter 12

小病毒大問題——泡疹和帶狀泡疹

在泡疹病患身上，很難想像十分微小的病毒竟然可以如此猖狂，引發泡疹的病毒有許多種，例如，唇泡疹、生殖器泡疹和帶狀泡疹。

口唇和生殖器泡疹

食物能影響身體負責對抗病毒的免疫系統，實驗結果顯示，離胺酸對泡疹病毒有預防和治療的效果。本章將討論離胺酸和其他食物如何聯手抵抗這些病毒。

口唇泡疹是由單純泡疹第一型病毒所引起，這個病毒很容易透過人類傳染，全世界人口感染率高達9成。在一般情況之下，病毒只是潛伏在人體內，但有時候會以唇泡疹的形式出現，通常是在皮膚和黏膜相接之處，例如嘴唇邊緣。

單純泡疹第二型病毒則會引起**生殖器泡疹**，這是經由性行為傳染的病毒，患處底部會發紅，然後會長出一撮小水泡，水泡破裂後變成的潰瘍會引發疼痛，潰爛處約需2至3週才能痊癒。單純泡疹第二型病毒和第一型病毒一樣有可能在人體潛伏很久。有40%的病患感染後不會復發，可是壓力和免疫力降低都有可能提高復發機率。

泡疹處方箋

以下兩種胺基酸在人體中會相互競爭，你可利用此現象來對抗泡疹病毒。

抑制病毒繁殖的離胺酸

從1970年代早期開始，一些科學報導就顯示：離胺酸能避免某些泡疹患者再次發病並能加速傷口癒合。

離胺酸是胺基酸的一種，是蛋白質組成分子之一，我們的身體無法自行製造離胺酸。離胺酸屬於必需胺基酸，也就是說，我們必須從食物攝取這種胺基酸才能組成蛋白質以建構身體。還好泡疹病毒有一點和人類很不一樣：它遇到離胺酸就沒轍了，也就是說，**離胺酸能抑制泡疹病毒繁殖。**

損耗助長病毒的精胺酸

另外一方面，泡疹病毒卻需要另一種胺基酸——精胺酸。沒有精胺酸，泡疹病毒將無法製造蛋白質進行複製，病毒雖然死不了，但至少不會繁衍。

離胺酸會阻礙消化道吸收精胺酸，並促使腎臟將其排泄出體外；離胺酸也會損耗細胞中的精胺酸，如此泡疹病毒就得不到充分的精胺酸。

在1987年，印第安納大學理查·格理（Richard Griffith）醫師使用離胺

利用離胺酸防治泡疹病毒

使用離胺酸時，可以參考下面幾點小技巧：

1. **使用L離胺酸。**另外還有一種D離胺酸，但不具生物活性。
2. **服用對你來說最低的有效劑量，大約是每天500至3,000毫克。**實驗最初顯示，有效預防泡疹病毒的劑量是500毫克，而治療的量則需加倍。在後續研究中，用來預防泡疹病毒的劑量是每天搭配三餐，服用3次1,000毫克的藥量。這樣的劑量目前看來應該不會有問題，但更高劑量的安全性則尚未建立。
3. **避免食用富含精胺酸的食物。**例如：堅果、種籽、巧克力和明膠。
4. **和醫師一起討論藥量。**離胺酸可以搭配醫師開立的抗病毒藥物一起服用。

酸來治療口唇和生殖器泡疹，同時他要求病患避免富含精胺酸的食物，特別是堅果、種籽、巧克力以及明膠。

格理醫師將離胺酸實驗組的結果和安慰劑組進行比較，對照之下，離胺酸能夠降低泡疹的發作次數並縮短復元時間。有些人甚至發現，每天持續服用3,000至4,000毫克，能將剛開始發作的泡疹壓抑下來。

也有其他研究顯示，離胺酸並非對每一個人都有效，目前為止還沒有因為服用此劑量而造成危險的報導出現。

口瘡

口瘡也稱作口腔潰瘍，是指口腔內部出現會引發疼痛的小型潰瘍，口瘡以急性居多，1、2週後就會自行消失。**許多人嘗試改變飲食來避免口瘡，有些人發現，避免食用某種食品能有效抑制疾病發作，其中問題食品包括乳製品、堅果、柑橘類水果或番茄。**

由於引發口瘡的病毒和泡疹病毒類似，離胺酸也可能可以防治口瘡。在一項實驗中，研究員給予28位口瘡病患服用離胺酸，結果發現，離胺酸不只能避免口瘡發作，還能加快潰瘍消失的速度，而且幾乎所有受試者皆有這樣的成效。實驗劑量為每天500毫克，而如果這樣的劑量不足以發揮預防的效果，還可以加倍服用。如果口瘡已經開始發作，劑量應提升為每6小時1,000毫克，持續服用至口瘡消失為止。

帶狀泡疹

帶狀泡疹也稱皮蛇，是指腹部和臉部出現令人疼痛的紅疹。引起帶狀泡疹的病毒和引起牛痘的病毒相同，和單純泡疹第一型及第二型病毒則是密切相關。

當幼兒罹患水痘之時，病毒會經由呼吸道進入血液，使皮膚搔癢紅腫，症狀約需1至2星期才會消失，然而，病毒其實並沒有死亡，而是潛伏在身體的神經細胞中。

在罹患水痘多年以後，如果在某段時期，你的免疫力突然下降，原本潛藏在體內的病毒就會伺機進入皮膚的疼痛和觸覺神經，隨之引起發炎反應，神經於是給腦部帶來如刀割般的燒灼痛感——這就是帶狀泡疹一開始的症狀。一旦病毒從神經進入皮膚，就會產生令人疼痛的紅疹。

並非每一個曾經得過水痘的人都會罹患帶狀泡疹，平均而言，約有1成至2成的水痘患者會再次經歷這個令人痛苦的疾病。白人的發病率比黑人高出4倍；據推測這也許是基因所引起的，只是研究員目前尚未確認引發疾病的基因結構。

帶狀泡疹處方箋

對大多數帶狀泡疹病患來說，症狀約在數週內就會消失，不幸的是，有些人即使在紅疹消失之後，疼痛症狀依舊存在，此併發症一般稱為**泡疹後神經痛**。在60歲以上的高齡患者之中，有半數人的疼痛會持續數月，甚至數年之久。

甩痛對策1 疫苗預防

2006年之時，美國食品及藥物管理局核准了帶狀泡疹的疫苗——伏帶疹（Zostavax），它含有的病毒和防治水痘的弱性病毒類似，但屬於比較強效的形式，伏帶疹的防治率約為5成，接種過疫苗的人若是發病，症狀也比未接種的人輕微得多。伏帶疹也能將泡疹後神經痛的罹患率降低⅔。

甩痛對策2 病發後的藥物治療

然而，若是先罹患了帶狀泡疹，此時疫苗就沒有治療的效果，醫師通常會使用抗病毒藥物，如艾賽可威（acyclovir）、famciclovir或valacyclovir，患者如果在發病初期就服用這類抗病毒藥物，將能夠減輕疼痛，也可能降低罹患泡疹後神經痛的風險。

如果泡疹後神經痛已經發作，一般的療法是使用抗憂鬱劑，但治療目標不在改善情緒，而是要減輕疼痛。

比較傳統的抗憂鬱劑療效較佳，如nortriptyline、desipramine和安米替林，這些藥物能夠增加腦部正腎上腺素的濃度，有些專家建議在帶狀泡疹發作初期就立刻服用這些藥物。百憂解（Prozac）和其他只影響血清素的抗憂鬱劑對帶狀泡疹的疼痛沒有療效；有些醫師則會開立可待因（codeine）之類的麻醉止痛劑。

目前，關於離胺酸防治帶狀泡疹的效果的相關研究還很少。1983年一項針對帶狀泡疹的訪問中，有9成患者給予離胺酸「有效」或「非常有效」的評價，約有1成患者認為完全無效，這些患者使用的劑量和預防單純泡疹病毒的劑量相同。雖然這是一項令人振奮的結果，但因為帶狀泡疹的疼痛原本就會自行消失，研究員有必要在實驗中加入服用安慰劑的對照組，這樣才能確定離胺酸的療效。

甩痛對策3 辣椒素軟膏止痛

有些帶狀泡疹或泡疹後神經痛患者是使用辣椒素軟膏止痛，這種特殊軟膏的原料是辣椒裡面的辣椒素，這部分請參考第4章。辣椒素作用的機制是消耗一種名為P物質的神經化學物，藉此使患者對痛覺反應變得比較遲鈍。

有一項研究是針對罹患泡疹後神經痛超過1年的患者，其中有64%的患者在使用辣椒素軟膏後，病情得到改善。雖然辣椒素無法完全解除疼痛（不到2成的患者能靠辣椒素使疼痛完全消失），但至少能降低痛感。辣椒素軟膏可以和抗憂鬱劑一起用。

在一般藥房就買得到辣椒素軟膏，用法是每天在患處塗抹4至5次，請等待4週衡量藥效，因為有時候藥效過一陣子才會出現。塗抹後請仔細清洗雙手以免藥膏誤入眼睛。使用1週後，塗抹時的灼熱感就會慢慢消失，你也可以在塗抹前先在患部擦點苦息樂卡因（Xylocaine）藥膏或類似Solarcaine的利多卡因噴劑。

我建議你和醫師一同商討最適合的劑量，以及如何合併各種療法以得到最佳的效果。

面對帶狀泡疹這個疾病，我建議你出動所有能治療疼痛的方法，並盡量避免病情演變成泡疹後神經痛。

也就是說，一旦被診斷出罹患帶狀泡疹，你必須盡快使用抗病毒藥物、抗憂鬱劑、辣椒素軟膏甚至麻醉止痛藥，目標在盡量縮短發病的時間，同時避免小病惡化成慢性疼痛。

甩痛對策4 多吃蔬果增強免疫力

在多數的情況下，**水痘帶狀泡疹病毒的再次甦醒，代表你的免疫力已經下降了。**

食物有助於你增強免疫力。有些證據顯示，富含蔬菜、水果的飲食能夠增強免疫力，尤其是純素餐飲。其部分原因在於，避免脂肪以及膽固醇能夠加強免疫細胞的功能；另外一個原因則是蔬菜、豆類還有水果的營養素能增強免疫力。

我們通常年紀愈大，活動量也愈少，食慾也會隨之降低，如果因此減少蔬菜水果的攝取量，很可能就會缺乏足夠的維生素和礦物質來建立強大的免疫系統，增加運動量和多吃健康餐點就能彌補這個缺失。研究員也發現，只要每天服用1顆綜合維他命，就能改善輕度的營養不良症，同時明顯增強免疫系統。

甩痛對策5 紓壓預防惡化

壓力會啟動泡疹病毒，引起口唇泡疹和生殖器泡疹，而帶狀泡疹似乎也可能是壓力造成的。**壓力會使泡疹後神經痛更加惡化，放鬆練習則有助於減輕壓力。**請參考第16章，其中介紹許多快速容易的減壓法。

目前看來，泡疹病毒仍是難以捉摸，而現在的療法又差強人意，儘管如此，上述方法確實能降低泡疹病毒發作的機率，或是縮短病程。

Chapter 13

超難醫的鐮狀細胞性貧血

在鐮狀細胞性貧血病患的身上，原本圓形的健康紅血球已經變成狀似鐮刀或其他不規則的形狀，這些異常的血球會**阻塞微血管**，身體組織因此得不到血液和氧氣，這會造成身體一再產生痛苦的鐮狀細胞性危象，而腎臟、肺部、腦部等器官也接二連三受損。

除此之外，因為異常的紅血球必須被身體淘汰換新，所以骨髓就得加工製造新的紅血球。改變飲食和生活習慣雖然無法根除這個疾病，但可以減少發作的次數。

鐮狀細胞性貧血是一種血紅素異常的遺傳性疾病，血紅素是紅血球內部負責攜帶氧氣的分子。造成鐮狀細胞性貧血的染色體是隱性的，所以只有當父母兩人都是鐮狀細胞性貧血患者時，這個遺傳基因才會在下一代顯現出來。非裔美國人出生時的罹患率約為3‰。

如果父母有一方遺傳給你鐮狀細胞性貧血的基因，另一方則給你正常的染色體，那你就算「鐮狀細胞性貧血特徵」的患者。在一般情況下，你的紅

鐮狀細胞性貧血的基因

血紅素原子是由4串胺基酸所組成，其中2個alpha串上頭共有141個胺基酸，其餘2個beta串上面共有146個胺基酸。beta串後面的麩胺酸若是被纈胺酸所取代的話，細胞就有可能崩壞。

血球仍能維持正常的形狀，只有在特別嚴峻的情況下才可能會變形，例如在氧氣稀薄的高海拔地區。

鐮狀細胞基因的由來

鐮狀細胞基因的起因為何，為什麼到現在還有些人類仍然保有這些基因呢？原因在於，鐮狀細胞基因能預防瘧疾。在4,000年前的印度及3,000年前的非州，當時社會正從採集食物演變為農耕，因此必須大量砍伐森林，結果造成沼澤和水池遍布，這些地方是瘧蚊最愛的繁殖地，而傳播瘧疾的就是這些瘧蚊（瘧蚊會傳播惡性瘧原蟲，惡性瘧原蟲一旦入侵紅血球，就會引發瘧疾）。在此同時，因為人口快速增加，瘧蚊剛好可以靠寄生在人類身上來進行傳播。

鐮狀細胞基因源自非洲4個以上不同的地方，以及印度一處。鐮狀細胞基因有個非常驚人的特質——當瘧疾的寄生蟲進入一帶有鐮狀細胞基因的細胞時，這個細胞就會立刻癱瘓，當身體發現到這個異常的細胞時，便立刻將其消滅。換句話說，如果瘧原蟲想寄生在這種特殊的細胞上，就等於是自殺。

在瘧疾流行的地區，擁有鐮狀細胞基因特徵會是一項優勢。在一般情況下，這些擁有鐮狀細胞基因特徵的人，仍能保有正常的紅血球形狀，只有當感染瘧疾時，細胞才會轉變為鐮狀，而這些人的身體機制能迅速消滅這些異常細胞。和一般正常嬰兒比起來，出生時帶有鐮狀細胞基因特徵的嬰兒，比較能在瘧疾流行的地方存活。

不過，如果是得自父母二人遺傳而罹患鐮狀細胞性貧血的人，則沒有這個優勢，因為他們身體裡「癱瘓的細胞」數量會過多。**在一些缺乏醫療設施的國家，幾乎所有罹患鐮狀細胞性貧血的嬰兒在出生後幾年內就會死亡。**

必要的止痛療法

當鐮狀細胞性危象發生時，通常必須使用麻醉止痛藥來治療這種極端的痛苦，有時醫師因為擔心病患上癮的問題，所以不大願意使用麻醉藥，但這樣保守的態度或許是弊多於利。如果病患的疼痛症狀沒有得到適當的治療，他們的焦慮感就會持續上升，反而會想要求更多的藥量，結果會引發病患和醫療人員之間的拉鋸戰。

有些方法可以減低麻醉藥的用量，例如採取一些避免危象發生的方法、佐以非麻醉式止痛藥輔助治療，或使用抗憂鬱劑止痛。

鐮狀細胞性貧血處方箋

甩痛對策1 吃對營養改善症狀

目前營養和鐮狀細胞性貧血的關係尚有許多爭議，不過，以下幾點很確定有影響。

首先，節制酒精攝取將能夠改善病情。偶爾小酌並無大礙，可是飲酒過量卻有可能引發鐮狀細胞性危象。

第二，切記每天多攝取植物性食品，即蔬菜、豆類、穀類和水果，其中蔬菜和豆類更是富含葉酸，而葉酸正是身體製造紅血球的必備營養素。此外，這些食物讓你不用依賴動物性蛋白質也能攝取到充分的蛋白質，這點很重要，因為**鐮狀細胞會阻塞腎臟微細的血管，使腎臟慢慢喪失過濾血液的功能，而動物性蛋白質還會使腎臟功能加速衰退**，這部分在第14章將更詳細說明。從植物性食品攝取蛋白質將有助於你維持腎臟的正常功能。

第三，為了保險起見，可以每天服用1顆礦物質維他命補充品。對缺乏葉酸和鋅的部分鐮狀細胞性貧血患者來說，每日服用1顆綜合維他命可以補充這些營養。此外，每日綜合維他命也供應維他命B12，這是穀類、豆類、蔬菜和水果所缺乏的營養素。

有些醫療人員建議合併服用大蒜萃取物（6克）、維他命C（4至6克）和維他命E（800至1,200國際單位），但目前證據顯示，這樣的療法成效並不特別顯著。

不要隨便服用鐵劑

鐵劑應該只在醫師建議下服用，雖然某些鐮狀細胞性貧血的患者缺鐵，但有些患者其實體內鐵質已經過高，尤其若輸血多次的患者更是如此。關於如何解讀鐵質的血液測試部分，請參考第101頁的說明。

甩痛對策2 小米、山藥和氰酸鹽

在1970年代早期，研究員發現氰酸鹽這種單原子可以防止細胞鐮化。氰酸鹽附著在血紅素上後能維持細胞的生命。

雖然氰酸鹽無法治癒鐮狀細胞性貧血，但根據《新英格蘭醫學期刊》的一則報導，這種補充品能將鐮狀細胞危象的發生率從1年3.6次降至2.1次，降幅約為40%。

很可惜的是，雖然實驗顯示，短期使用氰酸鹽似乎還算安全，可是有些人長期使用後卻產生了神經問題、白內障和體重減輕等症狀，因此即使氰酸鹽有些許益處，我們仍需放棄這個治療的管道。

然而，研究人員也發現，許多非洲的主食都富含某種會釋放氰酸鹽的化合物，這些食物包括樹薯、山藥、高粱和小米，而且就目前所知，這些食物都不會產生副作用。其中，樹薯也是牙買加的主食，當地許多鐮狀細胞性貧血的患者竟然都很高壽，這現象不禁讓我們猜測，或許天然食物能夠帶來氰酸鹽的療效，卻沒有相關的風險，可惜目前還沒有研究來測試這項假設的正確性。

甩痛對策3 運動

壓力、感染和氣候寒冷，都可能引起鐮狀細胞性危象，所以你應該極力避免這些狀況產生。此外，你也要特別注意運動的安全性，因為過度運動也可能促使鐮狀細胞性危象發生。

如果你有鐮狀細胞性疾病，應該很清楚運動過度的危險，**即使是只有鐮**

狀細胞基因特徵的人也要當心，許多這類病患在激烈運動過後癱瘓，甚至死亡，其中有些個案是在軍事訓練時發生的。

調查人員相信，具備鐮狀細胞基因特徵的人，比較無法負荷激烈運動所產生的體熱，肌肉組織也比較容易受損，如果你正有這樣的情形，在運動時應該特別注意下面幾點：

1. 補充足夠的水分，水量攝取必須超過能夠解渴的程度。
2. 適時休息。
3. 穿著涼爽的衣物。
4. 只在炎熱潮濕的氣候下運動，或是找尋其他比較適合你條件的地區。

Chapter 14

一輩子忘不了的痛——腎結石和泌尿道感染

腎結石

如果你曾經罹患腎結石，我確定你不會希望再得到第二次。腎結石的疼痛和生產或撰稿的痛苦不一樣；我曾經聽過婦女會逐漸淡忘生產時的疼痛，作家在即將撰寫新書時也會遺忘寫作前一本書時曾經歷的煎熬，但腎結石給你的印象卻和被一大塊隕石擊中般深刻。

約有12%的美國人曾經罹患腎結石，基於某種原因，男性發作率是女性的3倍，白人罹患率也高過亞洲人和黑人，40幾歲至60幾歲是最容易得到腎結石的年紀。

你也許會擔心腎結石是否會復發，這的確需要特別注意，因為有3成至5

成的患者在5年內會再次復發。好消息是，食物能發揮強大的力量，讓你輕易的大幅降低再次罹患腎結石的風險。

腎結石就像水杯中的結晶鹽，如果你在水杯中攪進幾小顆細鹽，這些鹽很快就會溶化在水中，但如果你再加進更多的鹽，裡面的水就無法繼續溶解這些鹽分，最後就會產生結晶鹽。

腎臟裡的結晶不是來自食鹽，而是草酸鈣；鈣質是來自食物或補充品，草酸部分是來自植物性食品。有時腎結石是來自蛋白質分解後的尿酸，這種結石比較少見。

想要避免水中出現結晶鹽，你可以不要加進太多鹽或是多加點水。若**想避免腎臟出現結石，你必須減少流經腎臟的鈣質、草酸或尿酸，或是可以增加水分攝取來溶解這些物質**。有些人特別容易從腎臟流失鈣質或草酸，所以也比較容易得到腎結石，但是所有人都可以採取一些簡易的方法來大幅降低結石的風險。

形成腎結石的物質

* 草酸鈣72%
* 尿酸23%
* 磷酸氨鎂5%
* 胱氨酸<1%

腎結石處方箋

研究員為了找出預防腎結石的飲食法，特別追蹤了大型人口的飲食方式，並觀察哪些族群會罹患腎結石。研究員也進行各式飲食的實驗，想找出何種飲食能夠減緩鈣質等結石成分流失的速度。

研究顯示，我們很容易就可以將這些實驗成果應用在日常生活之中。首先，讓我們先看看哪些食物具有保護腎臟的特質，接著，再觀察哪些食物會引起結石。

甩痛對策1 保護腎臟的食物

某些飲食能降低結石產生的機率。第一樣就是大家可想而知的物質：

適當的水分

增加水分攝取能有效降低腎結石風險。水能夠稀釋尿液，防止鈣質、草酸和尿酸變成結晶物。如果每天的水分攝取量到達2.5公升，那結石的機率就比只攝取1.25公升的人少了⅓。2.5公升的水量是包括水、果汁、咖啡、茶、湯、酒等含水食品。即使不做其他飲食改變，只將水分攝取量增加到2.5公升，還是有一樣的效果，但你還可以採取許多其他方法讓結石率變得更低。

我們可以用口渴的程度來決定該喝多少水，可是當身體發出口渴訊號時，你常常已經有點缺水了，所以最好還是規律補充水分。

高鉀低鈉的食物

哈佛大學一項針對46,000名男性的研究發現，高鉀飲食能將結石發生的機率減半。鉀能幫助腎臟將鈣質留在骨質和血液中，以減少鈣質從腎臟流失的比率，但這並不表示你必須服用鉀補充品，或估算每天鉀的攝取量，你只要多吃香蕉、綠花椰菜、白花椰菜，或幾乎任何水果、蔬菜或豆子即可——植物性食品中就含有許多天然的鉀。

此外，別忘了要選擇鈉含量最少的食物。鈉會使鈣質加速從腎臟流失，因而增加結石的罹患率。雖然一般人不了解鈉扮演的角色，但研究員早已發現，只要將鹽（氯化鈉）攝取量減半，鈣質需要量就能減少160毫克。

所有的植物性食品若是未經加工，保留天然的形式，幾乎都不含鈉，其中包括米、綠花椰菜、鷹嘴豆、蘋果、馬鈴薯，或白花椰菜等各種天然食品，只有當這些食物被加工成罐頭食品、市面販售的湯品或其他產品時，鹽分才會升高。乳製品和肉類的鈉含量比植物性食品高，而罐頭食品和點心小吃的鹽分則更高，下面的表格將告訴你一些常見食物的鈉含量和鉀含量，從此表可以發現，所有植物性食品都是較好的選擇。

正確的補鈣方法

雖然大部分的結石中含有鈣質，但從食物攝取的鈣質通常不會引起腎結石，如果你在餐與餐之間服用鈣片，那就有可能增加結石的機率，因為在你多攝取的鈣質中，大約有8%會和尿液排泄出來。相反的，**如果你在用餐時同時服用鈣片，反而能夠避免結石，據推測，原因可能是鈣質能和食物中的草酸結合，進而防止草酸被消化道吸收**，也就是說，腎臟就不需過濾太多的草酸，因而降低了草酸結石的機率。順帶一提，你不需依靠乳製品來獲得鈣質的益處，乳製品有許多缺點，包括動物性蛋白質、乳糖和汙染物，而除了脫脂奶外，都含有過量的脂肪。哈佛大學的研究發現，攝取綠花椰菜和柳橙等植物性食品的鈣質反而能降低結石的機率。

食物的鈉和鉀含量（毫克）

植物性食品	鈉	鉀	動物性食品	鈉	鉀
蘋果（中型1顆）	0	159	全脂牛乳（1杯）	120	371
香蕉（中型1根）	1	467	脱脂牛乳（1杯）	127	407
黑豆（1杯*）	1	611	羊乳（1杯）	122	498
綠花椰菜（1杯*）	44	331	母乳（1杯）	42	125
白花椰菜（1杯*）	15	192	優酪乳（1杯）	104	352
麥糊（1杯*）	3	43	切達乳酪（55克）	352	56
葡萄柚（中型1顆）	0	350	牛絞肉（113克*）	88	328
海軍豆（1杯*）	2	670	烤牛肉（113克*）	75	457
柳橙（中型1顆）	0	238	去皮雞胸肉（113克*）	85	293
馬鈴薯（中型1顆*）	13	897	黑線鱈魚（113克*）	99	452
米飯（1杯*）	1	54	劍魚（113克*）	131	419

資料來源：J. A. T. Pennington, Bowes and Church's Food Values of Portions Commonly Used, 第18版（費城：Lippincott, Williams, and Wilkins, 2005）。

*指煮熟的食物。

咖啡和茶降低結石機率

咖啡能降低結石的機率，包括一般咖啡和無咖啡因的種類；茶也有相同效果。咖啡是利尿劑，可使更多水分流經腎臟，雖然同時你也會流失鈣質，但水分的流失量還是高於鈣質，整體而言，咖啡還是可以降低結石的機率。

有些食物雖然不大健康，也不會損害腎臟，酒精性飲料是其中一種，它也可能降低結石的機率，這或許是因為酒精性飲料也有利尿的作用。

甩痛對策2 避開問題食物

最大的敵人——動物性蛋白質

不管是對體質容易結石的人，或是有任何腎臟疾病者，動物性蛋白質都是最大的敵人。醫界很早就知道，**動物性蛋白質不僅會加重腎臟負擔，還會使其逐漸喪失過濾血液的功能。**一般醫師都會建議腎臟病患，盡可能減少肉類和動物性食品的攝取量。

動物性蛋白質對腎臟還有另一個影響，這類蛋白質會使骨中的鈣質被抽出來，並隨尿液排出體外，這個過程就可能產生結石，同時也會使尿液中的尿酸增加。《美國臨床營養學期刊》曾報導一項對照實驗的結果：採用素食餐飲的受試者和一般肉食組比起來，前者的鈣質流失量不到後者的一半。

哈佛大學的研究發現，**即使只增加一點動物性蛋白質的攝取量，例如從每天50克增加至77克，也會使男性的結石風險升高33%**，這統計數字也適用於女性族群。「護士健康研究」這項針對女性各項健康因子所做的長期性大型人口調查甚至顯示，女性比男性更容易因為動物性蛋白質過量而結石。

動物性食品的問題不只是蛋白質含量過高而已，動物性食品的蛋白質類型也令人擔憂。蛋白質的分子結構像一串珠子，每一顆珠子就是一種胺基酸，雞腿肉或魚尾肉的蛋白質和烤豆或綠花椰菜的蛋白質，不只是組成的胺基酸類型不同而已，胺基酸在蛋白質鏈中的排列順序也不一樣。

動物性食品的胺基酸含硫量很高，硫會使鈣從骨頭滲透出來，鈣從骨頭滲透入血液，後經腎臟過濾，再隨尿液排出，這過程就可能產生腎結石。（註：如果你對科學原理很有興趣，下面資訊提供你參考——胱氨酸和甲硫胺酸都是常見的含硫胺基酸。人體會將硫轉換成硫酸，這種物質會酸化血液。身體在中和酸性血液的過程中會溶解自身的骨質，最後骨鈣就會隨尿液流失。）

肉類和雞蛋的含硫類胺基酸量比穀類和豆類高2至5倍，可想而知，素食者在這方面有很大的優勢，他們因避免動物性蛋白質，故能將鈣質保留在骨質裡，和肉食者比起來，素食者不但骨質較強健，也較少得到腎結石。

不管天不天然，鹽都要少碰

如前所述，鈉會促使鈣質從腎臟流失，因此增加結石的風險。不管是食物中天然存在的鈉，或是烹調時加入的鹽，都一樣有負面的作用。每天最好將鈉攝取量維持在1至2克。

糖會干擾鈣質平衡

糖分最為人詬病之處是會造成蛀牙和情緒不穩，此外，糖分也會引誘人去吃高脂、高卡的餅乾和蛋糕。不僅如此，**糖其實還會干擾體內的鈣質平衡，並增加結石的機率。**

糖分和動物性蛋白質或鹽一樣，都會促使鈣質從腎臟流失，護士健康研究顯示，平均而言，每天攝取60克以上糖分的女性，和攝取20克的女性相比，前者腎結石的機率比後者高出50%。

如果住在溫暖的地區，像美國豔陽高照的南部幾州，罹患腎結石的機率也比較高，這是因為流汗會使你脫水，尿液也就更為濃縮，另外，陽光也會使皮膚製造出更多維他命D，結果消化道就吸收了更多鈣質。

奇怪的是，富含草酸的食物，例如巧克力、堅果、茶和菠菜，似乎不會增加腎結石的風險。而因為維他命C在人體中部分會轉化為草酸，所以以前

常見食物糖分表（克）

巧克力（55克）	22～35	綜合果汁（½杯，124克）	14
餅乾（3片）	11～14	葡萄果醬（1湯匙）	13
玉米雪花片（1杯，28克）	2	冰淇淋（½杯，106克）	21
糖霜雪花片（1杯，41克）	17	蘇打汽水（355c.c.）	40
脆餅（5片）	1	白麵包（2片）	1

也被認為會造成結石。但維他命C的提倡者萊諾斯．保林（Linus Pauling），一再堅持維他命C並沒有這個負面作用。後來結果證實，保林的觀點是正確的——一項針對服用維他命C補充品的男性所做的大型研究顯示，他們的結石率並不會比未服用維他命C的男性高。

重點提醒 預防腎結石又顧骨頭的祕訣

1. **多喝水或其他液體食物。**最好能在口渴前就先喝水。

2. **多吃蔬菜、水果和豆類。**這些都是高鉀低鈉的食品。

3. **補充鈣片。**記得在吃飯時服用，不要在兩餐間補充。

4. **避免動物性食品。**動物性食品的蛋白質和鈉含量都會增加結石的機率。

5. **為了確保能得到充足的營養，務必要攝取維他命B12。**你可以服用一般綜合維他命、營養強化豆奶或麥片，或是每天服用5微克的維他命B12補充品，都是很好的選擇。

6. **盡量少用鹽和糖。**

泌尿道感染

人類使用蔓越莓汁對　抗泌尿道感染已經有多年的歷史，《美國醫學協會期刊》在1994年發表的一項報導，證明了蔓越莓汁的功效。

這項實驗包括153位居住在波士頓的高齡女性，半數的受試者每天飲用300毫升（約1¼杯）的蔓越莓果汁，成分和一般超市販售的果汁相同；另外一半的受試者喝的是味道和外觀很像蔓越莓汁的飲料，但其實裡面並沒有真正的蔓越莓汁。

在接下來的6個月間，研究員採集受試者的尿液樣本，用以檢查是否有細菌存在，結果發現，**飲用蔓越莓汁的婦女罹患泌尿道感染的人數不到控制組的一半，精確說來，應是42%**，必須使用抗生素治療的人數也只有一半。這是一項極大的優勢，因為在用抗生素治療泌尿道感染時，可能會引起陰道酵母菌感染或其他問題。一般來說，飲用蔓越莓汁對抗感染時，約需持續進行4至8週才能獲得預防的效果。

⊙蔓越莓汁的神奇力量

蔓越莓汁的療效或許不是來自酸化尿液的效果，這是因為控制組的尿液其實也有酸化現象。正確的原因應該是，蔓越莓汁含有一種特殊的物質，此物質能防止細菌附著在細胞上，而且不管蔓越莓汁接觸細菌的位置是在消化道還是尿道，或許都能發揮效果。還有其他果汁也含有這種防止細菌附著的特殊物質，包括藍莓汁。但柳橙汁、葡萄柚汁、鳳梨汁、芒果汁和番石榴汁都沒有效果。

在《美國醫學協會期刊》的報導問世之後，荷蘭研究員也發表了一項類似的結果。蔓越莓最初之所以會到達荷蘭，是因為一艘美國船艦在荷蘭海岸遇難，船上一箱箱的蔓越莓都被沖刷到一個叫泰爾斯海靈的小島，有些蔓越莓因此就地生根，從此荷蘭也開始栽培蔓越莓。在一項實驗中，荷蘭研究員測試蔓越莓汁對高齡男女的療效，結果證實它果然能夠防止泌尿道感染。

間質性膀胱炎

間質性膀胱炎的病徵很像泌尿道感染，除了膀胱疼痛和壓力外，解尿時也會有燒灼感，可是尿液樣本卻檢查不出任何細菌，且無法以抗生素治療。**間質性膀胱炎的患者有9成是女性，通常40歲左右發病率最高。**

醫師通常認為，這個令人頭痛的慢性疾病是由於膀胱壁受到某種感染所引起的，也有醫師認為是免疫系統攻擊膀胱組織造成。目前真正的病因仍未確定，而且療法效果也都差強人意。

⊙普通的胺基酸就能治療

最近耶魯大學的研究員嘗試用一種新方法來治療間質性膀胱炎，他們使用一種天然的胺基酸（組成蛋白質的分子）：左旋精胺酸。左旋精胺酸在膀胱中會變成一氧化氮，這種化合物似乎能放鬆膀胱肌肉，並幫助膀胱抵抗入侵的細菌。

耶魯研究員每天給10位受試者服用3次500毫克的左旋精胺酸。在第1個月，大多數受試者的症狀都得到顯著的改善；第3個月結束後，10位受試者皆認為左旋精胺酸是他們嘗試過的最佳療法；第6個月結束後，以1到10的疼痛指數來看，病患的疼痛度從5幾乎降至1。目前來看，左旋精胺酸沒有任何副作用，一般健康食品店皆有販售。

5

完全止痛這樣做！

運動、放鬆、吃對的食物

Activity, Rest, and Food

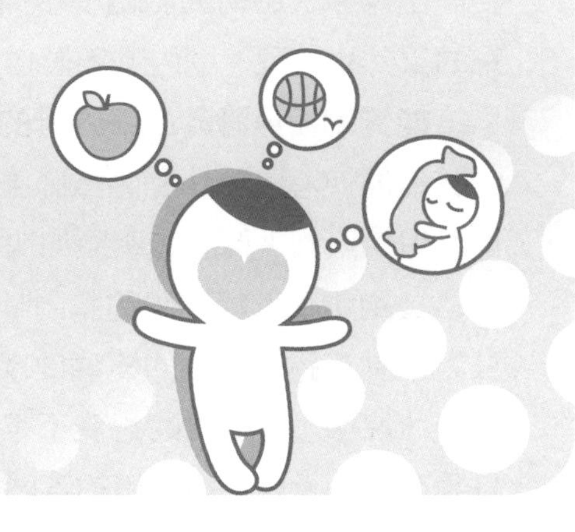

Chapter 15

運動和腦內啡

人體預防病痛的天然防禦能力，有很大一部分是仰賴於運動和休息。運動能夠刺激身體釋放腦內啡，這是天然的止痛劑，此外，運動還能改善血液循環、柔軟肌肉和幫助睡眠；休息和睡眠則能修護身體每日的耗損，趕走緊張性頭痛，同時增強你的耐痛度。

運動能解除疼痛

有規律運動習慣的人（每週6小時以上）和一般人比起來，前者的耐痛度要高出許多。協助人體緩解疼痛的物質是腦內啡，這是由腦下垂體所釋放出來的天然止痛劑，腦內啡不僅作用於腦部和神經，也流經身體的血液。

能夠刺激身體釋放腦內啡的運動類型是有氧運動，例如快走、騎自行車或其他能使心跳加快和刺激肺部的運動；和有氧運動相對的是重量訓練，舉重能鍛鍊肌肉，但無法明顯加快心跳速度。

長跑選手所感受到的腦內啡效應就是俗稱的「跑者的快感」。研究員曾針對運動員跑步前後的疼痛敏感度差異進行測試。例如要求他們將雙手放入一桶冰塊中，直到真的忍受不了才能將手抽開，結果發現，跑完9.6公里之後身體產生的天然止痛作用約等同於10毫克的嗎啡。

身體活動還能帶來其他效果——當人規律運動時，肌肉會比較鬆軟不緊繃且靈活，如果你捏一下他們的皮膚，其變紅的機率會比較小。換句話說，他們不論是身體上或心理上的耐痛度都比我們高一些；很少運動的人則對疼痛比較敏感，肌肉也比較緊繃。

在逆轉動脈硬化的計畫中，體能活動也是很關鍵的一環，因此，對心臟病患和慢性背痛病患來說，運動是絕對不可或缺的復健項目。

什麼是合適的運動量？

適當的運動量必須視身體狀況而定，尤其是你心臟與關節的健康程度，因此，運動前你應該要和醫師共同商討。

如果你是纖維肌痛或慢性疲勞症候群患者，一開始每天走路5至15分鐘就已經很足夠了，之後，你可以採漸進的方式，每天多走1、2分鐘，直到增加到每天走30分鐘為止。許多纖維肌痛患者都發現，當他們的運動量增大，身體狀況會變得愈來愈好。

如果你的運動目的是疏通動脈，可以參考狄恩．歐寧胥醫師逆轉心臟病的計畫。在此計畫之中，參與者必須每天快走半小時，或每週走3次、1次1小時，如果這樣對你而言太簡單，那你可以逐漸增加運動量。許多人發現，當耐力增強時，身體的感覺也會愈來愈好。

堅持運動最重要的關鍵是趣味性，如果你從運動得到樂趣，就會持之以恆，如果你在運動的過程中覺得索然無味，就算給你世界上全部的運動器材，也很難讓你堅持下去。此外，同伴也能給你運動的動力，像是和朋友散步、去健身俱樂部參加有氧課程，或是學交際舞，這些都是很有趣的活動，有助於讓你堅持運動計畫。

運動雖然有極大的好處，其實也有潛在的危險性，你的運動程度愈激烈，心臟就必須愈加緊工作來因應身體的需求，**如果你已經有好一陣子沒有規律運動，請勿立刻進行過度激烈的運動**——尤其在你覺得體力變好的時候，因為此時你容易會有一股征服世界的慾望。

若你想只運動一次就能完全改善心血管狀況的健康狀況，或減掉4.5公斤，請壓抑住這些衝動，你的心臟目前還無法承受這樣的壓力。

運動也會給肌肉、肌腱和韌帶施加壓力。適當的壓力對身體有正面的功效，但是對於長久沒有運動的人來說，突然進行太激烈的運動，關節很容易因此受傷。

讓我再次提醒各位一個應該注意的事項，這點在第6章曾經提過。某些慢性疲勞症候群患者會有神經性低血壓的症狀，這些人在運動時血壓有可能會突然降低。若你屬於這一族群，請在運動前先請醫師衡量安全性。

運動就像呼吸，持續進行比爆發性激烈運動更重要。如果你有任何健康問題、目前正定期服用藥物，或是年齡超過40歲，請和醫師共同商討適宜的運動計畫。

Chapter 16

紓壓和睡眠

想解除疼痛，睡眠相當重要。睡眠能減輕心理和生理的壓力，研究員發現，睡眠不足會明顯降低你的耐痛度，也較容易出現疼痛、肌肉敏感和疲倦等類似纖維肌痛的症狀。下面幾招可以助你一夜好眠：

- **糖分助你入睡。**雖然再怎麼講，糖都說不上是健康食品，但它卻能助你入眠。糖分會促使腦部製造血清素，這種神經傳導物質掌管我們的睡眠、心情和耐痛度，這部分在第3章和第6章曾經提過，所以你可以試試在睡前1小時喝點柳橙汁或吃塊小餅乾，看看效果如何。
- **避免在夜間吃高蛋白食物。**高蛋白質食物會阻礙血清素的製造。當然，在任何時間裡，我都不鼓勵食用魚肉、雞鴨肉、紅肉或雞蛋，但如果一夜好眠是你的目標，也請不要在晚上吃太多豆子或豆腐。
- **也許早點吃晚餐對睡眠也會有幫助。**這樣可以避免在夜間因消化困難而影響睡眠。
- **運動也能幫助睡眠。**睡眠能放鬆身心。在忙碌的一天後，許多人的腦袋都很累，但身體卻沒有任何活動，**如果你在睡前運動一下肌肉，比較有可能會睡得比較深沉。**你可以做伏地挺身（除非體力夠好，不然可雙膝著地）、蹲踞練習或其他會運用到肌肉的活動，最好能搭配有氧運動進行。

當一般人在手術過後，即使麻醉藥效早已減弱，通常還是能進入深沉的睡眠，這種現象就好比身體以暫時關機來全力進行修護的任務。激烈運動有類似手術的效果，由於肌肉疲勞的關係，你的身體會以睡眠來進行部分修護的工作。

- **請特別留意酒精。**許多人以為酒精有安眠鎮定的效果，剛喝完酒時，的確是如此，但身體若要排除酒精，必須先將其轉變成乙醛，這種化學物質卻是興奮劑，所以**晚餐時喝酒也許能讓你晚上有些放鬆的感覺，但在凌晨1、2點鐘時卻會使你輾轉難眠。**男性的身體比女性更容易累積乙醛。
- **避免具興奮性的刺激物質。**不只是咖啡或茶有咖啡因，其他像可樂、巧克力和許多止痛劑也都含有咖啡因，這些都會讓你難以入眠。咖啡因對每一個人的作用都不一樣，某些人的身體可以快速排除咖啡因，所以晚餐時喝一杯咖啡並不會對睡眠造成什麼影響，可是有些人排除咖啡因的速度較慢，所以咖啡因的效果會持續較久。另外，含有假麻黃鹼的感冒藥有類似興奮劑的作用，所以通常會影響睡眠，但市面上也有不會干擾睡眠的感冒藥，這些是特別設計給夜間服用的，裡面有其他成分會抵銷假麻黃鹼的興奮作用。

減壓小運動

下面是幾招有助減壓的小運動，你會感到壓力從肌肉和心靈釋放出來，你愈常練習，效果會愈好。

⊙冥想式呼吸法

這運動有助放鬆並引發睡意。

首先，閉目放鬆1至2分鐘，仔細傾聽自己呼吸的聲音，同時放慢呼吸的速度並讓呼吸變得更深沉，彷彿已進入睡眠。請感受空氣從鼻子進來又出去的感覺；並在吐氣時想像呼吸將壓力帶離了身體。

當你吸氣時，想像空氣從鼻孔進入後，往臉部上方移動；當你呼氣時，想像呼氣將壓力帶離臉部和身體。想像吸進的空氣像微風般輕撫著臉頰，而呼出的氣則將壓力帶離身體。持續想像2至3次的呼吸循環。

當你再次呼吸時，請想像溫柔的空氣飄至頭上，而呼氣時壓力就離開頭部和身體，然後再想像你的氣息飄至頭部兩側，並將壓力帶出。

請慢慢來，感受當壓力釋放時，身體每一個部位都得以放鬆。

想像吸氣時將空氣帶至頸部；呼氣時頸部壓力就隨之而散。然後針對身體的每一個部位都做一樣的練習：肩膀、上臂、下臂、手部、胸膛、胃部、大腿、小腿和足部。將注意力集中在每一個部位，想像吸氣時帶來放鬆的空氣，而吐氣時壓力隨之飄散。給自己幾分鐘的時間來做這個練習，練習結束後，請靜坐1、2分鐘後再站起來。

⊙漸進式放鬆法

這練習有助於放鬆和誘發睡意，作法相當簡單。你只要繃緊身體某一個部位的肌肉一下子，然後立刻放鬆，讓壓力遠離。讓我們從頭部開始練習，再依序往下練習到腳部。

首先靜坐大約1分鐘，讓呼吸變得又慢又深沉。接著輕輕挑起你的眉毛，繃緊額頭的肌肉，維持1秒鐘左右後放鬆，釋放額間的所有壓力；繼續慢慢的吸氣吐氣，再輕輕將兩頰肌肉繃緊1秒鐘，然後盡可能放鬆；再來是輕收下顎一下，然後立即放鬆。

持續繃緊、放鬆肌肉的循環，一次專注於一個部位：頸部、肩膀、上臂、下臂、手部、胸膛、腹部、大腿、小腿和足部。慢慢來，盡量放鬆每個肌肉群。練習結束後，請靜坐1、2分鐘後再站起來。

⊙繞頸放鬆法

名高爾夫選手格瑞格・諾曼（Greg Norman）描述過一種簡單的減壓法：

頭部前傾，慢慢將頭用轉圈的方式從右耳繞到後方，再繞經左耳回到前方。重複再做一次，然後以反方向再做兩次。

這些放鬆肌肉練習是依據身心合一的理論，**如果你的肌肉完全處於放鬆的狀態，心靈就不可能被壓力束縛。**

478呼吸法

這是我從安德魯．威爾（Andrew Weil）醫師學到的快速減壓法，只需花費1分鐘的時間，而且不論走路、開車或做任何事時都可以進行。

首先將舌尖頂在上排牙齒後方的脊部，並且在這整段練習過程中，都持續頂在同一個地方。從1數到4，慢慢地將空氣吸入鼻腔，然後屏住呼吸，從1數到7，最後將氣從口中吐出，從1數到8。

當空氣經過舌頭時，仔細傾聽那嘶嘶的聲音。重複做4次這樣的循環，用你感到最舒服的速度進行。像這樣調整身體的呼吸節奏和專注力，有助於消除壓力。

另外一個同樣快速的減壓法方法如下：先盡全力大口深呼吸，然後不要將氣吐出，再多吸一點氣進來，同時確實感受肺部充滿了空氣，最後再盡力吸一點氣，此時屏住呼吸數秒，然後呼氣。當你呼氣時，請確實感受肌肉正在放鬆，此時可能你還會不自主的微笑。重複做兩次。

眼睛休息

當你眼睛疲累時，全身都會隨之感到困倦。許多年來，催眠師都知道要利用這個現象，所以他們會要求催眠對象緊盯著一個固定物，用意就是要使他們的眼睛感到疲倦。每天當你閱讀書籍或盯著電腦螢幕時，其實也很耗眼力，**眼睛的疲憊會讓全身都感到勞累。**

你可以用一條冰涼的濕毛巾覆蓋在眼睛上方，讓眼睛休息一下。如果環境允許的話，也請抬高雙腿，在眼睛得到休息的同時，也讓血液從足部回流，會有相乘的放鬆效果，讓你感到全身舒暢。如果環境不允許你把兩眼都閉起來，可以試試用手蓋住其中一眼幾秒鐘。

觀想

觀想（又稱引導式冥想）可以運用在許多地方，其中以輔助癌症治療最廣為人知，例如，治療師會引導病人想像白血球正在吞噬癌細胞，讓病患的身體和心理層面都能受益。

觀想是一種很棒的放鬆技巧，最基本的方法是引導思緒順著你想像的故事前進，故事中可以有一兩幕預想之外的場景。

這裡介紹一個常用來幫助放鬆心情的的觀想練習，但你不一定要就此被侷限在這個範圍，如果你對別的故事場景比較有興趣，只要是有關健康休憩的內容，都可以自行發揮想像的空間。

首先請幻想出一個優美休閒的戶外場景，周遭環境請自行設計。那裡氣溫很舒服，微風徐徐吹來。請花1分鐘好好描繪這個場景，讓它在你的心中愈來愈清楚具體，並好好感受你周遭的美景、聲音和氣味。

過了1、2分鐘，你看到前方出現一條幽徑，通往灑滿陽的茵綠草地。你決定順著小徑走下去，看看它通往何方，沿途你看到許多美麗芬芳的花朵——請花1、2分鐘想像這場視覺和聽覺的饗宴。

最後你來到一條潺潺淺溪，溪旁站著一個友善的人，他朝你走過來，手上拿著一個東西要給你，那東西恰好是你想要的。

仔細瞧一瞧，那是什麼？當你看到那東西時，心中有何感受？

你可以自行決定是否要把東西收下，然後沿著原來的路徑回到剛剛出發的地方，請繼續感受路途上清新的空氣，讓全身都感到很舒暢。

請慢慢幻想這個旅程，讓自己融入這個故事。當結束觀想後，可以回想一下你適才想像的場景和情節，也可以思索一下內心的導演是如何設計場景和內容的。

Chapter 17

為什麼身體會抗拒某些食物

當我們在調查引起偏頭痛、關節炎或消化問題等疼痛症狀時，會發現一個很明顯的模式——引起偏頭痛的食物和引發關節炎的嫌疑食物非常類似，而同樣的問題食物也會引發大腸激躁症、克隆氏症和纖維肌痛症。

我將這些食物統述於下表：

引發多種症狀的問題食物

下表的食物最常引發偏頭痛、關節炎、大腸激躁症、克隆氏症和纖維肌痛症。

1. 乳製品（包含脫脂乳、全脂乳、羊乳、乳酪和優酪乳）
2. 小麥
3. 柑橘類水果
4. 玉米
5. 咖啡因
6. 肉類（包含牛、豬、雞、火雞和魚肉）
7. 堅果
8. 番茄
9. 雞蛋

這些食物都很普遍，但其實對我們許多人來說，它們就像毒藤（編註：poison ivy，一種接觸過後會引起皮膚敏感的有毒植物，通常在碰觸過一兩天後發作）的微妙翻版。對我們的身體來說，牛奶、小麥和柑橘類水果等問題食物的蛋白質，就好像陌生的入侵者一樣，會在敏感的人身上引起發炎反應和疼痛症狀。

為什麼這些看似無害的食物會有問題呢？如果我們檢視一下這些食物的起源，答案就會十分清楚。我們也可以觀察小嬰兒第一次接觸到這些食物的反應。除此之外，檢視其他靈長類動物的食物選擇，也能讓我們更了解問題的根源，因為以生理來說，靈長類動物是我們最密切的近親。

廚房裡的人類學

當人類最早出現在地球上時，這些問題食物大部分都還沒出現。在幾百萬年悠久的人類歷史中，這類食物都只能算「新」品種，其中許多是在數千年前，甚至數百年前才被拿來作為人類的食物。

人類考古學家在研究過100萬至400萬年前的1,000具人類骨骸之後，確定了人類最早出現的地區是在非洲，也有一些學者認為是在中東。但現代人類卻過了很長一段時間才開始遷移至亞洲；踏足到澳洲的時間更晚，約是在55,000年前；美洲更是遲至20,000年前左右才出現人類的蹤跡。以人類歷史來看，這些時間都像是一眨眼一樣短暫。

當人類的消化道、動脈和神經系統還在成形之時，世界上並沒有葡萄柚樹、乳製品或烘培食品，也看不到番茄樹、玉米田和柳橙果園。對當時的祖先來說，這些食物連見都沒見過，這種陌生的感覺就像海鷗看到水面上的浮油，或是像遷徙的候鳥看到電線杆一樣。

當然，人類的確有適應的能力，我們也許會這樣想：即使早期人類文明並沒有這些食物，而且現在某些人還是會對其過敏，但經過了這麼多年，我們也應該可以適應這些食物了才對。

然而事實卻是，除非我們繁衍下一代的能力受到威脅，不然其實沒有什麼進化的壓力讓人類演變成可以適應這些食物。以菸草為例，即使菸草已有數百年歷史，我們還是依然脫離不了它的危害。

如果菸草會在吸食者的早年就剝奪其性命，或使其喪失生育的能力，那麼就只剩那些天生可以抗拒菸草毒害的人類有機會繁衍後代。這些人類會將這基因傳遞給下一代，而無法適應菸草的人最終將逐漸消失絕種。結果最後人類都將能適應菸草，它就不會再對健康造成問題。以實際情況來說，當菸草即將剝奪某人生命時，通常那人都早已過了生育年齡，所以人類並沒有亟需適應菸草的壓力。所以，對新世代人類來說，菸草還是一樣具有危險性，情況和第一次嚐到菸草的祖先一樣。

同樣道理，**如果乳製品和小麥所引起的關節炎或偏頭痛等疾病並不會影響人類繁殖的能力，後代人類就不需因應危機而做改變，也就不會進化出適應的能力。**食肉文化雖然很明顯會導致心臟病和多種癌症，但因為這些疾病大多是等我們過了生育期才發作，所以人類也沒有必須適應肉類的壓力。

現在讓我們更仔細探究這些問題食物：雖然因為人類遷徙的關係，以及從磨臼到微波爐等各種飲食工具的發明，我們已經很難追溯人類烹調和飲食的起源和完整歷史文化，但很明顯的是，很多非常普通的尋常食物，對我們的消化道來說，還是像企鵝吃鳳梨一樣不自然。

⊙牛奶

在牛隻成為牲畜之前，人類並沒有喝另一種動物奶汁的詭異習慣。大約在11,000年以前，綿羊才被人類所飼養；山羊次之，約在9,500年前；牛隻因為體形較大，又比較難管理，所以又過了幾千年之後才成為家畜，而最早有牛奶生產的證據是在西元前4,000年。

如第5章所述，除了高加索人種以外，大部分人在斷奶後就喪失了消化乳糖的能力，如果這些人一次喝進太多牛奶，除非他們所喝的牛奶有經過某方面的加工處理（例如添加酵素），不然應該都會產生消化上的問題。

因受基因影響，有85%的高加索人天生就能適應攝取牛奶所產生的暫時性消化問題，但目前證據尚未顯示這族群也能克服長期飲用乳製品所帶來的問題，比方說：**乳糖分解後的產物可能會引發白內障和卵巢疾病**；牛奶蛋白質會造成某些過敏的人罹患第一型糖尿病、關節炎或偏頭痛；牛奶的脂肪和膽固醇會造成冠狀動脈疾病和肥胖；而牛奶的荷爾蒙效應也可能增加罹患攝護腺癌的風險。

雖然以上這些問題仍在持續調查中，但因許多證據已顯示乳製品和這些疾病的密切相關性，已經到了我們不能再忽略的程度了。

雖然大部分北美人士和歐洲居民都認為喝牛奶是傳統的飲食文化，可是以生理層面來說，牛奶對其他地區的人士來說都是異物。

⊙小麥

人類一直要到發展出用火和烹調技術後，才開始食用小麥，此時人類的生理結構早以定型。自從人類開始食用小麥後，這種作物就立刻變得很受歡迎。在西元前2700年時，神農氏就將其列入主要5種神聖作物，其他4種是大麥、小米、稻米和大豆。

小麥吸引人的地方在於它具備其他穀物不同的特性：小麥的天然油脂比燕麥少，所以比較不會酸壞，而且小麥筋的蛋白質可以塑造出富有彈性且具黏性的麵糰，很方便揉出麵包的形狀來進行發酵。

⊙柑橘類水果

柑橘樹並非源自於非洲，而是來自東南亞，印度是最早開始種植柑橘樹的國家，而柳橙（orange）一字就是源自北印度語。葡萄柚在十八世紀時源自西印度群島，是由柳橙和柚子混生的品種，而柚子是一種很大的柑橘類水果。紅寶石葡萄柚則是一種突變品種，於西元1929年最先在德州的麥卡倫市被發現。

⊙番茄

番茄的原產地在南美州，雖然番茄在十六世紀就已經傳入歐洲，但除了義大利之外，歐洲其他地區和美國一直要到十九世紀中期才開始被廣泛食用。番茄一開始主要的用途是作為裝飾用的觀景植物，而不是食物，因為當時人們認為它可能有毒。雖然這在今日看起來有點可笑，但番茄確實常常引發偏頭痛、關節炎和消化道問題，說不定前人的擔憂還真的有點道理。

⊙玉米

玉米和番茄、巧克力一樣，都是美洲新大陸為人類添加的全新食物。就營養層面來說，玉米有優點也有缺點。玉米的優點是脂肪含量很低，且和其他植物一樣完全不含膽固醇，難怪祕魯的印加帝國、墨西哥的阿茲提克人和美國西南部原住民這些以玉米作為主食的民族，幾乎都沒有冠狀心臟疾病。

可惜的是，玉米也有一些缺點。首先，它的色胺酸含量很低，而正如第6章所述，我們需要色胺酸來製造腦部的血清素，這種化學物質能降低我們對疼痛的敏感度。事實上，因為**玉米的色胺酸含量實在太低**，還被用來做殘忍的動物實驗：研究員故意餵動物玉米來降低牠們腦部的血清素濃度，削弱牠們的耐痛度。此外，玉米中抗抗毒的離胺酸數量也非常少，而其油脂裡幾乎不含可阻止發炎的α–亞麻酸。和其他食物搭配食用雖然可以補足玉米這些不足，但它依然是引起偏頭痛、關節炎和消化問題的常見刺激物。

⊙咖啡因

咖啡因的歷史開始於非州，也就是咖啡樹的發源地。古早非洲人偶爾會拿咖啡樹的果實來製酒和直接食用，然而，一直要到西元1000年左右，衣索比亞的阿拉伯人將咖啡做成飲料之後，咖啡的使用才開始廣泛了起來。而一直要到十七年紀早期，歐洲人才開始流行飲用咖啡。英國探險家喬治．山帝斯（George Sandys）在1601年曾這樣形容咖啡這個新發現：「外表很像煤炭，味道其實也和煤炭差不多。」

茶裡面也含有咖啡因。雖然一般人都認為茶的歷史相當悠久，但是事實上，沒有一個舊石器時代的克魯麥農人曾經把茶包放進熱水中，泡茶來喝。茶葉最早可能是在三至四世紀左右開始栽種，可是一直要到八世紀才比較受到歡迎，接著茶葉在九世紀時被引進日本；而英國則是遲至十八世紀才開始流行喝茶。

最早栽培咖啡豆的是馬雅人、阿茲提克人和托爾提克人。阿茲提克人教導西班牙人如何將咖啡豆製成飲料，因此後來歐洲就開始流行喝咖啡；而現代的巧克力糖則是到十九世紀中期才被製造出來。

⊙肉類

在進入石器時代之前，食用肉類對人類來說一直是一項挑戰：石器時代之前的人類不僅缺乏真正肉食者獵殺食物所需要的速度和爪子，而且早在350萬年前，人類的犬齒就已經萎縮到和門齒一樣的長度，因此當時的人類都以果子、樹葉、堅果、莓類和其他植物性食品維生。

其他多數靈長類動物的牙齒也是一樣的狀況（不過，黑猩猩的犬齒很長，而且力量超強，所以不需像人類必須花費很大的工夫才能捕捉到稀有的獵物）。

直到人類開始製造出石箭和切割的工具以後，才有能力捕捉獵物並去除動物身上的毛皮。現代社會僅存的幾個狩獵民族的情況和原始人並不相同，事實上，現代狩獵民族會使用生火和烹調技術，以及一些石器時代之前的人類所缺乏的工具。

大部分的人類學家認為，一開始人類所吃的肉是真正肉食動物所吃剩下來的獵物，當時雖然人類接觸的肉類分量有限，但演變至今，人類——尤其是西方人——食用肉類的歷史已經很長了，事實上，我們一直很難抗拒肉類的誘惑。儘管如此，人類的身體仍未發展出適應肉類危害的能力，因為這些危害並不會威脅人類繁殖的能力。

⊙蛋

蛋存在的歷史和鳥或其他孵蛋的動物的歷史一樣久，然而，因為鳥巢通常都在很偏僻的地方，原始人應該很久才能吃到一次蛋，而要吃到雞蛋更是完全不可能，因為雞蛋來自亞洲。大約要到4、5,000年前，人類才開始飼養狀似現代母雞的鳥類。

⊙堅果

在引起過敏的食物表中，唯一一類古早人類就吃得到的食物就是堅果。遺憾的是，多數調查偏頭痛和關節炎的研究員尚未明確指出「哪種」堅果會引發症狀，了解這個問題會是一件很有趣的事，因為許多堅果在從盤古開天闢地以來就遍布在全世界，例如橡果、栗子、椰子和松子。

核桃的原產地是在亞洲、歐洲和北美州；杏仁來自西印度；開心果源自中亞；夏威夷果來自澳洲的東北部；巴西堅果確實是來自巴西；腰果則是源自南美的亞馬遜河流域。

花生則來自南美，在這裡順便提一點：花生其實比較像豌豆，而不是堅果。真正的堅果必須是單一種子，果肉乾燥的果實，而花生和豌豆及其他豆子一樣是長在豆莢內，所以其實花生要算是豆科植物。

原始人類並沒有食用乳製品、肉類或小麥所需具備的技術，柑橘類水果還在亞洲等著被發現，而玉米、番茄和花生都在遙遠的美洲新大陸。那些遠古愛嚐鮮的探險者吃下之後會過敏的食物的蛋白質，時至今日仍會引發現代人許多過敏反應。

看看小嬰兒什麼時候皺眉頭

若想更加了解食物過敏原，或許我們可以觀察小嬰兒第一次嚐到某些食物的反應。從前的礦工會帶著金絲雀作為沼氣偵測器，而小嬰兒的角色就跟金絲雀一樣，可以提供我們一些線索。許多父母和小兒科醫師都同意，小嬰兒對某些食物適應良好，但某些食物則會造成健康問題。

米製的穀片通常十分安全，但是麥片卻經常引起過敏。小嬰兒都喜歡水果，通常最先接觸的是蘋果、水蜜桃、西洋梨、杏桃和加州蜜棗，然後是香蕉和酪梨。

在蔬菜群裡，父母通常會最先餵四季豆、豌豆、南瓜、紅蘿蔔、甜菜和甘藷給小嬰兒，而且小嬰兒也通常都能接受。不過，小嬰兒通常無法適應偏硬的玉米，也討厭許多有苦味的蔬菜，像綠花椰菜、白花椰菜、甘藍菜、蕪菁、羽衣甘藍和洋蔥——小嬰兒的直覺是有理論依據的，因為**十字花科蔬菜和洋蔥的確常會引起腸絞痛。**

牛奶的蛋白質更常引發腸絞痛，事實上，約5個嬰兒就有1個嬰兒會因腸絞痛而受苦。此外，研究員也正調查牛奶蛋白質是否會造成第一型糖尿病。雖然母乳對小嬰兒來說是完美食物，但牛奶卻完全不適合，除非已經多重的處理和改造，為了促進人體成長，有些牛奶配方會以植物油取代牛奶的脂肪、降低牛奶蛋白質的含量，並添加了碳水化合物、維生素和礦物質。

我們的動物親戚吃些什麼？

我們最後的線索是其他人猿的食物，大猩猩和紅毛猩猩都是素食者，這兩種猩猩和黑猩猩一樣，除了哺乳期外，都不會飲用其他動物的奶汁，也不會食用玉米、小麥、番茄或其他常引發過敏的食物，除了某些堅果以外。猩猩的主食是水果，也會吃些葉子、花苞、種子，偶爾會吃些昆蟲。

很顯然的，這些靈長類動物從不吃牛肉、豬肉或魚肉。雖然有些猩猩會用長犬齒來獵食猴子，不過這是非常少見的現象。猩猩也不會煮東西。雖然我們可能會以為猩猩喜歡吃香蕉，但這種水果其實並非來自非洲，而是印度和馬來半島，直到西元500年才傳入非洲。

不要再忽略食物的影響了

若某種食物只在特定文化的少數人身上引起某種症狀，也許大家就很難察覺此食物是此問題的根源。特別當症狀不是起紅疹等突發的過敏反應，而是在不知不覺中產生隱約的症狀，像關節逐漸變硬，大家將更難判斷原因。

通常有關節問題或偏頭痛的人都不曉得問題是某種食物所引起，病人要等到剛好避開這些食物一段時間後，且病情因此獲得改善，才可能發現。

當然，有時我們會為了獲取某些食物的特殊效果而刻意忍受其缺點，咖啡因和酒精就是很明顯的例子。同樣道理，辣椒也有一點令人上癮的效果，現在我們才剛開始了解辣椒素的作用，辣椒的這個活性成分會耗損負責傳導疼痛訊號的P物質；巧克力和乳酪則含有苯乙胺，這物質有類似安非他命的效果；當乳製品被身體所消化時，會釋放出酪啡肽，這物質等同微量的鴉片，雖然有可能會造成便祕，但或許乳製品的鴉片效果就是它如此令人上癮的原因。

也有可能是因為原始人的飲食中缺乏高蛋白和高脂肪的食物，當現代人接觸到蛋白質和脂肪成分稍高一點的食物時，才會如此著迷，這種行為甚至或許還對人類有益。

然而，當高蛋白高脂食物變得隨手可得、愈來愈多時，就會帶來慘痛的結果，正如北美州西南部新進的高脂食物造成皮瑪印地安人的肥胖率和糖尿病罹患率暴增。當現代農業和運輸技術為我們帶來許多新食物的同時，我們身體負責控管營養的感應機制也會因此失調並誤導我們。

當然，這並不是代表我們非得吃原始人的食物不可，如果小麥或柑橘類水果對你不會造成任何問題，你就沒必要特別避免這些食物，因為這兩種食物都不會引發嚴重的健康問題。同樣地，若你不會過敏，也可以食用玉米、番茄和適量的咖啡因。

探索現代人類飲食的起源非常有趣，其他較深入此議題的研究請參考相關書籍。

Chapter 18

從實驗室進入廚房

感謝你和我一起探索對抗疼痛的食物，現在讓我們先暫時離開實驗室，一起走入廚房。該是重獲健康的時候了！如果你只是一直想找到解決抗痛的方法，改變飲食內容或許能帶來意想不到的效果。

狄恩．歐寧胥醫師的實驗受試者使用飲食改變和運動來解決動脈阻塞和胸痛，但他們同時也顯著減輕了體重，平均成果是減去超過9公斤。我們針對糖尿病患和經痛患者所做的研究，也得到相同的結果。事實上，我們的受試者非常滿意減重成果和其他健康益處，所以當研究員為了實驗而要求他們重拾舊式的飲食習慣時，他們都不大願意。這些受試者的活力變得非常充沛，因此他們完全不想再面對舊飲食所引起的肥胖和疲倦問題。

舒緩關節疼痛的飲食法或許也能幫助消化，甚至給皮膚增添光彩，因為這種飲食能避免會引發過敏的蛋白質並平衡體內的荷爾蒙。同樣道理，預防腎結石的飲食也有助身體保留骨質，達到預防骨質疏鬆症和背痛的目的。當你開始嘗試多種新食物後，將獲得許多意想不到的好處。

身體終於變好了

對大多數人來說，找到適合的食物和給車子加正確的油一樣重要，車子效能會變好，你的身體運作也會更順暢。如果你把船用燃油加進車子的油箱，你的車子或許勉強還是可以上路，但卻有可能會突然熄火、無法順利加速、開起來會很顛簸，而且排出來的黑煙會讓你聯想到匹茲堡早期烏煙瘴氣的景況——總之，加錯油的車子運作一定不正常。當你發現錯誤而改加正確的油以後，引擎會逐漸排除舊油，並開始有力運轉，它會開始產生真正的馬力，讓車子正常加速，駕駛感也變得更加平穩順暢且少噪音。

許多人日復一日在體內加錯誤的油，吃進去的食物不但堵塞動脈、使荷爾蒙失調，還會刺激身體組織，引發日益嚴重的疼痛。這些人一直要到吃進正確的食物之後，才會了解原來身體狀況可以變好，就像是得到一個全新的身體一樣。

依據個人需求選擇食譜

本書接下來將於附錄2介紹一份根據各種需求所設計的食譜，除非你會對其中某幾樣食物過敏或有特殊的健康問題，否則不管你的症狀為何——背痛、心臟病、糖尿病、經痛、乳房疼痛、癌症、腎結石、骨質疏鬆症或鐮狀細胞性貧血——都可以試試這些食譜。

這裡介紹的食譜都是低脂的，而且完全不含動物性成分和膽固醇，因此對降低膽固醇和平衡荷爾蒙非常有效。

這些餐點的蛋白質都是植物性成分，而且大部分都是高鉀低鈉，所以有助於保留骨質並防止腎結石；這些食物也都富含葉酸和適量的鐵，這兩方面對鐮狀細胞性貧血患者特別重要。

如果你患有偏頭痛、關節炎、消化問題或纖維肌痛，你必須特別留意附錄2中加註星號（*）的食材。這些特別的食材有可能會引發某些人士的過敏現象，因此在確定其安全性前，請先暫時避免食用。

使用限制飲食減敏法能幫助你避免多數的問題食物並找出你個人的過敏原，請依照第62頁的指示使用這套方法。

我建議你請醫師協助設計食譜，以符合你個人特殊的飲食需求。

確保攝取到充足的營養

不管你現在的健康狀況如何，我都鼓勵你以下面4大食物群為基礎來設計菜單：**蔬菜、豆科植物（豆子、豌豆和扁豆）、穀類和水果**。你也要避免動物性食品和額外添加的植物油，這樣做能幫助你遠離膽固醇、多餘的脂肪和動物性蛋白質。

只要你的飲食內容能靈活運用這4大食物群，就不需為了攝取到充分的蛋白質而特別計畫或合併食物。**以前舊觀念認為素食者要獲取足夠的蛋白質，必須運用「蛋白質互補原則」，也就是合併不同類的食物，像是穀類和豆類，但現在的營養師和美國政府已經淘汰了這個觀念**。此外，如第1章所述，綠色蔬菜和豆科植物也能滿足身體對鈣質的需求。

雖然如此，素食者還是需要特別注意兩種營養素：

維他命D能幫助身體吸收並留住鈣質，所以對健康的骨質非常重要，而且維他命D也有抗癌的效果。正常說來，照到陽光的皮膚就能製造身體所需的維他命D，但如果你不常曝曬到陽光，就必須服用補充品。一般維他命D每天的建議量如下：50歲以下成人為200國際單位（5微克）、51歲到70歲為400國際單位（10微克）、70歲以上為600國際單位（15微克）。許多專家呼籲大眾服用更高的劑量，最高每天可服用2,000國際單位（50微克）。

維他命B12有助維持神經和紅血球的健康，一般需要量很少，成人每天只需服用2.4微克，而大部分人肝臟裡的維他命B12儲存量都夠用1至2年。然而你的飲食中還是需要一些維他命B12，維他命B12不是由植物或動物所製造，而是來自細胞或其他單細胞生物，植物、土壤或甚至口中的細菌偶爾能提供微量的維他命B12，但現今良好的衛生條件使我們不能依賴這類來源攝取維他命B12。

動物性的食品含有一些維他命B12，因為動物腸道的細菌會製造維他命B12，進而被身體組織所吸收。不過，動物性食品還是弊多於利，因此我並不建議食用。

你也可以從營養強化早餐麥片和豆奶中攝取維他命B12，有時候產品成分表寫的是化學名稱cobalamin或cyanocobalamin。有些品牌的啤酒酵母也添加了維他命B12，啤酒酵母可以給食物增添乳酪的風味。

服用一般的綜合維他命是攝取維他命B12最方便也最有效的方法，同時你也可以攝取到維他命D。

請百分之百確實執行

當你開始將這些原則付諸執行時，請確實遵守每章所列的方針。降膽固醇、逆轉心臟病和控制糖尿病與經痛的研究指出，即使只是和飲食處方稍微有一點偏差也會顯著降低療效。

雖然如此，你還是不一定要立志做長期的改變。反之，我會建議你專注在短期的效果，如果你花3週的時間來探索並享受這些新食物，就會從中獲得益處，要是你感覺不錯，就可以依照自己的意願持續進行下去。

如果你覺得本書的資訊很有幫助，我希望你能和其他人分享。

敬祝各位讀者身體保持在最佳狀況！

附錄 1

派得上用場的特殊食材

本食譜的食材大部分在一般的超市、量販店或天然食品店裡就買得到，以下針對少數也許你會感到陌生的食材特別說明。

洋菜粉

這種海中植物可以當作增稠劑與黏著劑，也能取代動物性的吉利丁，在天然食品店及超市就買得到，也稱作石花菜。

濃縮蘋果汁

冷凍濃縮蘋果汁可以代替許多食譜中的甜味劑，使用前先稍微解凍以方便測量，剩餘的可以再冷凍起來。

樹薯粉

這是一種天然的增稠劑，外觀很像玉米澱粉，許多食譜中的玉米粉可以用樹薯粉代替。天然食品店就有販售。

烘培粉

請檢查成分表，有可能含有玉米澱粉或馬鈴薯澱粉。第300頁有不含玉米與馬鈴薯的烘培粉食譜。

陳年義大利葡萄醋

這種香醇的葡萄醋（又稱巴沙米可醋，台灣可在進口食品店或超市購得）很適合用來做沙拉沾醬和醃漬食品用的醬汁。大部分食品店皆有販售。

大麥粉

質地輕盈，可以替代許多烘培食品所需要的小麥粉。含有麥麩。

印度香米

這種香氣特別濃郁的長梗糙米，不管是用清水煮或做成西班牙式燉飯，都十分美味，請在天然食品店挑選糙米的種類。

素漢堡肉

素漢堡肉有肉類的味道和質地，通常要存放在冷凍庫。

糙米

和白米相比，糙米味道比較濃郁，營養也比較完整。長梗糙米的質地比短梗糙米輕盈。

生蕎麥穀

未經烘培過的蕎麥穀，烹煮速度很快，口感也比較溫和清淡，可以當作早餐麥片或是小菜。因為蕎麥其實並非屬於小麥種類，所以不含麥麩。

角豆粉

因為外觀很像可可粉，所以常被標榜為巧克力的替代品。角豆粉雖然很美味，但口感和巧克力完全不同，它不像巧克力嚐起來有苦味，所以也比較不需甜味劑。

綠辣椒丁

這裡指的是阿納海辣椒切片，這種辣椒的辣度算是中等，有罐頭以及鮮品兩種販賣的形式。如果你使用的是鮮品，可以先用強火燒烤一下，待涼就可以輕易將皮撕下。

Ener-G綜合米製粉

這個牌子的米製烘培用預拌粉，不含小麥或麩質，可以做出不含麥麩的鬆餅、瑪芬蛋糕和其他烘培糕點。在美國天然食品店可買到（台灣可能需要網購）。

鷹嘴豆粉

這種可口的豆粉有淡淡的甜味，很適合做印度大餅或墨西哥式麵皮。天然食品店皆有販售。

大蒜粒

這是大蒜的顆粒狀形式，但仍保有粉末狀的易溶特性。

無麩質麵條

這類麵條的原料有可能是米、玉米、朝鮮薊或其他不含麩質的穀類。通常在天然食品店可找得到。

即食雪花豆片

由煮熟的黑豆或斑豆所製成，這種雪花豆片只要加入滾水就會膨脹，可以拿來做小菜、沾醬、醬汁，或是當作豆泥捲餅的內餡。天然食品店和某些超市有販售（台灣比較少見）。

義大利調味料

這種市售的調味料綜合了許多常用的義大利香草。

豆薯（涼薯）

這種美味的根莖類蔬菜很適合搭配沙拉享用，口感清脆，略帶點甜味，超市通常把豆薯擺在不用冷藏的蔬果區。

烤蕎麥

生鮮的蕎麥穀經過烘烤後，蕎麥香氣更為濃郁。

萊姆香玉米粉

這種玉米粉有經過萊姆和水的加工程序，風味更佳，鈣質含量也更高。通常用來製作玉米麵皮。大部分超市皆有販售（台灣很少看到）。

米糕

這種用糯米做的糕點質地相當扎實，通常在天然食品店可以買到。

天然水果醬

用單純水果和果汁製成的蜜餞、果醬或果凍，不含粗粒砂糖。

加州蜜棗泥

可以取代烘培食品中的油脂（如雞蛋、部分或全部油脂）。也可以使用嬰兒專用的加州蜜棗泥或燉加州蜜棗泥，一般也稱作奶油狀加州蜜棗。

小小米（藜麥）

小小米外觀和煮法都類似穀類，但其實屬於甜菜根家族，它輕盈鬆軟的質地很適合做小菜或沙拉。

海苔

這種海底植物通常用來包壽司，天然食品店和超市皆有販售。

營養酵母

這種酵母的用途是提供蛋白質和某幾種維他命B，某些品牌也含有維他命B12。天然食品店有售，但不要買成烘培用酵母粉了。

家禽類調味料

含有馬鬱蘭、鼠尾草和百里香，超市有售。

紅胡椒粒片

乾燥的辣椒碎片，通常放在超市的香料區或墨西哥食品區。

米麵包

米穀粉做成的發酵麵包，通常在天然食品店皆有販售。記得在購買之前務必看清產品成分表。

烘培用全麥麵粉

由柔軟的春麥磨製而成，保留麥麩和胚芽，和一般全麥麵粉比起來，烘培專用麵粉做出來的糕點質地比較輕盈蓬鬆。天然食品店有售。

烤紅甜椒

烘烤過的紅甜椒能增添料理的風味和色彩，你可以自製烤甜椒，也可以購買市售的水封烤甜椒罐頭。大部分超市皆有販售，通常和醃黃瓜擺在一起。

綜合沙拉

這種市售沙拉內有萵苣和菠菜等其他沙拉用食材，這些生菜都經過洗淨瀝乾的程序，冷藏保鮮的效果不錯，隨時可拿來做沙拉，非常方便。大部分超市的生鮮蔬果區都有販售各種不同種類的綜合沙拉盒，春季生菜沙拉特別美味。

調味米醋

用糖和鹽調味的醋，口味清淡，很適合用做沙拉沾醬或沾熟蔬菜。

絹豆腐

質地柔滑細緻的豆腐，很適合做醬汁、濃湯或沾醬。通常有經過特殊的包裝，常溫之下可保存1年，開封後需冷藏，注意要挑選低脂清淡的口味。

豆腐

見絹豆腐。

豆奶

用大豆製成的飲品，也可以加入麥片或代替許多食譜中的乳製品或鮮奶油，有分一般、低脂、零脂或添加鈣質等種類。天然食品店和許多超市都有售。

醬油

用大豆、鹽、水（和小麥）製成的醬汁，可增添料理的鹹度和風味。

溜醬油（Tamari）

天然食品店有售，這種天然發酵的醬油通常不含小麥，但如果你對小麥過敏，還是務必看清產品成分表。一般超市販售的溜醬油常含有焦糖色素，這種色素是玉米衍生物。此外，一般醬油也可能含有玉米糖漿。

薄鹽醬油（低鈉醬油）

這種醬油的鈉含量較低，請比較各個品牌以挑選鈉含量最低的種類。

芝麻醬

用芝麻籽磨製成的乳醬，通常用於中東式料理，有分用生鮮芝麻或用烘烤過的芝麻製成的兩種口味，烘烤過的芝麻醬比較有堅果般的口感。

濃縮葡萄汁

通常是指冷凍的濃縮白葡萄汁，可以作為許多料理的甜味劑，使用前可以稍微解凍方便測量，沒用完的可以放回冷凍庫保存。

米奶

以半發酵的米所製成的飲料，可以替代許多食譜裡面的牛奶，也可以加進早餐麥片。市售米奶除了原味以外，還有香草和巧克力等各種口味，有些品牌還添加鈣質和維他命D。天然食品店和部分超市皆有販售。

附錄2

菜單與食譜

珍妮佛・雷蒙

老實說，當尼爾・柏納德醫師跟我描述這本書並要求我設計食譜時，我實在有些顧慮。問題並不是要運用低脂零膽固醇的食材——我們很久以來都是使用這類食物來幫助病人疏通動脈、平衡荷爾蒙和控制糖尿病。我覺得挑戰性在於不能使用會引發偏頭痛和關節炎的食物。

這些問題食物包括許多我平日常用的食材。然後，當柏納德醫師接著描述減敏飲食法的規定時，我心裡開始納悶：「單用糙米、熟煮蔬菜和熟水果怎麼可能創造出多樣化又有趣的美味餐點？」

但我對這個挑戰卻有點好奇，而且就我本身，也有動機想嘗試柏納德醫師所提倡的策略。隨著年紀即將變成40好幾，我開始注意到關節愈來愈僵硬和疼痛，特別是手指和腳趾部位，當我詢問醫師原因時，他的回答是：「歡迎加入中年族。」他建議我開始服用非類固醇式的抗發炎藥物來減輕疼痛。我向醫師抗議：「但藥物並非治本之道，難道沒有根本解決問題的方法嗎？」醫師聽了只是聳聳肩和搖頭。

當柏納德醫師開始解釋某些食物所引起的發炎反應會造成關節炎等症狀時，我立刻豎起耳朵，他建議我暫時避免這些食物看看效果如何，這似乎值得嘗試看看，畢竟，如果只是幾星期的話，任何飲食我都能堅持下去。所以在專業立場及個人需求的驅動之下，我就開始進行研發本書食譜的任務。

我除了要求食譜能符合柏納德醫師的原則以外，也希望達到速成簡單並符合各種口味的目的，我也期許自己使用的材料必須是在超市或超商就買得到的大眾化食材。當我開始研發食譜時，我很高興的發現，簡單的食材竟可以做得如此美味，而當我將成品給親戚朋友試吃時，他們也都相當喜愛這些餐點。

我也發現，限制食材的數量對我而言其實更有利，因為準備起來既快速又簡單，因此本章節的食譜所需要的料理時間都在15分鐘以內。

本食譜分為兩部分，第一部分符合減敏飲食療法的原則；第二部分則包含會引發過敏的食物，也就是有加註星號（*）的食物。

當你在參考這些食譜時，也許會發現一些不熟悉的食材，特別是烘培點心裡用來代替小麥粉的其他種「麵粉」。如果你想更了解這些食材的特性和用法，可以翻到第229頁附錄1的食材部分，找你有興趣的來研究。

找出潛藏的食物過敏原

加工食品常含會引發偏頭痛或關節炎等病症的原料，你必須仔細看清產品成分表。即使你曾確認過某樣產品的安全性，也應定期再做檢查，因為製造商有時會改變食品的原料配方。有些食物過敏原很好辨識，像牛奶和雞蛋，有些則難以判斷，像乳清（牛奶衍生物）和蛋清（蛋白衍生物）。下面是一些食物過敏原的衍生食材。

過敏原	說明	衍生食材
紅肉類 雞鴨類 魚類		• 牛肉清湯 • 牛肉高湯 • 雞肉清湯 • 雞肉高湯 • 羊肉清湯 • 羊肉高湯 • 明膠 • 豬油
牛奶 乳製品	當你開始檢視食品成分表時，你會很驚訝：牛奶和其衍生物幾乎無所不在，有些食品很明顯，像乳酪、優酪乳、酸奶油和奶油；其他比較不明顯的是麵包、烘培點心和瑪芬蛋糕。即使一些標榜非乳製品的奶精和乳瑪琳，裡面也可能有牛奶的副產品。	• 酪蛋白酸鹽、酪蛋白酸鈉、酪蛋白酸鉀、酪蛋白 • 乳清蛋白 • 乳球蛋白 • 乳糖 • 乳固體 • 脫脂乳固體 • 乳清
大豆	數以百計的食物中都含有大豆，例如素漢堡、素肉製品、沙拉沾醬、人造奶油和防止黏鍋的植物油噴霧。	• 水解植物蛋白（HVP） • 卵磷脂 • 味噌 • 納豆 • 大豆 • 大豆粉 • 豆奶 • 大豆油 • 濃縮大豆蛋白 • 分離大豆蛋白 • 醬油 • 天貝 • 組織性植物蛋白 • 豆腐

小麥	小麥和小麥衍生物除了是麵包、瑪芬蛋糕和烘培點心的主要原料，也存在於其他各種食物中，包括市售的加工湯品和混合湯包、某些品牌的醬油、某些即溶的調味咖啡、綜合肉汁調味包、即食布丁和加工糖霜。	• 麥麩 • 麵包粉 • 麵包專用麵粉 • 高筋麵粉 • 粗粒小麥片 • 蛋糕專用麵粉 • 庫司庫司（北非小米） • 碾碎的粗麥粒 • 全麥碎餅乾 • 杜蘭小麥 • 營養強化麵粉 • 穀粉 • 麵粉 • 麵筋（麵筋粉） • 全麥麵粉 • 水解植物蛋白 • 麥芽、麥芽糖漿 • 味精 • 食用化製澱粉 • 烘培用麵粉 • 義大利麵粉 • 未漂白麵粉 • 小麥麵粉、全麥麵粉 • 小麥胚芽 • 精白麵粉 • 多用途麵粉
玉米	玉米和玉米副產品用途相當廣泛，從口香糖、碳酸飲料、信封到郵票黏著劑都用得到，另外，也別忘記了爆玉米花和脆玉米片。	• 焦糖色素 • 玉米粉 • 玉米油 • 玉米澱粉 • 玉米糖漿 • 糊精、葡萄糖 • 果糖 • 粗玉米粉 • 玉米粒（用水或牛奶煮，常見於美國南部各州料理使用） • 乳酸 • 麥芽糊精 • 甘露醇 • 墨式玉米粉（用乾玉米磨成）

		• 食用化製澱粉 • 山梨醇 • 玉米蛋白質

限制飲食減敏法

在這段短期間內，你的飲食會以簡單美味的食物為主，並排除所有可能引起過敏的食物。限制飲食減敏法的食物包括糙米、綠、黃、橙色蔬菜和非柑橘類水果，所有食物都必須煮熟，調味料則是極少量的鹽、醋、楓糖漿和香草萃取物。

試驗期結束後，你就可以用系統化的方式慢慢加入其他食物，方法詳述於第62頁。當你即將進行這套限制飲食減敏法時，請將你會派上用場的食材事先準備好：

澱粉類	許多產品在天然食品店都買得到。	• 葛粉 • 年糕 • 米「麥片」（冷或熱） • 米「麵粉」 • 米製「麵條」 • 芋頭	• 短梗或長梗糙米 • 米蛋糕（加鹽或未加鹽） • 米餅乾 • 米奶 • 樹薯粉
蔬菜	新鮮、罐裝或是冷凍都可以。	• 朝鮮薊 • 甜菜根 • 綠花椰菜 • 甘藍菜（包括大白菜） • 芹菜 • 小黃瓜 • 歐洲菊苣 • 四季豆 • 羽衣甘藍 • 蘑菇 • 歐洲蘿蔔 • 蕪菁甘藍 • 菠菜 • 瑞士甜菜 • 白馬鈴薯 • 萵苣（奶油萵苣、長葉萵苣和綠葉的種類最營養） • 夏南瓜（crookneck、scallop品種南瓜、櫛瓜） • 冬南瓜（acorn、banana、butternut、delicata、kabocha等南瓜品種）	• 蘆筍 • 青江菜 • 球芽甘藍 • 紅蘿蔔 • 綠葉甘藍 • 白蘿蔔 • 茴香 • 豆薯 • 球莖甘藍 • 紐西蘭菠菜 • 櫻桃蘿蔔 • 雪豆、甜豆 • 甘藷 • 蕪菁 • 山藥

水果	種類可以是新鮮的、乾燥、冷凍或罐裝純果汁等類型。避免用糖漿裝罐的種類。	‧櫻桃 ‧葡萄 ‧芒果 ‧木瓜 ‧柿子 ‧梅子 ‧瓜類（西瓜、香瓜、哈蜜瓜等） ‧莓類（覆盆莓、黑莓、藍莓或波森莓）	‧蔓越莓 ‧奇異果 ‧油桃 ‧西洋梨 ‧鳳梨 ‧石榴

適用於限制飲食減敏法的食譜

注意：如果你正採用限制飲食減敏法，那你必須省略本章節某些食譜的材料，這些材料都以括弧文字標記，如果你改採規律飲食，就可以使用。

限制飲食減敏法菜單

第1天	早餐	早餐米布丁 P.243 米土司沾天然水果醬 夏季糖煮水果 P.244
	午餐	紅蘿蔔濃湯 P.247 永遠美味的糙米飯 P.246 清蒸綠花椰菜 瓜類切片
	晚餐	甘藍菜捲 P.255 甜菜湯 P.248 蒸番薯 P.254 加州蜜棗乾點心 P.257
第2天	早餐	永遠美味的糙米飯 P.246 拌米奶和楓糖漿 粗粒蘋果醬 P.244 半顆木瓜
	午餐	甜菜湯 P.248 法式蔬菜沙拉 P.251 燉蘋果 P.260
	晚餐	櫛瓜濃醬米製義大利麵 P.255 紅蘿蔔濃湯 P.247 燉羽衣甘藍或綠葉甘藍 P.252 天然水果凍 P.256

第3天	早餐	米土司 天然水果醬 燉加州蜜棗 P.245
	午餐	馬鈴薯蔬菜湯 P.248 美味的羅勒四季豆 P.252 永遠美味的糙米飯 P.246 或米製麵包 草莓口味蘋果醬 P.244
	晚餐	綠豌豆和白花椰菜湯 P.249 糙米加野米綜合飯 P.247 清蒸綠花椰菜 燉水梨 P.260
第4天	早餐	蜜桃風味甘藷 P.246 米土司沾天然水果醬 棗子冰沙 P.258
	午餐	蔬菜湯 P.250 清蒸四季豆 米餅乾或米蛋糕 水果沙拉
	晚餐	清蒸白馬鈴薯沾櫛瓜濃醬 P.255 甜菜湯 P.248 清蒸紅蘿蔔 夏季糖煮水果 P.244
第5天	早餐	法式土司 P.242 粗粒蘋果醬 P.244 加州蜜棗乾點心 P.257
	午餐	蘆筍濃湯 P.249 米麵包或米餅乾 鳳梨風味番薯 P.254 清蒸櫛瓜
	晚餐	甘藍菜捲 P.255 烤薯條 P.253 美味的羅勒四季豆 P.252 紅蘿蔔布丁 P.258
第6天	早餐	永遠美味的糙米飯 P.246 或米片粥 米土司沾天然水果醬 粗粒蘋果醬 P.244
	午餐	綠豌豆和白花椰菜湯 P.249 永遠美味的糙米飯 P.246

		燉綠葉甘藍 P.252 燉蘋果 P.260
	晚餐	法式蔬菜沙拉 P.251 糙米加野米綜合飯 P.247 燉甘藍菜 P.251 天然水果凍 P.256
第7天	早餐	米麥片或其他即時冷麥片 米土司沾草莓口味蘋果醬 P.244 燉水梨 P.260
	午餐	甜菜湯 P.248 永遠美味的糙米飯 P.246 清蒸綠花椰菜
	晚餐	蘆筍濃湯 P.249 永遠美味的糙米飯 P.246 法式蔬菜沙拉 P.251 杏桃鳳梨果凍 P.257

法式土司

如果是使用米製麵包或米奶，那這道法式土司也適用於限制飲食減敏法。

材料（4至6片）

1. ½杯豆奶或原味米奶、3湯匙葛粉、1茶匙香草萃取物、¼茶匙肉桂粉【限制飲食減敏法期間不適用】、4至6片米麵包、植物油少許（防沾鍋）
2. 新鮮水果、水果醬或楓糖漿

作法

1. 在一個中型碗裡拌勻豆奶、葛粉、香草萃取物和肉桂粉至呈麵糊狀。把麵糊倒進一個平底容器，然後將吐司兩面都沾裹上麵糊。
2. 加熱一只不沾平面鐵鍋然後噴點植物油，將裹上麵糊的吐司用中強火加熱煎烤2至3分鐘，或直到表面呈金黃色。搭配新鮮水果、水果醬或楓糖漿食用。

營養成分（每片不含沾醬）

117卡路里、2克蛋白質、24克碳水化合物、1克脂肪、118毫克鈉

早餐米布丁

材料（6½杯）

2杯永遠美味的糙米飯（見第246頁）、1½杯香草米奶、3湯匙葡萄乾、2湯匙楓糖漿、1茶匙香草萃取物、¼茶匙肉桂粉【限制飲食減敏法期間不適用】

作法

1. 在一個中型深鍋內將所有材料拌勻，然後不加蓋用文火慢煮約20分鐘，或煮到變濃稠狀為止，時而攪拌。
2. 冷熱食用皆宜。

營養成分（每½杯）

205卡路里、3克蛋白質、45克碳水化合物、1克脂肪、169毫克鈉

米製鬆餅

材料（16塊3吋的鬆餅）

1. 1杯Ener-G米製鬆餅粉、1杯原味米奶、1湯匙楓糖漿、1湯匙菜籽油【限制飲食減敏法期間不適用】、植物油少許（防沾鍋）
2. 新鮮水果、水果醬或楓糖漿

作法

1. 在一個中型碗裡拌勻米製鬆餅粉、米奶、楓糖漿和菜籽油，做成鬆餅糊。
2. 加熱一只不沾平面鐵鍋或大炒菜鍋，然後噴點植物油。
3. 將少量的鬆餅糊倒至鍋中，加熱煎烤約2至3分鐘，或直到鬆餅糊的邊緣變乾，而且上方開始冒泡為止。此時，就可以將鬆餅糊翻面再加熱1分鐘，或直到表面呈現金黃色。
4. 每份可以搭配新鮮水果、水果醬或楓糖漿食用。

營養成分（每塊不含沾醬）

65卡路里、1克蛋白質、12克碳水化合物、1.5克脂肪、43毫克鈉

粗粒蘋果醬

材料（2½杯）

4顆大型青蘋果、½杯濃縮蘋果汁、½茶匙肉桂粉【限制飲食減敏法期間不適用】

作法

將蘋果削皮、去核並切片後倒入一只中型深鍋裡。接著倒入濃縮蘋果汁，再加蓋並用文火煮20分鐘，或煮到蘋果可用叉子輕易穿透的熟軟程度為止，然後輕輕搗成糊狀並加入肉桂粉。冷熱食用皆宜。

營養成分（每½杯）

112卡路里、0克蛋白質、27克碳水化合物、0克脂肪、8毫克鈉

草莓口味蘋果醬

材料（2杯）

2杯削皮去核切大片的蘋果、2杯去蒂草莓（冷凍或新鮮皆可）、½杯濃縮蘋果汁

作法

在一個中型深鍋內混合所有食材，加熱沸騰後再加蓋續用文火煮25分鐘，或煮到蘋果達到叉子可輕易穿透的熟軟程度為止。接著輕輕搗成糊狀，或用食物處理機攪拌均勻。冷熱食用皆宜。

營養成分（每½杯）

112卡路里、1克蛋白質、26克碳水化合物、0克脂肪、10毫克鈉

夏季糖煮水果 快煮

材料（2杯）

2杯削皮切片的新鮮水蜜桃（也可以不削皮）、2杯去蒂草莓、½杯濃縮白葡萄汁或蘋果汁

作法
在一個大型深鍋內混合所有食材，加熱沸騰後再續煮5分鐘，或煮到水果變軟為止。冷熱食用皆宜。

營養成分（每½杯）
78卡路里、1克蛋白質、18克碳水化合物、0克脂肪、7毫克鈉

燉加州蜜棗 簡單

材料（2杯）
2杯去核加州蜜棗、1½杯水

作法
在一個中型深鍋內混合加州蜜棗和水，加熱沸騰後再續煮15分鐘，或煮到加州蜜棗熟軟為止。煮時蓋子不用完全蓋緊（若喜歡較軟的口感，可以再煮久一點）。

營養成分（每½杯）
193卡路里、2克蛋白質、45克碳水化合物、0克脂肪、3毫克鈉

糖煮乾果 簡單

材料（2杯）
½杯葡萄乾、½杯去核加州蜜棗、½杯對切乾燥無花果、½杯乾燥水蜜桃片或杏桃片、½杯濃縮白葡萄汁或蘋果汁

作法
在一個大型深鍋內混合所有的水果，加入濃縮葡萄汁和水，水量要能覆蓋住所有水果，加熱沸騰後再加蓋續煮15分鐘，或煮至水果熟軟為止。冷熱食用皆宜。

營養成分（每½杯）
319卡路里、3克蛋白質、75克碳水化合物、1克脂肪、18毫克鈉

蜜桃風味甘藷

這道簡單的早餐布丁富含β－胡蘿蔔素和其他重要的營養成分。

材料（2杯）

1顆中型的甘藷或山藥（煮熟1杯）、2顆小型水蜜桃或油桃

作法

1. 將甘藷洗淨後蒸熟，也可使用微波爐，煮至叉子可穿透的熟軟程度為止，然後放涼備用。
2. 水蜜桃切半後去核，再將每一半切成2至3片，然後將水蜜桃切片放入食物處理機快打成小碎片。
3. 甘藷削皮後放入食物處理機，再用速成攪打的模式切碎，然後和水蜜桃切片一起混合攪拌。果糊應該留有些許粗粒。
4. 將蜜桃甘藷果糊倒至一個小型微波容器中，然後用微波爐加熱2至3分鐘，或直到果糊全部都加熱均勻為止。

營養成分（每½杯）

98卡路里、1克蛋白質、23克碳水化合物、0克脂肪、6毫克鈉

永遠美味的糙米飯

糙米的維他命、礦物質、蛋白質和纖維都比白米豐富，這個烹煮法不但能煮出最完美的口感，而且還能縮短烹調時間。短梗糙米吃起來比較有咬勁，長梗糙米的口感較柔軟蓬鬆，如果你未曾嚐過糙米，我建議先試吃長梗的種類。

材料（3杯）

1杯短梗糙米或長梗糙米、3杯水、½茶匙鹽（可不加）

作法

1. 將米倒入一個中型深鍋裡用冷水淘洗，然後盡量將水全部瀝乾。

2. 用中火加熱2分鐘，同時不斷攪拌，直到確定米粒都已乾燥為止。
3. 加入3杯水（和鹽），加熱至沸騰後將火力稍微調降，加蓋續煮約40分鐘，或煮到米粒變軟但仍有一點咬勁為止。
4. 煮好後再將飯中多餘的水分倒出（這可拿來做湯品或燉品的高湯底）。

營養成分（每½杯）

115卡路里、2.5克蛋白質、25克碳水化合物、1克脂肪、178毫克鈉

糙米加野米綜合飯

材料（3杯）

½杯長梗糙米、½杯野米、¼茶匙鹽、4杯水

作法

在一個中型深鍋內混合所有材料，煮沸後續加熱約50分鐘或煮到米粒變軟為止。最後再將飯中多餘的水分倒出（這可拿來做湯品或燉品的高湯底）。

營養成分（每½杯）

104卡路里、3克蛋白質、23克碳水化合物、0克脂肪、99毫克鈉

紅蘿蔔濃湯

材料（6杯）

4根大紅蘿蔔、1½杯水、1½杯原味米奶、⅛茶匙鹽

作法

1. 紅蘿蔔洗淨後切成塊狀，然後和水一起放入一只中型深鍋。
2. 加熱沸騰後再加蓋續用文火煮20分鐘，或煮至叉子可穿透的熟軟程度為止。
3. 將米奶倒入攪拌機裡，然後加入已煮熟的紅蘿蔔、蘿蔔湯和鹽，攪打至完全滑順的程度為止。如果覺得太濃，可再酌量添加一些米奶。本道湯品冷熱皆宜，做法簡單且超美味！

營養成分（每1杯）

76卡路里、1克蛋白質、16克碳水化合物、1克脂肪、125毫克鈉

馬鈴薯蔬菜湯

材料（8杯）

3顆中型白馬鈴薯（洗淨後切成1.5公分塊狀）、2株中型芹菜（切成細片）、1根大紅蘿蔔（洗淨後切成細條狀）、2杯切成細絲的綠甘藍菜、3杯水、1杯原味米奶、¾茶匙鹽

作法

1. 把馬鈴薯、芹菜、紅蘿蔔、甘藍菜和水全部放進一只大湯鍋內。
2. 加熱沸騰後，加蓋再續煮15分鐘，或將馬鈴薯與紅蘿蔔煮至叉子可穿透的熟軟程度為止。
3. 將鍋內的湯料盛出3杯倒入攪拌機，再加進米奶和鹽一起攪拌30秒，或攪打至完全滑順為止，然後將攪打好的湯糊倒入原鍋中混合均勻。視個人口味，可以再用小火加熱一下。

營養成分（每1杯）

144卡路里、2克蛋白質、33克碳水化合物、0.5克脂肪、308毫克鈉

甜菜湯

材料（6杯）

3株中型甜菜、1½杯水、1½杯原味米奶、2湯匙濃縮白葡萄汁或蘋果汁、2茶匙義大利陳年葡萄醋、1茶匙乾燥蒔蘿

作法

1. 將甜菜的菜葉和根鬚切除後洗淨，削皮並切成1.5公分塊狀（應該要有4杯的量）。
2. 將甜菜塊和水一起倒進一只大型深鍋。煮沸後加蓋再續煮15分鐘，或煮至尖刀可穿透的熟軟程度為止。

3. 將煮好的甜菜放進攪拌機內，湯頭留在鍋內，然後將甜菜與剩餘的材料一起攪打至少1分鐘，或攪打至完全滑順為止。
4. 將攪打好的甜菜糊倒入原鍋，攪拌均勻。視個人口味，可以再用小火加熱一下。

營養成分（每1杯）

90卡路里、1克蛋白質、20克碳水化合物、1克脂肪、96毫克鈉

蘆筍濃湯

材料（7杯）

1束中型蘆筍（切段約4杯分量）、2顆中型白馬鈴薯、2杯水、2杯甘藍菜絲、1杯新鮮荷蘭芹細末（計量時不用壓扁）、¼杯新鮮羅勒葉【限制飲食減敏法期間不適用】、1至2杯原味米奶、¾至1茶匙鹽

作法

1. 切掉蘆筍難咬的後段部，然後用手折斷或用刀切成2.5至5公分的長度。
2. 把馬鈴薯洗淨並切成塊狀（免削皮）後，再將馬鈴薯塊和水一起倒進一只大型深鍋內。煮沸後加蓋再續煮10分鐘，或煮至叉子可穿透的熟軟程度為止。
3. 接著再加入蘆筍、甘藍菜、荷蘭芹（和羅勒），加蓋後用小火續煮5分鐘，或將蘆筍煮至叉子可穿透的熟軟程度為止。
4. 分2至3次將鍋中的蔬菜和高湯一起倒入攪拌機中攪打。每一次都要加入足量的米奶以便順利攪打（記得從最低速開始）。
5. 攪打完成之後再倒回原鍋，加鹽調味，最後再用小火加熱至滾燙為止。

營養成分（每1杯）

100卡路里、3克蛋白質、21克碳水化合物、1克脂肪、224毫克鈉

綠豌豆和白花椰菜湯

材料（8杯）

2顆中型白馬鈴薯（洗淨切塊）、2株中型芹菜（切成細片）、1顆中型白花椰菜、1

杯新鮮荷蘭芹細末、2杯水、2½杯原味米奶、2½杯冷凍豌豆、1湯匙義大利陳年葡萄醋、¾茶匙鹽

作法

1. 將馬鈴薯和芹菜倒入一只大型湯鍋。把白花椰菜用手折斷或用刀切成小塊，接著把花椰菜塊、荷蘭芹與水一起倒入鍋中，煮沸後加蓋再續煮15分鐘，或將馬鈴薯煮至叉子可穿透的熟軟程度為止。
2. 將鍋中的蔬菜糊和高湯取出一半倒入攪拌機中，加入其餘材料攪打至完全滑順。
3. 將攪打好的蔬菜糊倒入原鍋，攪拌均勻，最後再用小火加熱至滾燙為止。

營養成分（每1杯）

162卡路里、5克蛋白質、33克碳水化合物、1克脂肪、307毫克鈉

蔬菜湯

材料（10杯）

2½杯水、4顆中型大蒜【切成細末，限制飲食減敏法期間不適用】、3根中型紅蘿蔔（切成2.5公分塊狀）、2杯甘藍菜（略切）、2顆中型白馬鈴薯（切成2.5公分塊狀）、4杯櫛瓜切片、2杯白花椰菜切塊、2杯原味米奶、¾茶匙鹽

作法

1. 將½杯水倒入大鍋中煮沸。（先將大蒜煮30秒，）加入紅蘿蔔、甘藍菜、馬鈴薯和剩餘的2杯水。沸騰後用小火加蓋續煮15分鐘，或將蔬菜煮至尖刀可穿透的熟軟程度為止。
2. 加入櫛瓜和白花椰菜，加蓋續用中火加熱10分鐘，或等到這兩樣食材熟軟為止。
3. 從鍋中舀出3至4杯的蔬菜糊和高湯倒入攪拌機中，再加入一些米奶，攪拌至完全滑順為止。將攪拌好的蔬菜糊倒入另一鍋中備用，再將原鍋的湯和剩餘的米奶攪拌至蔬菜仍保有一些粗粒為止。然後將攪拌好的濃湯和先前已攪拌好的蔬菜糊混合在一起。最後再加入鹽調味並再用小火加熱至滾燙為止。

營養成分（每1杯）

94卡路里、2克蛋白質、21克碳水化合物、0克脂肪、196毫克鈉

法式蔬菜沙拉 簡單

在限制飲食減敏期間可以不用加鷹嘴豆、芥末和大蒜。

材料（6人份）

450克冷凍綜合蔬菜（四季豆、義大利四季豆、紅蘿蔔絲、白花椰菜和櫛瓜等）、425克罐頭鷹嘴豆【限制飲食減敏法期間不適用】、¼杯蘋果醋、¼杯濃縮白葡萄汁或蘋果汁、1茶匙石磨芥末醬【限制飲食減敏法期間不適用】、2顆中型大蒜【切碎，限制飲食減敏法期間不適用】、½茶匙鹽

作法

將冷凍綜合蔬菜置於蒸架上用滾水蒸約10分鐘，或至熟軟為止。將蔬菜倒入一只大碗中，加入其他材料混合拌勻。可立刻食用或先放入冰箱，待冰涼再享用。

營養成分（每1份）

106卡路里、4克蛋白質、20克碳水化合物、1克脂肪、305毫克鈉

燉甘藍菜 快煮

此道料理富自然甜味，十分美味，可搭配正餐食用。

材料（2杯）

½杯水、2至3杯甘藍菜（略切）、½茶匙葛縷子籽【限制飲食減敏法期間不適用】、酌量鹽和胡椒【限制飲食減敏法期間不適用】

作法

將水倒入一只中型炒鍋或深鍋中煮滾，加入甘藍菜和葛縷子籽，加蓋續煮5分鐘或煮到甘藍菜可用叉子穿透的熟軟程度為止（可酌量灑點鹽和胡椒調味）。

營養成分（每½杯）

16卡路里、0.5克蛋白質、4克碳水化合物、0克脂肪、80毫克鈉

美味的羅勒四季豆

材料（6杯）

450克四季豆、1顆小型櫛瓜或其他夏南瓜（切塊後約1杯量）、½茶匙鹽、1杯新鮮羅勒葉【限制飲食減敏法期間不適用】、1顆中型大蒜【限制飲食減敏法期間不適用】、1湯匙橄欖油【限制飲食減敏法期間不適用】

作法

1. 切除四季豆的尾端後再切成2.5公分長的小片狀，用滾水蒸7至10分鐘，或蒸至叉子可穿透的熟軟程度為止。
2. 在蒸四季豆的同時，將櫛瓜切成塊狀，和鹽（與羅勒葉）一起放入食物處理機，再加入大蒜和橄欖油，攪打至滑順為止。
3. 四季豆蒸熟後放入盤中，再和攪拌好的醬料混合即可。

營養成分（每1杯）

40卡路里、1克蛋白質、6克碳水化合物、1克脂肪、186毫克鈉

燉羽衣甘藍或綠葉甘藍

羽衣甘藍或綠葉甘藍都是鈣質和β－胡蘿蔔素的極佳來源，以大蒜烹調時，更是濃郁美味，而幼株的嫩葉有最佳的風味和口感。

材料（4杯）

1株中型羽衣甘藍或綠葉甘藍（切片後約8杯量）、½杯水、¼茶匙鹽、2至3顆中型大蒜【切成碎末，限制飲食減敏法期間不適用】

作法

1. 把綠葉蔬菜洗淨後切去梗部，再把葉片切成小口的塊狀。
2. 將水和鹽倒入一個大湯鍋或大炒鍋內煮滾（加入大蒜煮約30秒）。
3. 將綠葉蔬菜加入大湯鍋內，用中火加蓋煮約5分鐘，或是煮到蔬菜熟軟為止，時而攪拌。

營養成分（每½杯）

27卡路里、2克蛋白質、5克碳水化合物、0克脂肪、106毫克鈉

燉夏南瓜

材料（6杯）

¼杯水、鹽適量、4顆中型夏南瓜（櫛瓜、crookneck、scallop等品種的南瓜皆可，切片）、½杯新鮮羅勒葉碎末【限制飲食減敏法期間不適用】

作法

1. 將水和鹽倒入一個大湯鍋或大炒鍋內煮滾。
2. 加入夏南瓜後，用中火加蓋煮約3分鐘，或是用叉子檢查時有一丁點熟軟的程度。加入羅勒葉，加蓋續煮2至3分鐘，或直到羅勒葉開始變軟為止。
3. 灑點鹽巴調味。

營養成分（每½杯）

30卡路里、2克蛋白質、6克碳水化合物、0克脂肪、142毫克鈉

烤薯條 低脂

你一定要試試這道零脂薯條！

材料（6杯）

4顆中型或大型白馬鈴薯、1茶匙乾燥義大利香草調味粉、¼茶匙鹽、1茶匙蒜末或蒜粉【限制飲食減敏法期間不適用】、½茶匙匈牙利紅椒粉或辣椒粉【限制飲食減敏法期間不適用】、¼茶匙黑胡椒粉【限制飲食減敏法期間不適用】

作法

1. 將烤箱預熱至攝氏230度。
2. 馬鈴薯洗淨後切成薯條狀，放入大碗中灑上義大利香草調味粉、鹽（和大蒜、匈牙利紅椒粉、胡椒粉），充分混勻。

3. 在一只20乘35公分見方的烤盤上鋪一張烘培紙或鋁箔紙（這是為了方便清洗）。將馬鈴薯擺在烤盤上，放入烤箱烤約30分鐘，或烤到叉子可穿透的熟軟程度。

營養成分（每1杯）
147卡路里、2克蛋白質、34克碳水化合物、0克脂肪、100毫克鈉

鳳梨風味番薯

這絕對是烹調番薯最速成且最美味的方法。

材料（8杯）
5顆中型番薯、425克原汁封藏的罐頭鳳梨碎片

作法
1. 番薯洗淨後蒸約25分鐘，或是蒸到叉子可以穿透的熟軟為止。置於旁邊稍微放涼備用。
2. 當番薯不燙手後，用刀將每顆番薯縱向各切出一個開口，此時不用將番薯肉挖出來，但可以稍微將其搗散（有點像烤馬鈴薯那樣）。
3. 取2到3湯匙的鳳梨片（含汁）放入番薯中，然後充分拌勻，最後再將剩餘的鳳梨片都加進番薯中即可。

變化
當番薯不燙手後剝掉番薯皮，放入大碗中搗成糊狀，再和鳳梨片拌勻。

營養成分（每½杯）
97卡路里、1克蛋白質、23克碳水化合物、0克脂肪、6毫克鈉

蒸番薯 簡單

你可以隨時準備一些煮熟的番薯來當點心或搭配正餐食用。蒸煮法可以一次煮很多，是大量烹煮時最簡單的方法。

材料（4顆番薯）

4顆中型番薯

作法

1. 將番薯洗淨並切掉粗糙的部分。
2. 切塊或維持原狀，置於蔬菜蒸架上用滾水蒸約25分鐘，或至叉子可穿透的程度。

營養成分（每顆番薯）

237卡路里、2克蛋白質、57克碳水化合物、0克脂肪、16毫克鈉

櫛瓜濃醬米製義大利麵

材料（6杯）

225克米製義大利麵（非在限制飲食減敏法時期，可用其他種麵條）、2顆小型櫛瓜或其他夏南瓜、2杯新鮮羅勒葉【限制飲食減敏法期間不適用】、½茶匙鹽、½茶匙蒜末【限制飲食減敏法期間不適用】、1湯匙芝麻醬【限制飲食減敏法期間不適用】

作法

1. 依據包裝指示將麵條煮至熟軟後撈出，接著用冷水沖洗並瀝乾。
2. 將櫛瓜切成2.5公分見方的塊狀（約2杯量），置於蔬菜蒸架上用滾水蒸約5分鐘，或蒸至尖刀可穿透的熟軟程度為止。
3. 取一個有金屬刀片的食物處理機（切碎羅勒葉），下櫛瓜、鹽（、大蒜、芝麻醬）。快速攪打幾次將所有食材切末成櫛瓜醬，最後和麵條充分混勻。

營養成分（每1杯）

171卡路里、7克蛋白質、32克碳水化合物、2克脂肪、192毫克鈉

甘藍菜捲

材料（8捲）

1. 1顆中型的綠甘藍、3杯糙米加野米綜合飯（見第247頁）、3湯匙芝麻調味料（見第

299頁）【限制飲食減敏法期間不適用】、¼杯南瓜籽【限制飲食減敏法期間不適用】、¼杯葡萄乾

2. **醬汁：**1顆中型甜菜（削皮切片，約1½杯）、1株中型芹菜（切碎）、1根中型紅蘿蔔（切塊）、1顆中型洋蔥【切粗片，如果你對洋蔥過敏，在限制飲食減敏法期間不適用】、½茶匙乾燥蒔蘿、3杯水、1杯德國醃黃瓜（選用無防腐劑的品牌）

作法

1. 先將甘藍菜枯萎的葉片摘除，用尖刀去掉菜心。將甘藍菜置於一只大鍋的蔬菜蒸架上，加蓋蒸約20分鐘，或至叉子可穿透的程度為止，取出放涼備用。當甘藍菜不燙手時，小心剝掉最外面8片大葉子，其餘葉片切成碎末，總共約1杯的分量。
2. 製作醬汁時，將甜菜、芹菜、紅蘿蔔（、洋蔥）、蒔蘿和2杯水一起放入一只大鍋中，加蓋煮約15分鐘，或將甜菜及紅蘿蔔煮至尖刀可穿透的熟軟度為止。將蔬菜及菜湯倒入攪拌機中，加入剩餘的1杯水，用低速攪打至完全滑順。再將攪打好的蔬菜醬汁倒回鍋中，加入醃黃瓜之後稍加攪拌。
3. 內餡的製作法是將下列所有食材混合在一起：糙米加野米綜合飯（、芝麻調味料、南瓜籽）、葡萄乾和預留的甘藍菜碎末。
4. 將烤箱預熱至攝氏180度。
5. 在一只20公分乘30公分見方的烤盤上倒入2杯蔬菜醬汁，並在之前預留的甘藍菜每一片菜葉上放入⅛的餡料，從菜葉的末端捲起後把邊緣也塞進去。
6. 捲好的菜葉整齊放入烤盤，均勻淋上剩餘的醬汁，烤約25分鐘或直到醬汁冒泡。

營養成分（每1捲）

158卡路里、5克蛋白質、26克碳水化合物、3.5克脂肪、521毫克鈉

天然水果凍 簡單

這是用洋菜粉及樹薯粉製成的天然水果凍，也是可替代Jell-O果凍的天然食品。洋菜粉是一種海中植物，可以當作增稠劑；樹薯粉是一種很棒的玉米粉替代品。

材料（4杯）

945毫升天然果汁（蘋果波森莓或蘋果草莓汁皆可）、1½茶匙洋菜粉、2湯匙樹薯粉

作法
把所有食材倒入一只大鍋中並攪拌至非常滑順為止，加熱煮沸後加蓋再續煮3分鐘，直到有點變稠為止，此時必須不斷攪拌。煮好後倒入盤中放涼。

營養成分（每1杯）
120卡路里、0克蛋白質、30克碳水化合物、0克脂肪、10毫克鈉

杏桃鳳梨果凍
簡單

這道果凍和上一道料理一樣，都是可代替Jell-O果凍的天然食品。

材料（2½杯）
2杯天然杏桃汁、½杯鳳梨片、3湯匙濃縮蘋果汁、1湯匙樹薯粉、1½茶匙洋菜粉

作法
把所有食材放入一只大鍋中攪拌至非常滑順為止，加熱煮沸後加蓋再續煮3分鐘，直到有點變稠為止，此時必須不斷攪拌。煮好後倒入盤中放涼。

營養成分（每1杯）
112卡路里、0克蛋白質、27克碳水化合物、0克脂肪、4毫克鈉

加州蜜棗乾點心
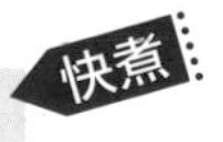

材料（1杯）
1杯燉加州蜜棗（見245頁，保留烹煮時的水分）、2湯匙角豆粉、2湯匙楓糖漿

作法
將食材用食物處理機或攪拌機混勻，必要時添加一點燉煮蜜棗汁使質地更柔滑。

營養成分（每1杯）
191卡路里、1克蛋白質、46克碳水化合物、0克脂肪、5毫克鈉

棗子冰沙 快煮

材料（1½杯）
1杯香草米奶、3顆去核棗子、2至3塊冰塊

作法
用食物處理機將米奶和棗子攪打成滑順的質地，再加入冰塊打成冰沙。

營養成分（每1杯）
140卡路里、1克蛋白質、30克碳水化合物、1克脂肪、45毫克鈉

樹薯布丁

材料（2杯）
2杯香草米奶、½杯樹薯粉、¼杯楓糖漿、⅛茶匙鹽、1茶匙香草萃取物

作法
1. 將米奶、樹薯粉、糖漿和鹽一起放入一只中型深鍋內混勻，靜置5分鐘後用中火加熱至沸騰，此時必須不斷攪拌。
2. 熄火後加進香草調味，最後將布丁分成4等份倒入4只盤中。冷熱食用皆宜。

營養成分（每½杯）
170卡路里、0.5克蛋白質、28克碳水化合物、1克脂肪、114毫克鈉

紅蘿蔔布丁

當我告訴朋友克莉絲汀（Kerstin）這食譜的計畫時，她立刻和我分享這道食譜。

材料（2人份）
3根中型紅蘿蔔（削成碎末）、⅓杯葡萄乾、1½杯原味或香草米奶、¼茶匙新鮮薑末、3湯匙樹薯粉

作法

1. 把所有食材放進一只中型鍋內，用小火煮約15分鐘，直到紅蘿蔔變軟，或煮到水分幾乎快煮乾為止，此時必須不斷攪拌。
2. 將鍋中的半成品取出一半並倒入處理機中攪打至滑順為止，再將攪打後的紅蘿蔔糊倒入原鍋混合均勻。
3. 冷熱食用皆宜。

營養成分（每½杯）

127卡路里、1克蛋白質、29克碳水化合物、1克脂肪、54毫克鈉

蜜桃雪酪

冷凍水蜜桃製作方法：先將水蜜桃的水分瀝乾，然後放入一只烤盤，均勻擺成一淺層，再放入冰箱的冷凍室。待水蜜桃冷凍後，就可以放入密封罐冷藏備用。如果你是使用罐頭水蜜桃，那即使在限制飲食減敏法期間亦可食用。

材料（2杯）

2杯冷凍水蜜桃切片、1至2湯匙濃縮蘋果汁或白葡萄汁、½杯香草米奶

作法

將所有食材倒入攪拌機中，用高速打至濃稠滑順的質地。有時你必須暫時關掉機器一下，用湯匙或塑膠鏟把邊緣未打到的水果撥到中間。可立刻食用。

營養成分（每1杯）

96卡路里、1克蛋白質、22克碳水化合物、1克脂肪、28毫克鈉

米奶

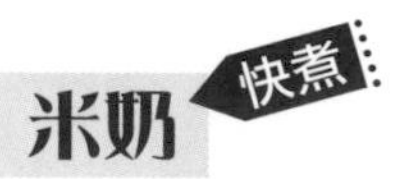

天然食品店和許多超市都買得到現成的米奶，你也可以用這道食譜自製米奶，這道米奶可以當作飲料或高湯。長時間靜置時，米奶裡面的固狀物會沉澱下來，所以使用前請先搖勻。

材料（2杯）
1杯永遠美味的糙米飯（見246頁）、2杯水、⅛茶匙鹽、1湯匙加州蜜棗醬（見261頁）

作法
將飯、水、鹽和果醬一起放入處理機中，至少攪打30秒，或攪到質地滑順為止。

營養成分（每½杯）
65卡路里、1克蛋白質、14克碳水化合物、0克脂肪、69毫克鈉

燉水梨

製作這道甜品時，我喜歡用Bosc品種的水梨。

材料（2人份）
2顆成熟中型水梨、2杯波森莓蘋果汁或其他類似果汁、½茶匙香草萃取物（如果希望做出醬汁，必須加這項食材）

作法
1. 水梨削皮後依縱向切成一半，去掉果核，將水梨和波森莓蘋果汁一起放入一只中型深鍋內，再用小火慢慢加熱至沸騰。
2. 不加蓋煮約10分鐘或煮到叉子可穿透的熟軟度，取出水梨盛入2只小碟或平盤。
3. 將火力調高，把剩餘的果汁再煮到剩下½杯，加進香草萃取物拌勻後即可把醬汁淋在水梨上。冷熱食用皆宜。

營養成分（每顆水梨）
107卡路里、0克蛋白質、25克碳水化合物、0克脂肪、10毫克鈉

燉蘋果

材料（2顆蘋果）
2顆中型蘋果、3至5顆大型棗子（去核）、¼杯濃縮蘋果汁、¼杯水

作法

1. 從蘋果底部0.5公分處的地方將核心去除，填進棗子，然後放進一只中型深鍋。
2. 加入濃縮蘋果汁和水，用慢火加熱沸騰後再加蓋續煮20至25分鐘，或煮到蘋果變軟為止。冷熱食用皆宜。

營養成分（每顆蘋果）

124卡路里、0.5克蛋白質、29克碳水化合物、0克脂肪、0毫克鈉

加州蜜棗醬

加州蜜棗醬製作方法很簡單，不止可以代替烘培料理中的雞蛋，也可以取代食譜中部分或全部的油脂。比例上，可以使用 杯加州密棗醬來替代1顆雞蛋。

材料（1½杯）

2顆去核加州蜜棗乾、2杯水

作法

1. 將加州蜜棗和水一起放入一只中型深鍋內，用慢火加熱沸騰後再加蓋續煮25分鐘，或煮到加州蜜棗變得很軟為止。
2. 用食物處理機或攪拌機將加州蜜棗和煮汁攪打至完全滑順的質地，完成後倒入密封罐再放進冰箱冷藏保存。

營養成分（每¼杯）

129卡路里、1克蛋白質、30克碳水化合物、0克脂肪、2毫克鈉

棗子抹醬

這道食譜可以用來當麵包抹醬、蛋糕等甜點上方的糖霜或早餐麥片的甜味劑。

材料（1杯）

1杯去核棗子、1杯水

作法

將棗子和水一起放入一只中型深鍋內，用中火煮5分鐘，不斷攪拌直到質地變得滑順濃稠為止。

營養成分（每1湯匙）

31卡路里、0克蛋白質、7克碳水化合物、0克脂肪、0毫克鈉

零膽固醇及不含動物性產品的低脂食譜

下面的食譜不但低脂，而且完全不含膽固醇及動物性食品，不論你是想要疏通動脈、平衡荷爾蒙、預防腎結石、骨質疏鬆症或控制糖尿病，你都可以利用這些食譜或限制飲食減敏法專用的食譜。

然而，某些食譜中有一兩樣食材有可能會引發偏頭痛、關節炎、消化道問題或纖維肌痛症，這些食材都以星號（*）標記，表示某些人可能會對這些食材過敏。如果你對這些食材過敏或尚未確定其安全性，請暫時避免使用這些食材。

早餐大麥粥 快煮

材料（1½杯）

1杯煮熟的大麥（見第270頁）*、½杯香草米奶、¼杯去核棗子碎末

作法

將所有食材放進一只中型深鍋或微波專用盤，用爐火或微波爐加熱至沸騰。

營養成分（每½杯）

117卡路里、2克蛋白質、26克碳水化合物、0.5克脂肪、17毫克鈉

燕麥粥 快煮

你將會愛上這道細緻滑順的美味燕麥粥！香草米奶爲本道菜餚增添了些許甜味和乳脂般滑順的口感。

材料（3杯）

1杯即食快煮燕麥片*、2杯香草米奶

作法

1. 將燕麥片和米奶放入一只中型深鍋內，不需加蓋，加熱沸騰後再續煮1分鐘，或煮到有點變稠為止。
2. 將鍋子從爐火上移開後加蓋靜置3分鐘。

營養成分（每½杯）

90卡路里、4克蛋白質、16克碳水化合物、2克脂肪、38毫克鈉

果香小小米早餐

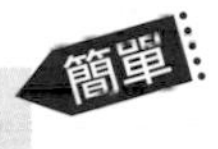

小小米（又稱藜麥或印加麥）是一種非常營養的穀類，也是古時印加帝國的主食，不但風味絕佳，而且有種輕盈蓬鬆的質感。

烹煮小小米前務必徹底洗乾淨，洗時可以把米放進一只大碗中，再加水淹過米粒，然後用手掌來回搓洗，最後將混濁的水用篩網濾掉。以上這些步驟必須重複進行2或3次以上，直到水變清澈爲止。

材料（3杯）

½杯洗淨過的小小米、1½杯香草米奶、2湯匙葡萄乾、1杯新鮮或罐頭杏桃切片、¼茶匙香草萃取物

作法

1. 將徹底洗淨的小小米和米奶放入一只中型深鍋內，用小火煮沸後再續煮15分鐘，或煮到米粒熟軟為止。
2. 將其餘食材和小小米混合拌勻，取出1½杯放進攪拌機打勻。將打好的糊狀物再放回原鍋中，並混合均勻。冷熱食用皆宜。

營養成分（每½杯）

102卡路里、3克蛋白質、20克碳水化合物、1克脂肪、24毫克鈉

速成早餐布丁

材料（3杯）
8至10顆乾燥杏桃切片、2至3顆中型乾燥無花果（可不加）、¼杯葡萄乾、1顆中型蘋果*、1杯即食快煮燕麥片*、3杯香草米奶、¼茶匙肉桂粉*

作法
1. 用食物處理機將杏桃片（、無花果）和葡萄乾打碎（如果有用到蘋果，將其去核切片，也放入食物處理機和乾果一起攪打）。
2. 打至非常細碎的程度後倒進一只中型深鍋再加入米奶（、即食快煮燕麥片、肉桂粉），用小火慢慢加熱約5分鐘，或煮到變稠為止，記得時而攪拌。

營養成分（每½杯）
160卡路里、5克蛋白質、31克碳水化合物、2克脂肪、47毫克鈉

大麥鬆餅

材料（16塊3吋鬆餅）
1杯大麥粉*、½茶匙烘培用蘇打粉、¼茶匙鹽、1¼杯香草米奶或豆奶（若對大豆過敏，請使用米奶）、1湯匙楓糖漿、1湯匙醋、1½茶匙菜籽油*、植物油少許（防沾鍋）、楓糖漿或果醬（沾料）

作法
1. 將大麥粉、烘培用蘇打粉和鹽一起放入一只中型碗內拌勻；取另一只碗拌勻米奶、楓糖漿、醋（和菜籽油）。將乾料和濕料混合後再次攪拌均勻直到呈糊狀。
2. 加熱一只炒菜用不沾鍋或平底煎鍋，稍微噴灑一點植物油，將鬆餅糊分次倒進鍋中加熱約1至2分鐘，或直到邊緣變乾且鬆餅糊上方開始冒泡為止。
3. 小心翻面後續煎1分鐘，或直到表面呈金黃色。食用時可沾點楓糖漿或果醬。

營養成分（每塊不含沾醬）
42卡路里、1克蛋白質、8克碳水化合物、1克脂肪、66毫克鈉

蕎麥鬆餅

材料（16塊3吋鬆餅）

1杯蕎麥粉、1茶匙烘培用蘇打粉、⅛茶匙鹽、¾杯香草米奶、2湯匙楓糖漿、1湯匙醋、植物油少許（防沾鍋）、楓糖漿或果醬（沾料）

作法

1. 將蕎麥粉、烘培用蘇打粉和鹽一起放入一只中型碗內拌匀；取另一只碗拌匀米奶、楓糖漿和醋。將乾料和濕料混合後再次攪拌均勻至呈糊狀。
2. 加熱一只炒菜用不沾鍋或者平底煎鍋，稍微噴灑一點蔬菜油以防止食物黏鍋，將鬆餅糊分次倒進鍋中煎烤大約1至2分鐘，或是直到邊緣變乾而且鬆餅糊上方開始冒泡為止。
3. 用一支塑膠鏟小心翻面後繼續煎1分鐘，或直到表面變金黃色為止。食用時可沾點楓糖漿或果醬。

營養成分（每塊不含沾醬）

33卡路里、1克蛋白質、7克碳水化合物、0克脂肪、21毫克鈉

大麥格子鬆餅

材料（4塊6吋鬆餅）

2杯大麥粉*、1茶匙烘培用蘇打粉、½茶匙鹽、2½杯香草米奶或豆奶（若對大豆過敏，請使用米奶）、2湯匙楓糖漿、2湯匙醋、1湯匙菜籽油*、植物油少許（用於格子鬆餅機）、楓糖漿或果醬（沾料）

作法

1. 預熱格子鬆餅機。
2. 將大麥粉、烘培用蘇打粉和鹽一起放入一只中型碗內拌匀；取另一只碗拌匀米奶、楓糖漿、醋和菜籽油，將乾料和濕料混合後再次攪拌均匀。
3. 在鬆餅機噴灑一點植物油，然後將鬆餅糊慢慢倒進機器裡並烤約3至5分鐘，或直到表面呈現金黃色為止。食用時可沾點楓糖漿或果醬。

營養成分（每塊不含沾醬）
166卡路里、3克蛋白質、32克碳水化合物、3克脂肪、265毫克鈉

大麥司康餅

材料（6塊）
¼杯香草米奶、2湯匙楓糖漿、1湯匙葵花油或是菜籽油*、2茶匙醋、1杯又3湯匙大麥粉*、¼茶匙烘培用蘇打粉、1茶匙烘培粉、¼茶匙鹽、3湯匙葡萄乾、一點大麥粉備用（灑在擀麵的地方）

作法
1. 烤箱先預熱至攝氏180度。
2. 將米奶、楓糖漿、油和醋放入一只小碗中混合均勻。
3. 用附金屬刀片的食物處理機拌勻大麥粉、烘培用蘇打粉、烘培粉、鹽和葡萄乾，攪打至混合均勻且葡萄乾也切成碎粒。接著加入濕料一起攪打至呈球狀麵糊。
4. 在一個工作台上灑點大麥粉，把麵糰放上去，把它擀成一個約2公分厚、直徑6吋的圓形扁麵糰，再用尖刀將麵糰畫出6等份（只需畫出界限、不用切開）。最後放到一只烤盤上烤約30分鐘，或直到稍微焦黃為止。

營養成分（每1塊）
221卡路里、4克蛋白質、43克碳水化合物、4克脂肪、354毫克鈉

棗子瑪芬蛋糕

材料（12塊）
1杯全麥糕點用麵粉*、1杯大麥粉*、1茶匙烘培用蘇打粉、½茶匙鹽、1½杯棗子抹醬（見第261頁）、1杯水、2湯匙蘋果醋、2湯匙葵花油或菜籽油*、植物油少許（用於瑪芬蛋糕烤杯）

作法
1. 烤箱先預熱至攝氏190度。

2. 將麵粉、大麥粉、烘培用蘇打粉和鹽放入一只大碗中，然後加入棗子抹醬、水、醋和油，攪拌均勻呈糊狀即可。
3. 先在瑪芬蛋糕烤杯裡噴灑一點蔬菜油，將每一個杯子倒滿麵糊後放入烤箱，烤約30分鐘，或表面有彈性為止（輕壓時會回彈）。靜置1至2分鐘後就可以取出。放涼之後可以裝入密封罐再放至冰箱冷藏。

營養成分（每1塊）

148卡路里、3克蛋白質、28克碳水化合物、2克脂肪、159毫克鈉

肉桂風味番薯瑪芬蛋糕

材料（10至12塊）

2杯全麥麵粉或全麥糕點用麵粉*、½杯糖*、1湯匙烘培粉、½茶匙烘培用蘇打粉、½茶匙鹽、½茶匙肉桂粉、¼茶匙小豆蔻粉、1½杯煮熟番薯泥、½杯水、½杯葡萄乾、植物油少許（用於瑪芬蛋糕烤杯）

作法

1. 烤箱先預熱至攝氏190度。
2. 將全麥麵粉、糖、烘培粉、烘培用蘇打粉、鹽、肉桂粉和小豆蔻粉放在一只大碗中，然後加入番薯泥、水和葡萄乾攪拌均勻呈糊狀即可。
3. 在瑪芬蛋糕烤杯裡噴灑一點植物油，將每一個杯子倒滿麵糊後放入烤箱，烤約25至30分鐘或表面有彈性為止（輕壓時會回彈）。靜置1至2分鐘後就可以取出。放涼之後可以裝入密封罐再放至冰箱冷藏。

營養成分（每1塊）

137卡路里、3克蛋白質、31克碳水化合物、0克脂肪、128毫克鈉

綜合水果瑪芬蛋糕

材料（12塊）

1杯全麥糕點用麵粉*、1杯大麥粉*、1茶匙烘培用蘇打粉、½茶匙鹽、2杯夏季糖煮水

果（含燉汁，見第244頁）、1杯水、3湯匙蘋果醋、2湯匙葵花油或菜籽油*、植物油少許（用於瑪芬蛋糕烤杯）

作法

1. 烤箱先預熱至攝氏190度。
2. 將兩種麵粉、烘培用蘇打粉和鹽放在一只大碗中，均勻攪拌成麵糊。用食物處理機或攪拌機將夏季糖煮水果打成泥狀後倒進麵糊，再加水、醋和油。混合均勻。
3. 稍微在瑪芬蛋糕烤盤裡噴灑一點植物油，每一杯都用麵糊填滿。烤約30分鐘，或表面有彈性為止（輕壓時會回彈）。靜置1至2分鐘後就可以取出。放涼之後可以裝入密封罐再放至冰箱冷藏。

營養成分（每1塊）

138卡路里、3克蛋白質、26克碳水化合物、2克脂肪、159毫克鈉

小小米

古代印加帝國拿小小米當作主食。它的營養價値甚高，而且有接近完美的必需胺基酸比例。小小米輕盈蓬鬆的口感很適合拿來做小菜或沙拉，而且熟煮時間只要15分鐘！天然食品店和專賣店都有販售小小米。烹煮之前一定要記得徹底沖洗乾淨。

材料（3杯）

1杯小小米、2杯滾水、¼茶匙鹽

作法

1. 把小小米放進一只大碗中，加進大量的冷水，然後用手掌來回搓洗，最後將混濁的水用篩網濾掉。以上步驟必須重複進行約3次，或直到水變清澈為止。
2. 將小小米放入一只中型鍋中，加入滾水和鹽，小火加熱至沸騰後再煮約15分鐘，或直到全部水分都被吸收為止。

營養成分（每½杯）

101卡路里、4克蛋白質、18克碳水化合物、1克脂肪、91毫克鈉

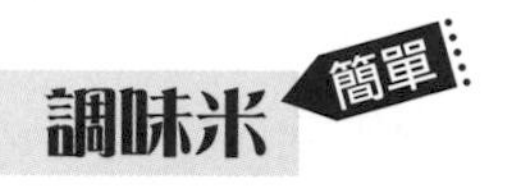

這道米飯適合搭配清蒸或燒烤的蔬菜，若加進湯中，能增強湯的口感與風味。

材料（2杯）

2杯溫熱的永遠美味的糙米飯（見第246頁）或糙米加野米綜合飯（見第247頁）、2湯匙芝麻調味料（見第299頁）

作法

把米和芝麻調味料放入一只中型碗中，輕輕攪拌均勻。

營養成分（每½杯）

144卡路里、4克蛋白質、27克碳水化合物、3克脂肪、119毫克鈉

蕎麥

蕎麥其實和小麥無關。蕎麥營養價值極高，而如果你曾吃過蕎麥鬆餅，你應該不會忘記那獨特的風味。店裡的蕎麥穀有分生鮮和烘烤過的形式：生蕎麥穀是淡淡的綠棕色，風味不像紅棕色的烤蕎麥那麼強烈。你可以兩者都試試看，看比較喜歡哪一種。整粒的蕎麥穀烹煮速成而且很適合當作美味的熱早餐麥片或小菜，你可以在天然食品店和專賣店找到蕎麥穀。

材料（2½杯）

2杯滾水、¼茶匙鹽、1杯生鮮或烤過的蕎麥穀

作法

將鹽和蕎麥穀放入一只盛有水的中型鍋中。小火加熱沸騰後再續煮10分鐘，或直到所有水分都被吸收為止。

營養成分（每½杯）

97卡路里、3克蛋白質、22克碳水化合物、0克脂肪、91毫克鈉

大麥

大麥的烹調方式很簡單，一般常見的煮法是加進湯品和燉品中料理，但大麥也可以作爲早餐麥片或作爲沙拉與小菜的主要原料。大麥富含蛋白質和纖維，科學家還發現大麥含有某些特殊的物質，有抑制人體製造膽固醇的作用，當然它本身的水溶性纖維也有降膽固醇的效果。天然食品店有賣去殼的大麥，這種只去殼的形式和一般常見的珍珠麥片比起來，營養價值要高出許多。

材料（3杯）
1杯去殼大麥或珍珠大麥*、3杯水、¼茶匙鹽

作法
將所有食材放入一只中型深鍋，加蓋後用中火煮至沸騰。續煮30分鐘，時而攪拌直到大麥變軟為止（還會稍微有一點嚼勁）。

營養成分（每½杯）
84卡路里、3克蛋白質、18克碳水化合物、0克脂肪、91毫克鈉

墨西哥式大麥麵皮

材料（6片5吋的麵皮）
1杯大麥粉*、2湯匙芝麻鹽（見第299頁）、3至4湯匙水、多預留一些芝麻鹽（裹麵皮時用）

作法
1. 將大麥粉和芝麻鹽混合之後，加進足夠的水以揉出一球麵糰。靜置1分鐘後用雙手揉搓幾秒鐘。
2. 把麵糰分為6等份後將每一份都揉成球狀。將麵糰滾上芝麻鹽以後，用兩片塑膠膜夾起來，然後用擀麵棍從麵糰中央往外圍擀成0.5公分厚的圓麵皮。再小心地將塑膠膜剝除。
3. 加熱一只未抹油的厚重炒菜鍋（或鑄鐵鍋），將擀好的6塊麵皮兩面分別各加熱約

2分鐘，或直到麵皮表面變得乾燥且冒出小棕點。若想使麵皮變軟，可以趁熱將所有麵皮疊起來，然後用鍋蓋或濕巾蓋起來，靜置約5分鐘即可。

營養成分（每1片）

85卡路里、2克蛋白質、15克碳水化合物、2克脂肪、45毫克鈉

鷹嘴豆印度大餅

只要抓到訣竅，很快就能做好。

材料（6片5吋的大餅）

1杯鷹嘴豆粉、3湯匙芝麻鹽（見第299頁）、3至4湯匙水、預留些芝麻鹽（裹麵皮用）

作法

1. 將鷹嘴豆粉和芝麻鹽混合之後，加進足夠的水以揉出一球麵糰。靜置1分鐘後用雙手揉搓幾秒鐘。
2. 把麵糰分為6等份，並將每一份都揉成球狀。將麵糰滾上芝麻鹽，再用兩片塑膠膜夾起來，接著用擀麵棍從麵糰中央往外圍擀成約0.5公分厚的圓麵皮。最後小心將塑膠膜剝除。
3. 加熱一只未抹油的厚重炒菜鍋（鑄鐵鍋的效果不錯）。將擀好的麵皮兩面各加熱約2分鐘，或直到麵皮表面變得乾燥且冒出小棕點。每個麵皮都要照上述的加熱方法料理。
4. 若想使麵皮變軟，可以趁熱將所有麵皮疊起來，然後用鍋蓋或濕巾蓋起來，靜置約5分鐘即可。

營養成分（每1片）

81卡路里、7克蛋白質、6克碳水化合物、3克脂肪、70毫克鈉

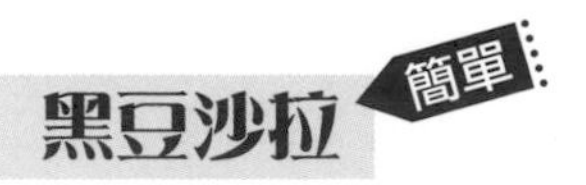

這道沙拉應有盡有：米、豆、玉米和綠葉蔬菜一應俱全。若你使用市售預洗好的

沙拉葉，做起來更快，可說是一道完美的夏季餐點。豆薯是一種美味的塊莖植物，有清脆的咬勁和淡淡的甜味。超市通常將豆薯放在不需冷藏的生鮮蔬果區。

材料（4人份，可當正餐）

1. 3杯（粗估）永遠美味的糙米飯（第246頁）、8杯預洗好的沙拉葉、2根中型紅蘿蔔（磨出或切出細條狀）、425克的罐頭黑豆（洗淨瀝乾）、1杯去皮豆薯切片、2顆中型番茄*（切小片或切成新月狀）、425克的罐頭玉米*（或新鮮或冷凍玉米2杯，瀝乾）、½杯芫荽（切粗片，可不加）
2. **醬料**：¼杯番茄莎莎醬*、¼杯調味用米醋、1顆中型大蒜（搗碎或壓成蒜泥）
3. 預留一些莎莎醬作為沾醬*

作法

1. 取4個中型碟子各盛上一點米飯，再擺上一層綠葉沙拉、紅蘿蔔絲、豆子、豆薯（、番茄、玉米）和芫荽。
2. 把材料2置於一只小碗中混合均勻，灑在沙拉上（，最後再淋上莎莎醬）。

營養成分（每1份）

302卡路里、10克蛋白質、60克碳水化合物、2克脂肪、355毫克鈉

豐盛熱鬧的沙拉 簡單

甜菜根、豆薯和紅蘿蔔這三種根莖類蔬菜一起組合成這道口感清脆的營養沙拉。

材料（6人份）

1. 425克的罐頭切片甜菜根（瀝乾切片）、1顆小型豆薯（去皮切細片或切塊狀）、2根中型紅蘿蔔（去皮切細片或切塊狀）
2. **淋醬**：3湯匙檸檬汁*、2湯匙調味用米醋、2茶匙石磨芥末醬、½茶匙乾燥蒔蘿草

作法

把材料1一起放入一個大型的沙拉碗中。另外用一個小碗拌勻材料2，然後淋在沙拉上攪拌均勻。冷熱皆宜。

營養成分（每1份）

38卡路里、1克蛋白質、8克碳水化合物、0克脂肪、151毫克鈉

墨西哥式玉米沙拉

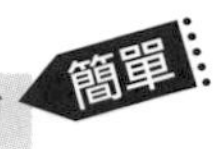

材料（6人份）

1. 425克罐頭玉米*（瀝乾）、1顆大型小黃瓜（削皮後切片）、½杯紅洋蔥碎末*、1顆中型紅色甜椒*（切碎末）、1顆中型番茄*（去籽切片）
2. **醬料：**½杯新鮮芫荽末（可不加）、2湯匙調味用米醋、2湯匙蘋果醋或白醋、1湯匙檸檬汁或萊姆汁*、1顆大蒜（切碎末）、1茶匙小茴香粉、1茶匙芫荽籽粉、⅛茶匙紅辣椒粉

作法

把材料1放入沙拉盤，另一小碗混合材料2做成醬料並淋到沙拉上，輕輕攪拌均勻。

營養成分（每1份）

100卡路里、2克蛋白質、20克碳水化合物、1克脂肪、112毫克鈉

清脆綠葉沙拉

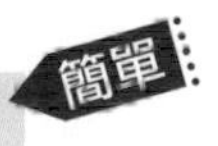

這道清涼爽脆的沙拉可搭配任何正餐食用。

材料（6人份）

1. 4杯蘿蔓葉生菜（用手撕小片或用刀切成細片狀）、1杯現切的綠甘藍菜或紫甘藍菜、1杯芹菜細片、425克的罐頭鷹嘴豆（保留一點水分）、¼杯紅洋蔥末*
2. **淋醬：**2湯匙調味用米醋、1湯匙蘋果醋、½茶匙糖、¼茶匙乾燥羅勒葉、¼茶匙義大利綜合香料、¼茶匙大蒜末或蒜粉、⅛茶匙鹽、⅛茶匙黑胡椒粉

作法

1. 把生菜、甘藍菜和芹菜都放入一只大型的沙拉碗中，將鷹嘴豆瀝乾後的豆汁保留下來，然後把鷹嘴豆（和洋蔥）放入沙拉中。

2. 把材料2放入一只小碗中拌勻，再攪進預留的豆汁。食用前將沾醬淋在沙拉上。

營養成分（每1份）

106卡路里、4克蛋白質、21克碳水化合物、1克脂肪、334毫克鈉

蒔蘿濃沾醬

這道濃郁柔滑的沾醬完全未添加油脂，而是用絹豆腐製成。大部分超市都買得到絹豆腐，Mori-Nu是很受歡迎的品牌（若買不到絹豆腐可用嫩豆腐代替）。

材料（1½杯）

1盒300克的絹豆腐*、1½茶匙大蒜末或蒜粉、½茶匙乾燥蒔蘿、½茶匙鹽、2湯匙水、1½湯匙檸檬汁*、1湯匙調味用米醋

作法

用食物處理機或攪拌機將所有材料拌勻。剩的沾醬可用密封罐保存，置於冰箱冷藏。

營養成分（每1湯匙）

23卡路里、3克蛋白質、2克碳水化合物、0.5克脂肪、115毫克鈉

紫甘藍沙拉

這道沙拉冷熱皆宜，我喜歡搭配生鮮或烘烤過的蕎麥食用。

材料（8人份）

1顆小型紫甘藍菜、1顆中型洋蔥*、1顆大蒜（切碎末）、2茶匙烘培過的芝麻油*、¼杯覆盆莓醋或陳年義大利葡萄醋、3湯匙濃縮蘋果汁、1茶匙乾燥百里香、½茶匙鹽、1顆中型蘋果*（磨細片）、2湯匙芝麻鹽（見第299頁）

作法

1.（洋蔥去皮後對切，再切成新月狀的細條，）甘藍菜切半後切成細絲（共約6杯）。

2. 取一只大型炒菜鍋加熱（芝麻油、洋蔥、）大蒜，煮約3分鐘，或至大蒜變熟為止（如果不用芝麻油，可以改用約½杯水來煮洋蔥和大蒜）。
3. 加進甘藍菜絲、醋、濃縮蘋果汁、百里香和鹽，續煮3至5分鐘，此時需不斷攪拌，煮至甘藍菜熟軟且變亮粉紅色。最後加（蘋果和）鹽調味。冷熱皆宜。

營養成分（每1份）

76卡路里、1克蛋白質、12克碳水化合物、2克脂肪、177毫克鈉

中東式鷹嘴豆泥

這道中東式鷹嘴豆泥可以作爲三明治抹醬或沾醬，拿來沾鹹餅乾、口袋餅切片或新鮮蔬菜切片都不錯。利用食物處理機製作起來相當快速。

材料（2杯）

2顆中型大蒜、1湯匙新鮮荷蘭芹、425克的罐頭鷹嘴豆（保留一點水分）、2湯匙檸檬汁*、¼茶匙鹽、¼茶匙小茴香粉、¼茶匙紅辣椒粉*

作法

1. 用食物處理機將大蒜和荷蘭芹打碎，機器邊緣的也要刮下來，確實切成細末。
2. 把豆子瀝乾（留下豆汁），放入食物處理機中和（檸檬汁、）鹽、小茴香粉（、紅辣椒粉）一起攪打到非常滑順可當抹醬的質地後，可以加進½杯預留的豆汁。

營養成分（每¼杯）

70卡路里、3克蛋白質、12克碳水化合物、1克脂肪、203毫克鈉

鷹嘴豆抹醬

這道抹醬也可以拿來沾中東式口袋餅、墨西哥式麵皮或新鮮水果切片。

材料（2杯）

425克的罐頭鷹嘴豆（瀝乾水分）、½杯烤紅椒*、2湯匙芝麻醬、3湯匙檸檬汁*

作法

用食物處理機將所有食材拌勻即可。

營養成分（每¼杯）

79卡路里、3克蛋白質、11克碳水化合物、2克脂肪、112毫克鈉

小黃瓜濃醬 簡單

這道爽口柔滑的沾醬很適合搭配口袋餅切片、口袋餅脆片或新鮮水果切片。

材料（6人份）

1顆中型小黃瓜、225克板豆腐*、2湯匙檸檬汁*、1顆中型大蒜（切碎末）、¼茶匙鹽、⅛茶匙芫荽籽粉、⅛茶匙小茴香粉、一點紅辣椒粉*、¼杯紅洋蔥細片*

作法

1. 小黃瓜去皮去籽後磨碎，靜置10分鐘。用食物處理機將（豆腐、檸檬汁、）大蒜、鹽、芫荽籽粉、小茴香粉（和紅辣椒粉）拌勻，製成沾醬。
2. 把小黃瓜多餘的水分擠出後，（和洋蔥一起）放入一只中型碗中。最後倒入拌勻的沾醬。放至冰箱冷藏約2至3小時。

營養成分（每¼杯）

32卡路里、3克蛋白質、3克碳水化合物、1克脂肪、70毫克鈉

速成豆泥醬

你可以試試用這道豆泥醬搭配墨西哥香烤脆片或作為豆泥捲餅的餡料。天然食品店和某些超市也買得到可即食豆子雪花片（bean flakes，許多超市都有販售Fantastic Foods牌的即食豆子雪花片）。

材料（2杯）

1杯水、1杯即食豆子雪花片、½杯至1杯番茄莎莎醬*（你可以自行決定辣度）

作法

取一只中型深鍋將水煮滾，加入雪花片後攪拌均勻。熄火後靜置5分鐘（，最後加入莎莎醬）。

營養成分（每¼杯）

49卡路里、3克蛋白質、9克碳水化合物、0克脂肪、150毫克鈉

櫛瓜青醬

青醬很適合搭配清蒸蔬菜。

材料（½杯）

2顆小型櫛瓜或其他夏南瓜、1顆中型大蒜、2滿杯新鮮羅勒葉 、2茶匙橄欖油、¼茶匙鹽

作法

1. 把櫛瓜切成2.5公分的塊狀（2杯份），置於蔬菜蒸架用滾水蒸約5分鐘，或直到尖刀可穿透的熟軟程度為止。
2. 取一只附有金屬刀片的食物處理機將大蒜和羅勒葉打成細片，再加進櫛瓜、橄欖油和鹽。高速攪打幾次直到完全攪碎為止。

營養成分（每1湯匙）

15卡路里、0克蛋白質、1克碳水化合物、1克脂肪、70毫克鈉

黑豆醬

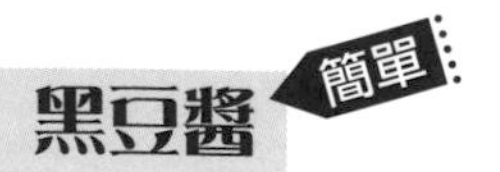

這道醬汁製作簡單，很適合搭配綠花椰菜、馬鈴薯或義大利麵食用。

材料（6人份）

425克的罐頭黑豆（保留水分）、½杯烤紅椒*、2湯匙檸檬汁*、2湯匙芝麻醬、½茶匙辣椒粉*、¼茶匙小茴香粉、¼茶匙芫荽籽粉、¼杯新鮮香菜末

作法

將所有食材用食物處理機或攪拌機混合均勻。

營養成分（每¼杯）

94卡路里、5克蛋白質、14克碳水化合物、2克脂肪、110毫克鈉

速成鷹嘴豆醬汁

這道醬汁可搭配馬鈴薯或煮熟的綠葉蔬菜，若沒用洋蔥，請將水量減至½杯。

材料（2½杯）

1茶匙香烤芝麻油*、1顆中型洋蔥*（切細片）、1¼杯水、425克罐頭鷹嘴豆（保留水分）、¼茶匙雞肉調味料、2茶匙醬油*（酌量）

作法

1. 若選擇加洋蔥，則先將油倒進中型炒鍋加熱，下洋蔥和¼杯水，用強火煮至水分蒸乾，此時需不斷攪拌。接著加入¼杯水讓水分再次蒸乾，而洋蔥有點焦黃，然後再加¼杯水，把黏鍋的洋蔥片攪起來，最後把洋蔥放入攪拌機中。
2. 加入鷹嘴豆、豆汁、調味料和剩餘的½杯水至攪拌機中，攪拌至完全滑順。若希望打出較稀的醬汁，可以再多加些水。把攪打完成後的豆糊倒回鍋中（加入醬油），用小火加熱至滾燙為止，時而攪拌。

營養成分（每¼杯）

82卡路里、4克蛋白質、14克碳水化合物、1克脂肪、109毫克鈉

綠花椰菜濃湯

材料（8杯）

2顆中型馬鈴薯（洗淨切片）、2株中型芹菜（切段）、6杯綠花椰的花部、2杯水、3杯原味米奶、1½茶匙乾燥羅勒、½茶匙乾燥龍蒿、¾茶匙鹽、¼茶匙黑胡椒、3至4湯匙芝麻調味料（見第299頁）

作法

1. 把馬鈴薯、芹菜、綠花椰菜還有水放進一只大湯鍋中煮滾，沸騰後再加蓋用中火續煮約10分鐘，或直到馬鈴薯塊可以用尖刀穿透的熟軟程度為止（切記不要煮過頭了）。
2. 舀出3杯份的蔬菜倒進攪拌機中，再加進2杯米奶、羅勒、龍蒿、鹽和黑胡椒，打約60秒，或至質地完全滑順。把攪打完成的蔬菜糊倒進另一只乾淨的鍋中。
3. 將第一鍋中剩餘的蔬菜和菜湯倒進攪拌機中，和剩餘的1杯米奶打勻。依個人口味可以決定要攪打至完全滑順或留有些許粗塊。
4. 把攪拌好的成品倒進先前的蔬菜糊中，然後加入芝麻調味料，最後用小火加熱至滾燙為止，這個時候必須不斷攪拌。

營養成分（每1杯）

142卡路里、3克蛋白質、27克碳水化合物、2克脂肪、316毫克鈉

蘑菇大麥湯

如果你手邊有煮熟的大麥，製作這道湯品只要幾分鐘。

材料（約3杯）

2杯原味米奶、2湯匙大麥粉*、1杯煮熟大麥*（見第270頁）、110克的罐頭蘑菇（保留水分）、¼茶匙大蒜粉、¼茶匙鹽、一點乾燥墨角蘭、鼠尾草、百里香和蒔蘿草

作法

1. 把米奶和大麥粉倒入攪拌機中用高速打幾秒鐘，加進熟大麥後再用高速打10秒鐘，或直到大麥被切成粗碎粒為止。
2. 再加進蘑菇和蘑菇汁，攪打至蘑菇變為粗粒。
3. 將攪打完成的蘑菇大麥糊倒入一只中型深鍋，再加進剩餘的食材。用中火加熱5分鐘，或直到滾燙而且質地有點變稠。此時需不斷攪拌。

營養成分（每1杯）

159卡路里、3克蛋白質、34克碳水化合物、1克脂肪、299毫克鈉

燉夏季蔬菜

材料（8杯）

2茶匙橄欖油*、2顆中型洋蔥*（切細片）、3顆中型日本茄子*（切成0.5公分的厚片）、1顆中型綠色甜椒*（切成細片）、5顆中型大蒜（切碎末）、約340克的水封罐頭烤甜椒*（保留水分）、3顆小型櫛瓜（切片）、2杯新鮮羅勒葉、425克的罐頭海軍豆或義大利白豆（保留水分）、½茶匙鹽、¼茶匙黑胡椒

作法

1. 如果有加洋蔥，請取一只大炒鍋或大湯鍋熱油，加進洋蔥片，用中火加熱約5分鐘，或至洋蔥有點焦黃為止，此時需不斷攪拌，如果洋蔥開始黏鍋，可以加一點水（食譜中用來炒蔬菜的油也可以用½杯水或蔬菜高湯替代）。
2. （加進茄子、綠甜椒和大蒜，加蓋續煮約5分鐘，或待茄子開始變軟，此時需偶爾攪拌，再把紅椒切粗片後和罐頭原汁放入鍋中，）加進櫛瓜和羅勒葉，加蓋續煮約3分鐘，或待蔬菜變熟軟為止，此時也要偶爾攪拌。
3. 倒進豆子、豆汁、鹽和黑胡椒，加蓋再續煮約3分鐘，或待櫛瓜熟軟為止。

營養成分（每1杯）

121卡路里、4克蛋白質、22克碳水化合物、1克脂肪、254毫克鈉

甘藍菜佐烤蕎麥

材料（2½杯）

1茶匙橄欖油*、½杯烤蕎麥或生蕎麥、2杯甘藍菜碎末、1杯水、¼茶匙鹽

作法

1. 取一只大炒鍋熱油，讓鍋子稍微傾斜使油可以完全覆蓋鍋底，加進烤蕎麥和甘藍菜，用中火加熱約1分鐘，需不斷攪拌。
2. 若不加油脂，請先將蕎麥榖於鍋中乾炒2至3分鐘再加進甘藍菜用中火加熱1分鐘。
3. 加入水和鹽一起攪拌，當水沸騰之後，調降火力讓食材慢煮。加蓋續煮約10分鐘，或食材將水分完全吸收為止。

營養成分（每½杯）

72卡路里、1克蛋白質、13克碳水化合物、1克脂肪、89毫克鈉

超讚冬南瓜

冬南瓜其實一年到頭在許多地方都買得到，如果你尚未嚐過butternut、kabocha或其他種類的冬南瓜，現在準備體驗它們絕妙的滋味吧！一開始務必先嘗試這道簡單的食譜。

材料（4杯）

1顆中型冬南瓜（如butternut或kabocha品種）、½杯水、2茶匙醬油*、2湯匙楓糖漿

作法

1. 冬南瓜切半後削皮去籽，再將果肉切成2.5公分見方的小塊狀（總共應有4杯）。
2. 把南瓜塊和水一起放入大鍋中，加入（醬油和）糖漿，加蓋用中火煮約15至20分鐘，或直到南瓜達到尖刀可穿透的熟軟程度為止。

營養成分（每½杯）

52卡路里、1克蛋白質、11克碳水化合物、0克脂肪、78毫克鈉

綠花椰菜佐芝麻醬

材料（2人份）

2株大型綠花椰菜、1湯匙芝麻醬、1湯匙陳年義大利葡萄醋、一點鹽

作法

1. 把綠花椰菜的莖梗部位切除，並將上方花部用手撕或用刀切成一口可吃的小塊。再用尖刀把莖梗部的硬皮削掉，然後切成1公分厚的小圓塊。將綠花椰菜放入蔬菜蒸盤中用滾水蒸約5分鐘，或直到綠花椰菜熟軟但仍保有鮮綠的亮色為止。
2. 當綠花椰菜還在蒸煮時，把芝麻醬、醋和鹽一起放入小碗中混勻並加入適量的水來做成一道稠醬。當綠花椰菜煮熟之後，放入一只中型碗中再淋上醬汁即可。

營養成分（每1份）
86卡路里、4克蛋白質、9克碳水化合物、4克脂肪、60毫克鈉

淡黃色番薯

材料（約4杯）
2顆大型番薯、1湯匙芝麻醬

作法
1. 番薯削皮洗淨後切成5公分厚的小塊，放入蒸盤中用滾水蒸約25分鐘，或直到尖刀可穿透的熟軟程度。先靜置一旁待其冷卻方便處理。
2. 將番薯用食物處理機打成泥狀，再加進芝麻醬攪打至完全滑順，最後把番薯芝麻泥倒入微波專用盤中加熱2至3分鐘，或直到徹底加熱完全為止。

營養成分（每½杯）
105卡路里、1克蛋白質、20克碳水化合物、1克脂肪、8毫克鈉

烤蔬菜 簡單

　　眞巧！最簡單的蔬菜料理法剛好也是最美味的烹調法。這道食譜可以當作小菜或搭配義大利麵、飯或玉米飯，作爲一頓令人滿足的正餐。

材料（8至10杯）
3顆中型櫛瓜或crookneck品種夏南瓜、1顆大型紅洋蔥*、1顆大型紅甜椒*（去籽）、2杯小而厚實的蘑菇、1茶匙大蒜粉、1茶匙義大利綜合香料、1茶匙辣椒粉*、¼茶匙鹽、¼茶匙黑胡椒

作法
1. 烤箱預熱至攝氏260度。
2. 把櫛瓜（、洋蔥和紅甜椒）切成2.5公分見方的塊狀，連同洗淨的蘑菇，一同放到一只大碗中。接著灑上剩餘的材料，輕輕攪拌均勻。

3. 將拌好的蔬菜平鋪在一兩只烤盤上，約烤10分鐘，或叉子可穿透的熟軟程度。

營養成分（每½杯）

32卡路里、1克蛋白質、6克碳水化合物、0克脂肪、93毫克鈉

家常小米佐鷹嘴豆醬

如果你想來道類似馬鈴薯泥的溫馨小品，試試這道美味的餐點吧！

材料（約8杯）

1. 2茶匙香烤芝麻油*、8瓣大蒜（切碎末）、4杯滾水、1杯小米、½茶匙鹽、3杯白花椰菜切片
2. **醬汁：**1顆中型洋蔥*（切細片）、425克的罐頭鷹嘴豆（請保留水分）、2茶匙醬油*、¼茶匙雞肉調味粉

作法

1. 用一只大鍋（熱1茶匙油，然後）加入大蒜和¼杯水，煮約30秒鐘。
2. 加入小米續煮約2分鐘，然後攪進2½杯滾水和鹽，沸騰後加蓋再煮10分鐘。
3. 加進白花椰菜後再加蓋煮約15分鐘，或直到小米熟軟而且水分被吸乾為止（此時必須偶爾攪拌一下並適時添加一點水以免小米黏鍋）。
4. **製作醬汁：**若有使用油和洋蔥，請把1茶匙油倒進一只中型炒鍋加熱，再加入洋蔥和¼杯水，用強火煮約5分鐘，或直到水分蒸乾，此時需不斷攪拌。然後加入¼杯水，讓水分再次蒸乾，約5分鐘，或直到洋蔥有些焦黃。再倒入¼杯水，把黏在鍋底的洋蔥攪起，將洋蔥和煮汁一起倒進攪拌機內。現在把豆子、豆汁、（醬油、）雞肉用調味粉和剩餘的½杯水一起倒進攪拌機中混和均勻。若希望做出較稀的醬汁，可多加點水。最後把攪拌好的豆醬倒回鍋內煮到滾燙即可，記得時而攪拌。
5. 把煮軟的小米倒在盤中，然後盡情淋上醬汁。

變化

小小米也可以用這個方式料理，只要取1杯洗淨的小小米來代替小米即可。料理方式相同但總烹調時間要縮短為15分鐘。

營養成分（每1杯）

249卡路里、7克蛋白質、47克碳水化合物、3克脂肪、351毫克鈉

紅馬鈴薯佐羽衣甘藍

材料（8杯）

4顆中型紅馬鈴薯*、1株中型羽衣甘藍、1茶匙芝麻香油*（或½杯水也可）、1顆中型洋蔥*（切細片）、2瓣中型大蒜（切碎末）、½茶匙黑胡椒粉、½茶匙的匈牙利紅椒粉*、2湯匙水、5茶匙醬油*

作法

1. 馬鈴薯洗淨後切成2.5公分厚的小塊，用滾水蒸約10分鐘，或直到叉子可穿透的熟軟程度為止。用冷水沖洗過後瀝乾備用。
2. 將羽衣甘藍洗淨後去掉硬梗，葉片部位切成小片，或用手直接撕成小片狀。
3. 取一只大型不沾鍋加熱水（或麻油），加入（洋蔥和）大蒜炒約5分鐘或直到食材變熟為止。
4. 再加入馬鈴薯塊、胡椒（、匈牙利紅椒粉）續煮5分鐘，直到馬鈴薯開始有點焦黃。煮時用鏟子輕輕攪拌。
5. 把羽衣甘藍均勻鋪在馬鈴薯上，淋上2湯匙的水（和醬油），加蓋後續煮7分鐘或直到菜變熟軟，請時而攪拌。

營養成分（每1杯）

116卡路里、3克蛋白質、25克碳水化合物、1克脂肪、147毫克鈉

綠花椰菜佐烤蕎麥拌黑豆醬

多麼絕妙的風味組合！

材料（8杯）

1. 1株大型綠花椰菜、2杯烤蕎麥（也可以用生蕎麥製作出較清淡的口感）、½茶匙鹽、4杯滾水

2. 425克的罐頭黑豆（瀝乾水分）、½杯烤紅甜椒*、2湯匙檸檬汁*、2湯匙芝麻醬、½茶匙辣椒粉*、¼茶匙小茴香粉、¼茶匙芫荽籽粉、¼杯新鮮香菜末

作法

1. 切掉綠花椰菜的莖梗部，再將上方花部用手撕或用刀切成一口可吃的小塊，並用尖刀把莖梗部的硬皮削掉，然後切成1公分厚的小圓塊備用。
2. 把烤蕎麥、鹽和水一起放入一只大型深鍋中，加蓋後用小火煮約10分鐘，或直到所有水分都被吸收為止。
3. 在蕎麥還在烹煮的時候，一邊把材料2放至食物處理機或攪拌機中，混和均勻製作成黑豆醬。
4. 在即將用餐之前，將綠花椰菜用滾水煮大約5分鐘，或直到熟軟但是仍保有鮮綠光澤為止。
5. 取大量煮好的烤蕎麥盛入盤中，然後加上清蒸綠花椰菜和黑豆醬。

營養成分（每1杯）

133卡路里、6克蛋白質、21克碳水化合物、2克脂肪、373毫克鈉

炒櫛瓜

這道豐盛的炒櫛瓜是利用素食漢堡肉料理而成的，許多天然食品店和部分超市都有販售美味且零脂防的素食漢堡肉。

材料（8人份）

225克無麩質麵條（或用小小米、米）、½杯水、1顆中型洋蔥*（切細片）、2瓣中型大蒜（切碎末）、1½杯蘑菇切片、1株中型芹菜（切細片）、2顆中型櫛瓜（切塊）、3片素食漢堡肉*（切碎）、425克的罐頭鷹嘴豆（保留水分）、½茶匙鹽

作法

1. 根據包裝指示煮好麵條後瀝乾，沖完冷水後放至一旁備用。
2. 把水倒進一只大型炒鍋中加熱，加入（洋蔥和）大蒜，用強火煮3分鐘或直到食材變熟。再加進蘑菇和芹菜一起拌煮約5分鐘，或直到磨菇變得有些焦黃，此時必須

不斷攪拌，如果蔬菜有點黏鍋，可以加一點水。再加進櫛瓜（和素食漢堡肉），續煮3分鐘，或櫛瓜達到可用叉子穿透的熟軟程度為止，時而攪拌。

3. 用攪拌機或食物處理機將豆子及豆汁打勻，倒入鍋中與蔬菜一起攪拌，同時也倒進麵條和鹽，用小火慢慢加熱至沸騰，此時亦需不斷攪拌。

營養成分（每1份）

206卡路里、10克蛋白質、39克碳水化合物、1克脂肪、385毫克鈉

菠菜大麥糕

這道柔滑的大麥糕很適合搭配速成鷹嘴豆醬汁（見第278頁）和綠葉沙拉食用。

材料（約10片）

2湯匙已去殼的向日葵籽、1顆小型洋蔥*、2瓣中型大蒜、1根小型紅蘿蔔、2杯新鮮蘑菇、280克的冷凍菠菜、2杯熟大麥（見第270頁）、2湯匙芝麻醬、½至1茶匙鹽、植物油少許（防沾鍋）

作法

1. 用食物處理機把向日葵籽先打碎後，再加入（洋蔥、）大蒜、紅蘿蔔和磨菇一起攪打。徹底打勻後再加入剩餘的材料，打約1分鐘或直到完全滑順為止。
2. 預熱一只大型的不沾鍋，鍋面噴一點植物油。把大麥糊做成糕狀（質感很軟），用中火每面都煎約3分鐘，或直到表面呈現金黃色為止。

營養成分（每1片）

71卡路里、3克蛋白質、13克碳水化合物、2克脂肪、245毫克鈉

美味糕

材料（約10片）

1. ½杯南瓜籽或向日葵籽、1顆中型洋蔥*（切成¼半）、1根中型紅蘿蔔（切成2.5公分見方的塊狀）、1顆中型綠甜椒*（切成大塊狀）、1杯切好的蘑菇

2. 2杯永遠美味的糙米飯（見第246頁）、1杯燕麥麩*、2湯匙樹薯粉、1茶匙洋菜粉（寒天粉或石花菜粉，作為黏稠劑，可不加）、1½湯匙石磨芥末醬、1湯匙營養酵母（可不加）、¼茶匙乾燥百里香、⅛茶匙乾燥鼠尾草、⅛茶匙乾燥墨角蘭、⅛茶匙黑胡椒、½茶匙鹽
3. 植物油少許（防沾鍋）、烤肉醬或番茄醬*（做沾醬用）

作法

1. 烤箱先預熱至攝氏180度。用食物處理機把向日葵籽先打碎後，再加入（洋蔥、甜椒、）紅蘿蔔和磨菇一起徹底打碎。
2. 把打好的食材倒入一只大型碗中，再加上食材2一起拌勻。
3. 取一只12公分乘25公分的烤盤，在盤底噴一點植物油，然後把攪拌好的食材倒入烤盤中（再淋上烤肉醬），烤約50分鐘。食用前先靜置10分鐘。

變化

如果你比較想做的是美味漢堡，就將打好的食材做成直徑8公分、1公分厚的漢堡「肉」。取一只灑有植物油的鍋子或不沾鍋，每面各煎4分鐘，或直到表面有點焦黃為止。

營養成分（每1片）

141卡路里、4克蛋白質、20克碳水化合物、5克脂肪、141毫克鈉

扁豆漢堡

材料（8個3吋漢堡）

1. 1顆小型洋蔥*（切細片）、½杯短梗糙米、½杯扁豆、¾茶匙鹽、2杯水
2. 1根小型紅蘿蔔、1株中型芹菜、2茶匙石磨芥末醬、1茶匙大蒜粉
3. 防黏鍋的植物油少許

作法

1. 把（洋蔥、）糙米、扁豆、鹽和水放入一只中型鍋內用小火煮滾，沸騰後加蓋再煮約50分鐘，或直到糙米及扁豆都熟軟且所有水分都被吸收為止。

2. 把紅蘿蔔和芹菜切成細末（用食物處理機較方便），再和其他剩餘的食材一起倒入熱扁豆糊中，攪拌均勻後待其充分冷卻（熱豆糊較難做成漢堡狀，冷卻後較方便處理）。
3. 把豆糊做成2至3個漢堡，在一只不沾鍋上噴點植物油，用中火將漢堡每面各加熱約4分鐘，或直到表面稍微焦黃為止。

營養成分（每1個）
85卡路里、3克蛋白質、17克碳水化合物、0克脂肪、223毫克鈉

馬鈴薯船

這道馬鈴薯船直接吃就很美味，但是也可以沾點黑豆醬（見第277頁）或速成鷹嘴豆醬汁（見第278頁）食用。

材料（4人份）
4顆中型馬鈴薯*、2株中型綠花椰菜（約450克）、1湯匙檸檬汁*、1湯匙芝麻醬、½茶匙大蒜粉、¼茶匙鹽、⅛茶匙黑胡椒、黑豆醬或速成鷹嘴豆醬汁（可不加）

作法
1. 馬鈴薯刷洗乾淨後置於蒸架用滾水蒸約30分鐘，或直到叉子可穿透的熟軟程度。
2. 把綠花椰菜的上方花部用手撕或用刀切成一口可吃的小塊，再用尖刀把莖梗部的硬皮削掉，然後切成1公分厚的小圓塊。將綠花椰菜的小花部和根部置於蒸架用滾水蒸約5分鐘，或直到可用叉子穿透的熟軟程度，但仍保有鮮綠的亮色為止。用一只附有金屬刀片的食物處理機打碎。
3. 馬鈴薯放涼可以處理後先對切，然後挖出些薯泥，留下0.5公分厚的薯船，再用食物處理機把挖出來的薯泥（、檸檬汁）、芝麻醬、大蒜、鹽和胡椒攪打至非常滑順。
4. 用一支大湯匙把攪打好的內餡放入每一個馬鈴薯船當中（最後再淋上黑豆醬汁）即可食用。

營養成分（每1顆馬鈴薯）
273卡路里、6克蛋白質、57克碳水化合物、2克脂肪、183毫克鈉

特瑪利餡餅

材料（8人份）

¾杯水、1顆中型洋蔥*（切細片）、2瓣中型大蒜（切碎末）、1株小型甜椒*（切碎末）、½杯番茄碎粒或番茄醬*、2罐425克的罐頭黑豆（保留水分）、110克的罐頭辣椒片*、½茶匙小茴香粉、½杯豆奶或米奶（對大豆過敏者請用米奶）、2茶匙醋、1湯匙橄欖油*、1杯玉米粉*、¼茶匙鹽、½茶匙烘培用蘇打粉

作法

1. 將¾杯水倒入一只大炒菜鍋或湯鍋中加熱，加進（洋蔥、）大蒜（和甜椒）。用強火煮5分鐘，或將所有水分煮乾為止，時而攪拌。
2. 若有加洋蔥，倒進剩餘的¼杯水，將黏鍋的洋蔥攪起，再加入（番茄塊、）豆子、豆汁（、辣椒片）和小茴香粉。拌勻後用小火加熱約15分鐘，時而攪拌。
3. 烤箱預熱至攝氏180度。
4. 把豆奶、醋（和油）倒入一只中型碗中拌勻。取另一只小碗拌勻（玉米粉、）鹽和烘培用蘇打粉。再把乾料和濕料混和均勻（質地會有些堅硬結塊）。
5. 把煮好的豆糊倒進一只20公分乘20公分的烤盤中，然後將攪拌好的玉米糊均勻抹於上方。放入烤箱烤約25分鐘或直到派皮成型且豆糊也滾燙為止。

營養成分（每1份）

147卡路里、6克蛋白質、25克碳水化合物、3克脂肪、256毫克鈉

簡易黑眼豆豆燉品

這道作法相當簡單的燉品是一份真正的溫馨小品。

材料（6杯）

1½杯乾燥黑眼豆豆、6杯冷水、2茶匙橄欖油*、2顆中型洋蔥*（切細片）、4瓣中型大蒜（切碎末）、2株中型芹菜（切細）、½杯未煮過的短梗糙米、1株中型香菜（切碎末）、¼至½茶匙紅辣椒碎片*、4杯水、1茶匙鹽（視個人口味，也可少加一點）、芝麻鹽（盛盤時調味用，見第299頁）

作法

1. 黑眼豆豆洗淨後放入一只大碗中，加6杯水浸泡一夜。
2. 用一大湯鍋熱油，加進（洋蔥、）大蒜和芹菜。用強火煮約3分鐘，或直到食材熟軟為止，時而攪拌。如果蔬菜開始黏鍋，可以加入1至2湯匙的水。
3. 如果你不能使用油脂，可用½杯水煮大蒜、芹菜（和洋蔥）5分鐘。
4. 豆子瀝乾後和米、香菜、紅辣椒碎片和4杯水一起倒進鍋中，用小火煮滾後加蓋續煮45分鐘，或直到豆子和米粒都熟軟。加進1茶匙鹽調味；盛盤時，將一點燉品舀入小碗中，最後灑上芝麻鹽。

變化

若想用一鍋完成一頓餐點，可在燉品上擺上大量燉羽衣甘藍或綠葉甘藍（見252頁）。

營養成分（每1杯）

192卡路里、8克蛋白質、34克碳水化合物、2克脂肪、374毫克鈉

速成墨式辣味燉黑豆

這道燉黑豆非常適合預先做好，因為隔天食用風味更佳。

材料（6杯）

½杯水、1顆中型洋蔥*（切細）、2瓣中型大蒜（切碎）、1株小型甜椒*（切碎）、½杯碎番茄或番茄醬*、2罐425克罐頭黑豆（保留水分）、110克罐頭辣椒片*、1茶匙小茴香粉

作法

將水倒入一只大型炒鍋或湯鍋中加熱，加入（洋蔥、）大蒜（和甜椒），用強火煮約5分鐘，或直到食材熟軟，時而攪拌。再加入剩餘的材料，用小火煮約15分鐘，或直到所有風味都融合在一起。

營養成分（每1杯）

94卡路里、6克蛋白質、17克碳水化合物、0克脂肪、188毫克鈉

波特蘑菇燒 簡單

這道蘑菇燒適合搭配糙米加野米綜合飯（見第247頁）、燉羽衣甘藍或綠葉甘藍（見第252頁）。

材料（4人份）

4片波特蘑菇、2茶匙橄欖油*、2湯匙紅酒*、2湯匙醬油*、1湯匙陳年義大利葡萄醋、2瓣中型大蒜（切碎末）

作法

1. 蘑菇洗淨後把菇蒂切除。其餘食材全放入一只大炒鍋中拌勻，加熱直到鍋中的醬汁開始冒泡為止。
2. 放入波特蘑菇，蘑菇表面朝下，將火力調降至中火後加蓋續煮3分鐘，或直到菇面變色為止（如果鍋子有點太乾，可以加進2至3湯匙的水）。將蘑菇翻面後續煮5分鐘，或直到尖刀可穿透的熟軟程度。趁熱食用。

營養成分（每1片）

75卡路里、4.5克蛋白質、12克碳水化合物、1克脂肪、310毫克鈉

速成豆泥捲餅

這道美味的豆泥捲餅不但速成，且方便隨身攜帶，冷熱皆宜。大部分的超市都買得到零脂的墨西哥豆泥，現在也愈來愈多超市有販賣零脂的墨西哥麵皮。

材料（4片）

4片墨西哥麵皮*（最好是零脂的種類）、425克零脂的罐頭豆泥（加熱過）、1杯羅蔓生菜、1顆中型番茄*（切細片）、2株中型綠蔥*（切細片）、¼顆中型酪梨（切片，可不加）、½杯番茄莎莎醬*

作法

1. 將麵皮放在一只未抹油的大炒鍋中加熱至熟軟。

2. 將½杯豆子均勻放在麵皮中央，然後擺上生菜，再加上（番茄、綠蔥、）酪梨（和莎莎醬）。
3. 把餡料集中後將麵皮捲起，其他麵皮也依照一樣的步驟料理。
4. 若想做出更令人有飽足感的豆泥捲餅，可以於每片都各加進½杯永遠美味的糙米飯（見第246頁）。

營養成分（每1份）

234卡路里、10克蛋白質、40克碳水化合物、3克脂肪、280毫克鈉

豆子蔬菜飯

如果你喜歡簡單的家常菜，你將會愛上這道調味斑豆、糙米和清蒸羽衣甘藍的絕妙組合。

材料（8人份）

1. **豆子：**1½杯乾燥斑豆、6杯冷水、4杯水、4瓣大型大蒜（切碎末）、1½茶匙小茴香籽（或1茶匙碎小茴香）、¾茶匙鹽
2. **飯：**4杯水、1杯糙米、½茶匙鹽
3. **綠葉蔬菜：**1株中型羽衣甘藍或綠葉甘藍（切碎約為6至8杯的量）、½杯水、2茶匙陳年義大利葡萄醋、¼茶匙鹽、2至3瓣中型大蒜（切碎末）

作法

1. **煮豆子：**豆子洗淨後加6杯冷水浸泡一晚，隔日再次洗淨瀝乾後倒入一只大湯鍋內，加進4杯水、大蒜和小茴香籽，慢火燉煮約1小時或至熟軟為止。酌加鹽。
2. **煮飯：**水倒進一只大鍋中，煮沸後加進米和鹽。蓋子不用完全蓋緊，慢煮約40分鐘或至熟軟為止。倒掉多餘的水分。
3. **料理蔬菜：**蔬菜洗淨之後去梗，然後將葉片切成1公分寬的葉片。煮一大鍋水，然後倒進醋、鹽和大蒜，煮約1分鐘後攪入蔬菜。加蓋後用中火煮約3至5分鐘，或直到熟軟為止。
4. 擺盤時，在每一個盤上都盛滿飯，然後淋上豆子和豆汁；蔬菜可以加在豆子上方或擺在飯旁。

營養成分（每1½杯）

233卡路里、9克蛋白質、46克碳水化合物、1克脂肪、432毫克鈉

海苔捲

素壽司又名「海苔捲」，可當作方便攜帶的美味餐點或小吃。

材料（4捲）

3杯水、1杯短梗糙米、¼茶匙鹽、¼杯調味米醋、4片海苔、1杯紅蘿蔔絲、1杯小黃瓜絲、1杯烤豆腐絲*（可不加）、¼顆中型酪梨（切薄片，可不加）、約¼杯醃漬薑片

作法

1. **煮醋飯：**把水、米和鹽放入一只中型鍋內，加蓋煮至沸騰後再續煮約1小時，直到米粒非常熟軟，而且將水分完全吸收為止。把醋倒進來一起攪拌後靜置備用。
2. 製作海苔捲時，先將一片海苔放在專用竹捲上，然後均勻擺上1層薄薄的飯，海苔上方要預留約2.5公分的空間。
3. 在飯中央由左而右整齊擺上紅蘿蔔、小黃瓜（和豆腐），分量各為¼杯，最後擺上（酪梨薄片和）醃漬薑片。其他3片海苔也依照相同方式料理。
4. **捲海苔捲：**先用指尖固定住餡料，後用大拇指把竹捲的底部掀起，使靠近你的海苔邊緣剛好碰到米飯的最上方，再將尚未包到的海苔摺疊下來封住餡料。用雙手輕輕將海苔捲定型，將海苔捲封口朝下靜置一旁，給接縫處一點黏著的時間。
5. 如果想吃小口小口的海苔捲，可拿一把沾點水的尖刀將海苔捲直切成小口狀。

營養成分（每1捲）

含豆腐和酪梨：318卡路里、13克蛋白質、49克碳水化合物、7克脂肪、452毫克鈉

不含豆腐和酪梨：207卡路里、4克蛋白質、46克碳水化合物、1克脂肪、324毫克鈉

速成蔬菜咖哩 快煮

你可以在很短的時間內就做出這道色彩豐富的美味咖哩，如果搭配印度香米，風味更佳。

材料（4人份）
½杯水、1湯匙醬油*、1顆中型洋蔥*（切細片）、3瓣中型大蒜（切碎末）、2杯蘑菇片、2根中型紅蘿蔔（對角斜切）、2株中型芹菜（對角斜切）、225克板豆腐*（切成1公分塊狀）、1顆中型紅甜椒*（切小片）、2杯切碎的羽衣甘藍、2茶匙咖哩粉、1湯匙花生醬*、1湯匙調味米醋

作法
1. 將水（和醬油）放在一只大型炒鍋內煮至沸騰，再加入（洋蔥和）大蒜續煮5分鐘，或直到食材熟軟為止。
2. 然後再加入蘑菇片、紅蘿蔔以及芹菜，煮約5分鐘，或煮到紅蘿蔔開始變軟，請記得時時攪拌。
3. 輕輕攪入（豆腐、甜椒和）羽衣甘藍，灑進咖哩粉後加蓋續煮5分鐘，或直到羽衣甘藍熟軟為止。
4. 把（花生醬和）醋倒入一只小碗中攪拌均勻，再倒入蔬菜鍋中。

營養成分（每1份）
168卡路里、10克蛋白質、22克碳水化合物、4克脂肪、292毫克鈉

綠花椰菜豆泥捲餅

本食譜是料理綠花椰菜的最高境界。

材料（6個）
1株中型綠花椰菜（共2杯）、425克的罐頭鷹嘴豆（瀝乾水分）、½杯烤甜椒*、2湯匙芝麻醬、3湯匙檸檬汁*、6片墨西哥玉米餅皮*、6湯匙番茄莎莎醬*（酌量）

作法
1. 把綠花椰菜的上方花部用手撕或用刀切成一口可吃的小塊，再用尖刀把莖梗部的硬皮削掉，然後切成1公分厚的小圓塊。將綠花椰菜用滾水燙約5分鐘，或直到可用叉子穿透的熟軟程度。
2. 用食物處理機將豆子（、甜椒）、芝麻醬（和檸檬汁）攪拌至非常滑順為止。

3. 預熱一只大型炒鍋。取¼杯的豆糊抹在麵皮上，然後正面朝上放入鍋裡加熱2分鐘，直到麵皮溫熱熟軟為止。
4. 在麵皮中央抹上一排軟熟的綠花椰菜（然後淋上莎莎醬）。其他麵皮也依照相同方式料理。

營養成分（每1個）

244卡路里、9克蛋白質、39克碳水化合物、5克脂肪、130毫克鈉

香蕉糕

材料（9人份）

2杯全麥烘培用麵粉*、2茶匙烘培用蘇打粉、½茶匙鹽、1杯小麥胚芽*、4條熟軟的中型香蕉*（搗成泥狀後約2½杯）、½杯糖、¾杯豆奶或米奶（對豆奶過敏者請使用米奶）、1茶匙香草萃取物、⅓杯葡萄乾或乾棗、抹烤盤用的少許植物油

作法

1. 烤箱預熱至攝氏180度。
2. 把全麥烘培粉、蘇打粉、鹽和小麥胚芽倒入一只中型碗中拌勻。取另一只大碗拌勻香蕉、糖、豆奶和香草。把麵粉糊倒進濕料中，再加進葡萄乾攪拌均勻。
3. 把香蕉奶糊倒進一只噴上植物油的20乘20公分烤盤中，然後放入烤箱烤約55分鐘，或直到牙籤不會沾黏為止。

營養成分（每1份）

220卡路里、5克蛋白質、47克碳水化合物、1克脂肪、301毫克鈉

燕麥餅

材料（12片4吋的餅乾）

⅓杯原味或香草米奶、⅓杯楓糖漿、4茶匙蘋果醋、2茶匙香草萃取物、1杯即食燕麥片*、1杯大麥粉*、1茶匙肉桂粉、1茶匙烘培粉、¼茶匙烘培用蘇打粉、¼茶匙鹽、½杯葡萄乾（切碎）、½杯碎胡桃*、抹餅乾烤盤用的少許植物油

作法

1. 烤箱預熱至攝氏180度。
2. 把米奶、楓糖漿、醋和香草放入1小碗或量杯中拌勻。
3. 另取一只大碗，混合燕麥片、大麥粉、肉桂粉、烘培粉、烘培用蘇打粉和鹽，攪拌均勻後再加進米奶糊、葡萄乾（和胡桃）。將乾料和濕料徹底攪拌均勻。
4. 在餅乾烤盤上稍微噴灑點植物油。取約1湯匙分量的麥糊，滴在烤盤上，再用湯匙背面把麥糊壓扁。烤約15至20分鐘，或直到麥糊底部有點焦黃為止。

營養成分（每1片）

240卡路里、5克蛋白質、47克碳水化合物、4克脂肪、354毫克鈉

草莓果昔 快煮

這道濃稠的冰涼果昔很適合搭配全穀麥片或瑪芬蛋糕當作早餐，既美味又令人滿足。你可以買冷凍的草莓，或將新鮮草莓冷凍備用。若要冷凍香蕉，先剝除香蕉皮後撕成片狀，然後放在密封罐內，置於冷凍庫保存，不要將密封罐塞得太滿。

材料（2杯）

1杯冷凍草莓、1條中型香蕉*（切成2.5公分大後冷凍）、½至1杯香草米奶

作法

用攪拌機將所有食材以高速打勻（偶爾要暫停一下，用鏟子把沒攪到的水果移到中間，這樣果昔質地才會滑順）。

營養成分（每1杯）

105卡路里、1克蛋白質、23克碳水化合物、1克脂肪、24毫克鈉

新鮮草莓酥餅

材料（6人份）

1份大麥司康餅*（見第266頁）、3杯新鮮草莓（切片）

作法
只要將司康餅對切然後擺上草莓切片即可。

營養成分（每1份）
244卡路里、5克蛋白質、44克碳水化合物、4克脂肪、355毫克鈉

果酪

材料（4人份）
2湯匙波森莓蘋果汁、300克硬式或超硬式絹豆腐*、¼杯加1湯匙楓糖漿、1½茶匙洋菜粉、1湯匙樹薯粉、2湯匙檸檬汁*、2湯匙濃縮白葡萄汁、1½茶匙香草萃取物、¼茶匙鹽

作法
1. 用攪拌機將果汁和豆腐打勻後倒入一只中型鍋，加進楓糖漿、洋菜粉和樹薯粉。
2. 小火煮滾後再加熱5分鐘，直到質地變得有點濃稠為止，此時需不斷攪拌。
3. 加熱完成後將鍋子移開爐火，然後再加入其他剩餘的材料，攪拌均勻。

營養成分（每1份）
179卡路里、5克蛋白質、35克碳水化合物、2克脂肪、175毫克鈉

新鮮水蜜桃酥餅

材料（6人份）
1份大麥司康餅*（見第266頁）、3顆中型新鮮水蜜桃或油桃（切薄片）

作法
只要將司康餅對切然後擺上水蜜桃切片即可。

營養成分（每1份）
240卡路里、5克蛋白質、47克碳水化合物、4克脂肪、354毫克鈉

夏日水果派

材料（9人份）

3杯新鮮水蜜桃切片（也可以先削皮再切片）、3杯新鮮草莓、¾杯濃縮白葡萄汁或濃縮蘋果汁、1茶匙樹薯粉、¼杯原味或香草米奶、2湯匙楓糖漿、1湯匙的葵花油或菜籽油*、2茶匙醋、1杯加3湯匙大麥粉*、¼茶匙烘培用蘇打粉、1茶匙烘培粉、¼茶匙鹽、大麥粉（灑於擀麵檯上）

作法

1. 烤箱預熱至攝氏180度。
2. 把水蜜桃、草莓、濃縮白葡萄汁和樹薯粉放於一只大型深鍋中拌勻，小火加熱至沸騰後續煮5分鐘，或直到水果熟軟而且汁液稍微變得有點濃稠為止。將果糊倒入一只20乘20公分的烤盤。
3. 把米奶、楓糖漿、油和醋倒進一只小碗中混勻。
4. 把大麥粉、烘培用蘇打粉、烘培粉和鹽放進一只中型碗中拌勻，再加入米奶糊，攪拌直到麵糰變成球狀。把麵糰放到一塊灑好大麥粉的擀麵檯上，用雙手或擀麵棍將麵糰擀成0.6公分厚的扁形狀。把扁形麵糰放在果糊上方（如果將麵糰切成小塊狀會更方便處理），烤約30分鐘或直到表面變得堅硬且稍微有點焦黃為止。

營養成分（每1人份）

213卡、4克蛋白質、41克碳水化合物、3克脂肪、241毫克鈉

印度布丁

材料（3杯）

½杯玉米粉或墨西哥玉米餅玉米粉*（masa harina）、2杯水、425克的罐頭玉米*（保留水分）、⅓杯楓糖漿、¼茶匙鹽、¼茶匙肉桂粉、¼茶匙薑

作法

1. 將玉米粉和水一起放到一只中型鍋內拌勻。
2. 用攪拌機將玉米連汁一起打勻，打好後倒入玉米粉中攪拌，用小火煮沸後再續煮

約10分鐘，或直到變稠為止，此時需不斷攪拌，再加進剩餘的材料，然後把布丁倒入碗中。冷熱皆宜。

營養成分（每½杯）

164卡路里、3克蛋白質、36克碳水化合物、1克脂肪、104毫克鈉

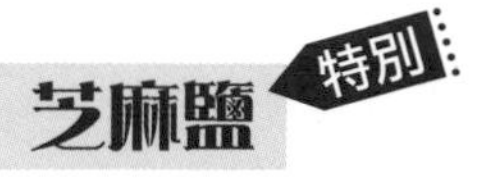

芝麻鹽

芝麻鹽很適合灑在煮熟的蔬菜、沙拉、湯品或烤馬鈴薯上，風味極佳。未去殼的芝麻籽又名棕色芝麻籽，可以在天然食品店或專賣店買得到。

材料（½杯）

½杯未去殼的芝麻籽、½茶匙鹽

作法

1. 把芝麻籽放入一只小乾鍋內用中火乾炒，不斷翻炒約5分鐘或直到芝麻籽開始爆香變色為止。
2. 再把芝麻籽和鹽一起放入研磨機中攪打成均勻的粉末，約30秒。

營養成分（每1湯匙）

54卡路里、1.5克蛋白質、2.5克碳水化合物、4克脂肪、134毫克鈉

芝麻調味料

營養酵母給芝麻鹽添加了乳酪香。

材料（¼杯）

¼杯芝麻鹽（見上一項）、1湯匙營養酵母雪花片

作法

把芝麻鹽和營養酵母雪花片放入一只小容器中拌勻，然後倒入密封罐中保存。

營養成分（每1湯匙）

58卡路里、2克蛋白質、3克碳水化合物、4克脂肪、137毫克鈉

烘培粉

市售烘培粉大多用玉米澱粉，只有少數用馬鈴薯澱粉製成。下面提供自製烘培粉的方法，一種不含玉米，另一種不含玉米及馬鈴薯。兩種烘培效果都不錯。

烘培粉須遠離濕氣才能維持效果，最好保存於密封罐。若已放一陣子，使用前務必先試驗活性——取一點水和1至2茶匙烘培粉攪拌，若不斷冒泡代表仍有活性。

不含玉米的烘培粉

材料（1杯）

½杯塔塔粉、¼杯烘培用蘇打粉、¼杯烘培用馬鈴薯澱粉或馬鈴薯粉

作法

將所有食材放入一只小碗中拌勻，然後用篩網過濾3次，置於密封罐中保存。

營養成分（每1茶匙）

3卡路里、0克蛋白質、1克碳水化合物、0克脂肪、205毫克鈉

不含玉米與馬鈴薯的烘培粉

材料（約1杯）

½杯塔塔粉、¼杯烘培用蘇打粉、¼杯樹薯粉

作法

將所有食材放入一只小碗中拌勻，然後用篩網過濾3次，置於密封罐中保存。

營養成分（每1茶匙）

3卡路里、0克蛋白質、1克碳水化合物、0克脂肪、205毫克鈉

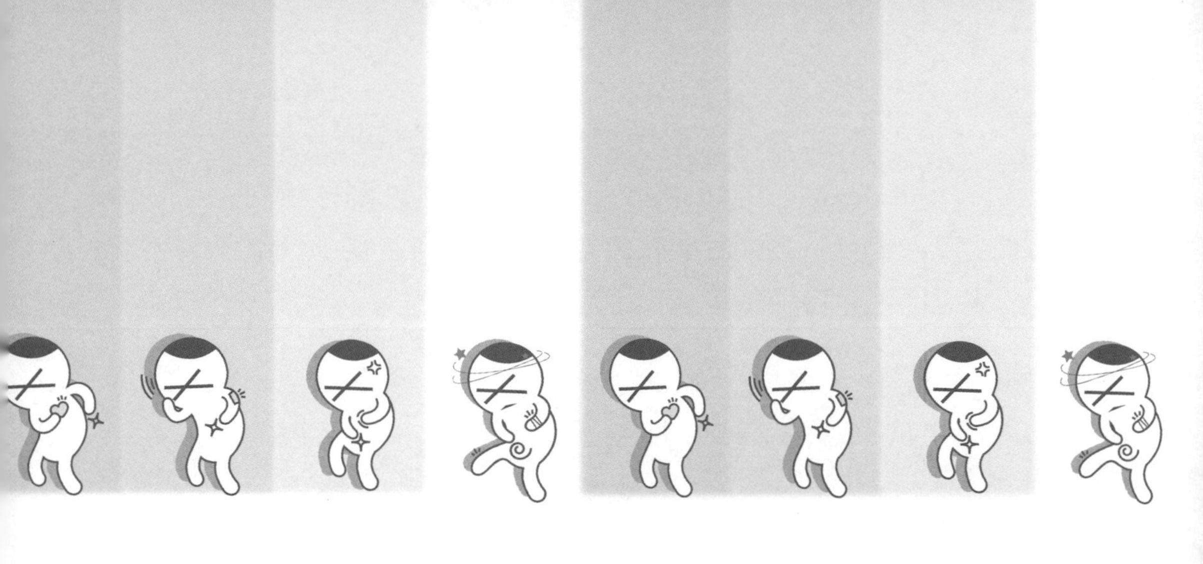

健康Smile 43

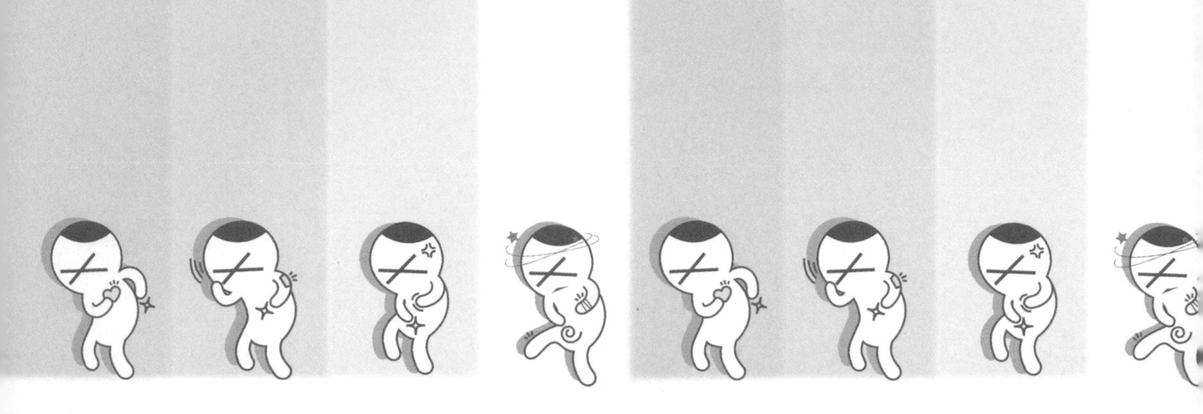

健康Smile 43